SU EMBARAZO Y PARTO

CUARTA EDICIÓN

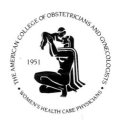

The American College of
Obstetricians and Gynecologists
Women's Health Care Physicians

La cuarta edición de *Su embarazo y parto* fue creada por un panel de expertos en consulta con el personal del American College of Obstetricians and Gynecologists (ACOG):

Consejo editorial especial
Miembros
Bonnie J. Dattel, MD
Nancy Chescheir, MD
Charles Lockwood, MD
Susan F. Meade, RNC, FPNP
Lynnae K. Millar, MD
Laura E. Riley, MD
Catherine Y. Spong, MD
Paul G. Tomich, MD

Personal del ACOG
Sterling B. Williams, MD, MS, FACOG, Vicepresidente, Educación
Rebecca D. Rinehart, Directora de Publicaciones
Tatum Birdsall, Redactora Principal
Thomas P. Dineen, Director Auxiliar de Publicaciones
Barbara Gasque, Diseño

Se agradece profundamente la ayuda de las siguientes personas:
Chris Briscoe/Index Stock, *Fotografía de la portada*
Marian Wiseman, *Ayudante de Redacción*
John Yanson, *Ilustraciones*

Índice general

Prólogo

Su embarazo y parto está diseñado para la mujer embarazada que desea obtener consejos autorizados de expertos en quienes puede confiar. American College of Obstetricians and Gynecologists (ACOG)—la autoridad preeminente de Estados Unidos en materias de la salud de la mujer—ha publicado *Su embarazo y parto* como la fuente de información más confiable en lo que respecta al alumbramiento.

El ACOG representa al grupo de líderes profesionales de la nación que ofrece atención de salud a la mujer. A lo largo de su historia de 50 años, esta organización se ha esforzado por mantener las normas más altas con respecto a los cuidados de la salud de la mujer. *Su embarazo y parto* es la culminación de esos esfuerzos y de los conocimientos de 47,000 miembros del ACOG, bajo las directrices de un comité de expertos en el campo.

Las mujeres tal vez se sienten abrumadas por la cantidad de información y consejos disponibles hoy en día sobre el embarazo y el parto. *Su embarazo y parto* es una fuente informativa especial que la mujer puede usar por su cuenta o para complementar otras fuentes informativas con el fin de orientarse a través de los procesos de atención prenatal, el trabajo de parto, el parto y durante el período de posparto. Esta obra responde a las preguntas más comunes que las pacientes les presentan a sus obstetras-ginecólogos antes, durante y después del embarazo, mediante el uso de un estilo objetivo y claro. *Su embarazo y parto* estimula a la mujer a informarse sobre su embarazo y la habilita para que colabore con su médico y se convierta en una participante activa durante uno de los momentos de mayor satisfacción de su vida.

Ahora, en su cuarta edición, *Su embarazo y parto* ha atravesado por un proceso exhaustivo de revisión y reorganización para reflejar los adelantos científicos y las pautas de práctica más recientes. El capítulo sobre trastornos genéticos cubre los adelantos destinados a identificar a las mujeres que pueden estar bajo riesgo y describe cómo algunos trastornos pueden detectarse y en algunos casos prevenirse. Las nuevas pruebas — tanto rutinarias como opcionales—así como los diversos enfoques para controlar la salud de la madre y el bebé, se describen para ayudar a los padres a comprender las técnicas de evaluación que pueden tener disponibles. Las mujeres que necesitan cuidados especiales apreciarán la información extensa que trata sobre cómo ciertos padecimientos médicos se ven afectados por el embarazo y las medidas que pueden tomar para mantenerse saludables. Esta edición también cuenta con las recomendaciones más recientes sobre los alimentos que la mujer embarazada puede disfrutar sin riesgo, así como lo que debe evitar para mantener saludable su embarazo. Dado que la mujer necesita mantener su salud no sólo durante el embarazo, sino a través de toda la vida, se ha agregado un capítulo completamente nuevo que trata sobre cómo mantener la buena salud. El capítulo brinda información sobre nutrición, ejercicios, planificación familiar y las pruebas y exámenes rutinarios recomendados a las mujeres en edades específicas.

Además de la información médica, *Su embarazo y parto* brinda consejos para facilitarles a la mujer y a su familia el proceso de nacimiento. Se ofrecen sugerencias sobre cómo encontrar un médico que cumpla con las necesidades específicas de la mujer y encontrar el centro que mejor se adapte a ella. Las opciones se describen para ayudarle a la mujer a planificar su experiencia durante el parto. También brinda consejos sobre cómo lidiar con los diversos cambios—físicos y emocionales—que ocurren durante el embarazo y aliviar las molestias que puedan producirse. El libro trata en detalle lo que se debe esperar después del parto y cómo cuidar al recién nacido en la casa, así como temas asociados con la lactancia materna.

Aunque el contenido de esta edición se ha actualizado totalmente en un nuevo formato atractivo, se han conservado muchas de las características populares de las ediciones anteriores. Entre estas características figuran un índice de materias completo, un diario del embarazo personalizado que puede usarse para llevar un registro de la evolución y de los sucesos importantes del embarazo y un glosario extenso que define los términos marcados en ***negrita cursiva*** la primera vez que se mencionan en el texto.

Su embarazo y parto tiene el objetivo de ofrecer una guía completa sobre el alumbramiento. La meta de esta obra—la cual comparte con el ACOG—es ayudar a las mujeres y a sus familias a que tengan embarazos saludables y bebés sanos y a sacar el mayor provecho a este momento tan especial en sus vidas.

SU
EMBARAZO
Y PARTO

CUARTA EDICIÓN

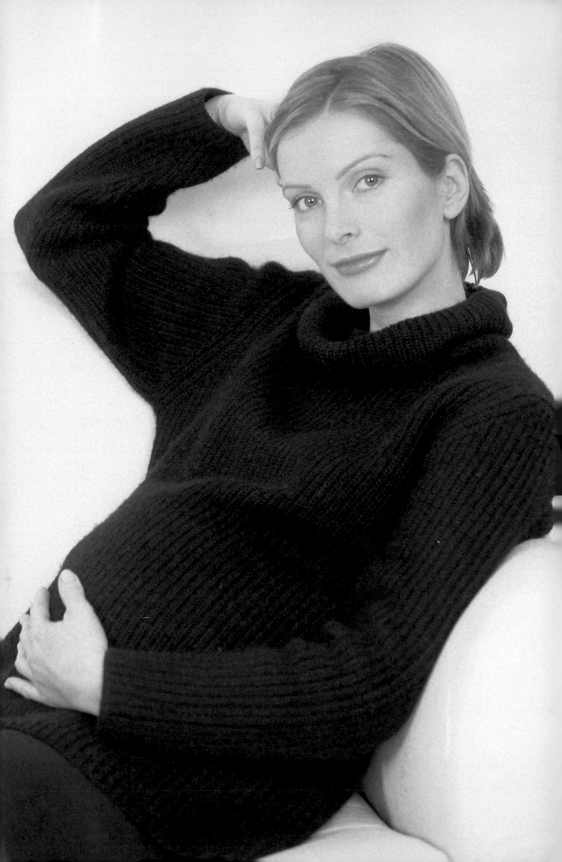

EL EMBARAZO

¡Felicidades! Está embarazada. El embarazo es una etapa emocionante de cambios importantes. Desde el comienzo, el futuro bebé altera su cuerpo y la manera en que vive diariamente. Durante el transcurso del embarazo, el bebé depende de usted para satisfacer sus necesidades de crecimiento y de desarrollo.

Saber lo que debe esperarse durante el embarazo, lo que es normal y por qué sucede, es un paso importante hacia un embarazo saludable y feliz. Usted puede desempeñar un papel activo en su embarazo. Acuda a su médico inmediatamente que sospeche que está embarazada, obtenga atención prenatal con regularidad, tome decisiones bien fundamentadas y lleve un estilo de vida saludable. Así ayudará a su bebé a comenzar la vida con buena salud y se ayudará a sentirse lo mejor posible.

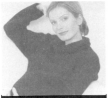

CAPÍTULO 1

Comienza una nueva vida

Para que se produzca un embarazo, es necesario que ocurra una serie de sucesos bien coordinados. Saber lo que sucede durante la reproducción le ayudará a comprender los cambios rápidos que ocurren en el cuerpo durante los primeros meses del embarazo destinados a nutrir la nueva vida dentro de su ser. Saber cómo su cuerpo apoyará al bebé en crecimiento le ayudará a comprender los cambios en su organismo que continuarán durante el transcurso del embarazo.

El bebé en crecimiento

El primer paso de una vida nueva comienza con la *fertilización*, la unión entre el *óvulo* de la mujer y el *espermatozoide* del hombre. Esta unión entre el óvulo y el espermatozoide produce células que con el tiempo forman un bebé. A medida que crece el bebé, el cuerpo de la madre se adapta para crear un sistema de apoyo que lo sustentará durante los 9 meses de embarazo.

La reproducción

La fertilidad de la mujer depende de su ciclo menstrual. Las hormonas, sustancias que produce el organismo de la mujer para regular ciertas funciones, producen los cambios que ocurren durante cada ciclo. Todos los meses, las hormonas le indican al útero que debe producir un revestimiento de tejido con abundante sangre (el endometrio). Estas hormonas también

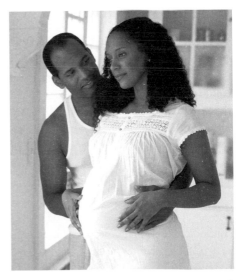

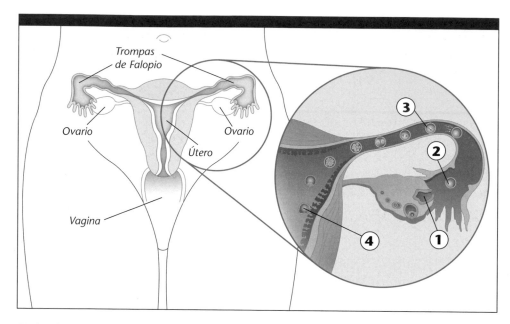

Todos los meses, durante la ovulación, se libera un óvulo (1) que se traslada a una de las trompas de Falopio (2). Si la mujer tiene relaciones sexuales alrededor de esta fecha, el óvulo podría encontrar un espermatozoide en la trompa de Falopio donde ambos se unirán (3). El óvulo fertilizado se traslada entonces de la trompa de Falopio al útero y se adhiere allí (4) para crecer durante el embarazo.

envían una señal que permite la maduración de un óvulo dentro de un folículo — agrupaciones diminutas de células llenas de líquido en los **ovarios.** Cuando el óvulo madura, se libera del ovario y se traslada a una **trompa de Falopio,** uno de los dos conductos que conectan los ovarios con el **útero.** Este proceso se denomina ovulación. La ovulación ocurre con mayor frecuencia a mediados de ciclo — por ejemplo, el día 14 de 28.

Durante las relaciones sexuales, cuando el hombre tiene un orgasmo, el semen sale (se eyacula) del pene a través de un conducto denominado uretra. Al hacerlo, se depositan millones de espermatozoides en la **vagina** de la mujer. Después de la

eyaculación, los espermatozoides "nadan" hacia arriba por el **cuello uterino** y se trasladan por el útero para luego salir por las trompas de Falopio. Aunque los espermatozoides pueden vivir dentro del cuerpo de la mujer hasta 6 días, una vez que se libera un óvulo, deberá fertilizarse dentro de un plazo de 12 a 24 horas.

Después de fertilizarse el óvulo, se divide en células idénticas que continúan dividiéndose muchas veces más; por lo tanto, dos células se convierten en cuatro, cuatro células en ocho, y así sucesivamente. Al cabo de aproximadamente una semana de la fertilización, esta diminuta agrupación de células, denominada **blastocisto,** se traslada de la trompa de

Falopio al útero. Es allí que se implanta y comienza a crecer. Este óvulo fertilizado se denomina **embrión** durante las primeras 8 semanas. Posteriormente se denomina **feto.**

El revestimiento del útero de la mujer aumenta de grosor y produce una fuente abundante de sangre que nutre al feto. A medida que evoluciona el embarazo, el útero se expande para dar cabida al crecimiento del bebé. Para cuando el bebé

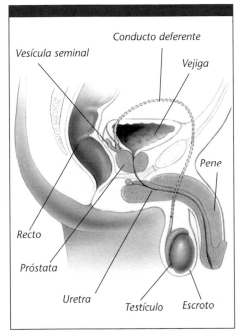

Conducto deferente

Vesícula seminal

Vejiga

Pene

Recto

Próstata

Uretra

Testículo   Escroto

Los espermatozoides son diminutas células producidas por los testículos del hombre en la bolsa (escroto) que se encuentra debajo del pene. Cuando las células espermatozoides maduran, abandonan los testículos por pequeños conductos denominados conductos deferentes. Los conductos deferentes transportan los espermatozoides a las vesículas seminales y la próstata, los cuales son pequeños órganos ubicados alrededor de la vejiga. Allí, los espermatozoides se combinan con el líquido seminal para formar el semen.

nace, el útero podría haber aumentado unas 60 veces su tamaño normal.

Ciertos códigos internos en las células del blastocisto indican los cambios que las células deben producir a medida que se reproducen. Algunas células se convierten en un órgano denominado **placenta**, que conecta al bebé y a la madre. Otras células se convierten en el embrión. Las células del embrión comienzan pronto a convertirse en las distintas partes del bebé. Algunas células se convierten en el cerebro, por ejemplo, y otras pasan a ser los órganos, como el estómago. Las figuras de las siguientes páginas ilustran el crecimiento del bebé durante las 40 semanas de embarazo.

Las hormonas

Las hormonas en el cuerpo desempeñan un papel importante en la reproducción, el embarazo y el parto. Las siguientes hormonas dirigen cada paso en la creación de una vida nueva:

➤ **Estrógenos** y **progesterona.** Inicialmente producidas por los ovarios, estas hormonas son responsables por el aumento de grosor del revestimiento del útero durante cada ciclo menstrual y la eliminación de dicho revestimiento si no se produce un embarazo. Después de la fertilización del óvulo, se produce un aumento marcado en los niveles de estrógeno y progesterona que actúa para prevenir la ovulación.

➤ **Folitropina (FSH)** y **lutropina (LH).** La **glándula pituitaria**, una pequeña glándula en la base del cerebro, produce estas hormonas. La FSH hace que un óvulo madure todos los meses

Crecimiento y cambios del feto

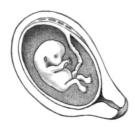

Semana 8: 1½ a
2 pulgadas, menos
de 1 onza

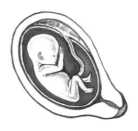

Semana 12: 2½ pulgadas,
menos de 1 onza

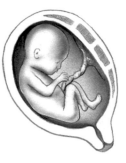

Semana 16: 6 a 7 pulgadas
5 onzas

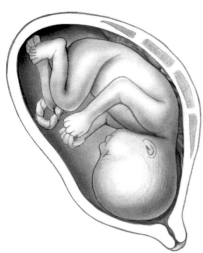

Semana 28: 14 pulgadas,
2 a 2½ libras

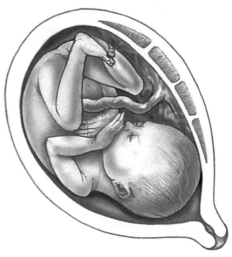

Semana 32: 15 pulgadas,
3 libras

Equivalentes: 1 pulgada = 2,54 centímetros; 1 libra = 0,454 kilogramos; 1 onza = 28,35 gramos

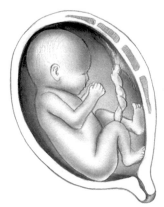

Semana 20: 10 pulgadas,
½ a 1 libra

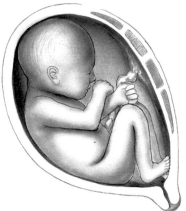

Semana 24: 12 pulgadas,
1 a 1½ libras

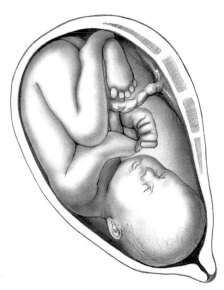

Semana 36: 18 pulgadas,
5 libras

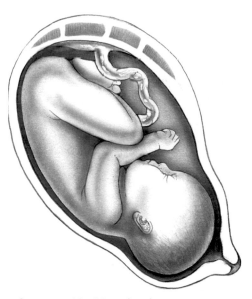

Semana 40: 20 pulgadas,
6 a 9 libras

en uno de los ovarios. La LH produce la liberación del óvulo.

➤ **Gonadoliberina (GnRH).** Esta hormona, que también se produce en el cerebro, le indica a la glándula pituitaria cuándo debe producir FSH y LH.

➤ **Gonadotropina coriónica humana (hCG).** Producida por ciertas células del óvulo fertilizado a medida que se divide rápidamente, la hCG promueve la producción de estrógenos y progesterona durante el embarazo. Ésta es la hormona que se detecta en la prueba de embarazo.

La placenta

La placenta es el sistema que sustenta la vida del feto. Contiene pequeñas estructuras en forma de dedos que se adhieren a la pared uterina. A un lado de la placenta, el **cordón umbilical,** conecta la placenta con el feto. Dentro del cordón hay tres vasos sanguíneos. Uno provee sangre con abundante oxígeno y nutrientes al feto. Agentes dañinos, como

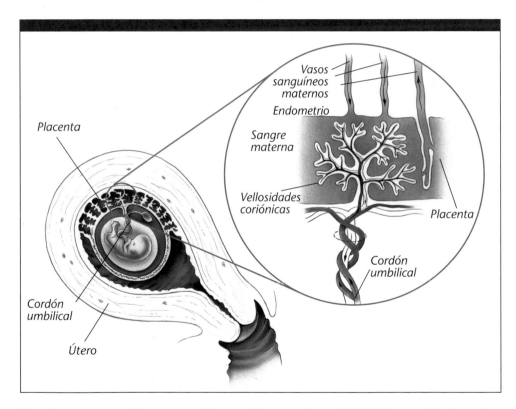

La placenta consiste en varios conjuntos de vellosidades coriónicas. Las vellosidades coriónicas contienen células del feto. Uno de estos conjuntos se ilustra magnificado en la parte superior (*derecha*).

drogas y virus, también pueden transferirse al feto de esa manera. Los otros dos vasos sanguíneos transportan sangre con productos de desecho del bebé de regreso a la placenta. La placenta filtra los desechos y los deposita en la sangre de la mujer. Posteriormente, el organismo de la mujer desecha los desperdicios. La sangre propiamente no se intercambia entre la madre y el feto. Después del nacimiento del bebé, se expulsa la placenta, por lo que a veces se le llama secundinas.

El líquido amniótico

El bebé crece protegido dentro del *saco amniótico*. Este saco está formado por dos membranas llamadas amnios y corion. Dentro del saco, se forma un líquido denominado *líquido amniótico* cuya función es proteger y apoyar al feto.

El líquido amniótico comienza a formarse alrededor del diminuto embrión a pocas semanas de la concepción. Al comienzo, está compuesto principalmente de líquido producido por su cuerpo. Dado que el feto traga algo de líquido, es necesario producir líquido nuevo constantemente.

A sólo 11 semanas de embarazo, comienzan los riñones del bebé a producir orina. Al cabo de 20 semanas de embarazo, esta orina compone la mayor parte del líquido amniótico.

El líquido amniótico ayuda al bebé en crecimiento de varias maneras:

➤ Proporciona un cojín al feto en caso de que usted sufra una caída o accidente.

➤ Ejerce presión que empuja hacia afuera las paredes del útero, lo que da más espacio para el crecimiento del bebé.

➤ Ofrece un lugar seguro y tibio para permitirle al feto ejercitar sus músculos y practicar los movimientos que necesitará después de nacer.

➤ El feto inhala y traga líquido amniótico, lo que contribuye al desarrollo de la capacidad del bebé para respirar y tragar.

➤ Este líquido previene el crecimiento de algunos tipos de bacterias, lo que protege al bebé contra infecciones.

El líquido también tiene células que se han desprendido de la piel del feto. Estas células contienen todo el material genético del bebé. Por ello, el líquido amniótico se usa a veces en las pruebas prenatales.

Los signos de embarazo

Su primer signo de embarazo posiblemente fue no haber tenido el período menstrual. Además de haberse retrasado el período, es posible que haya tenido una o más de estos signos que indican las primeras etapas de embarazo:

➤ Manchas de sangre o período menstrual muy leve

➤ Náuseas o propensión a vomitar

➤ Senos sensibles o hinchados

➤ Agotamiento

Signos que advierten la pérdida de un embarazo en sus primeras etapas o embarazo ectópico

Obtenga atención médica de inmediato si está embarazada, o cree que lo está, y presenta alguno de estos síntomas:

➤ Cólicos o dolor abdominal intenso

➤ Manchas de sangre durante más de un día

➤ Sangrado

➤ Desmayo o mareos

➤ Orinar con frecuencia

➤ Cambios en el estado de ánimo

➤ Acumulación de gases abdominales

Estos son signos normales de un embarazo. Puede que no los presente todas, pero probablemente tenga al menos uno de ellos. Sin embargo, algunos signos no son normales. Llame al médico de inmediato si presenta alguno de los síntomas señalados en la tabla. Éstos pueden ser los primeros signos de la pérdida de un embarazo o de *embarazo ectópico*. Un embarazo ectópico ocurre fuera del útero y puede ser una emergencia médica.

La duración del embarazo

Un embarazo "común" dura 280 días o 40 semanas, si se comienza a contar desde el primer día del último período menstrual. Un embarazo normal puede durar entre 37 y 42 semanas. Dado que la mayoría de las mujeres **ovula** a las dos semanas del comienzo del período, el transcurso real del embarazo es de 2 semanas menos.

Es útil hablar sobre la duración del embarazo en términos de números de semanas en lugar de número de meses. El embarazo promedio de 40 semanas se divide en tres **trimestres**. Cada trimestre dura aproximadamente 13 a 14 semanas (o alrededor de 3 meses):

➤ 1er trimestre: 0 a 13 semanas

➤ 2º trimestre: 14 a 28 semanas

➤ 3er trimestre: 29 a 40 semanas

Cómo planear la atención durante su embarazo

En la mayoría de los casos, debe programar una cita con su médico para obtener atención prenatal tan pronto como sea posible, preferiblemente a la 8a o 10a semana de embarazo. Si presenta algún factor que la predispone a un embarazo de alto riesgo, infórmeselo al médico de inmediato.

Cómo elegir al médico o la enfermera partera (comadrona)

Elegir a la persona adecuada que le prestará la atención durante su embarazo es una decisión importante. Esta persona desempeñará un papel vital durante su embarazo. Algunas mujeres se sienten agusto con el médico que les ha brindado

El primer trimestre: 0 a 13 semanas

➤ Se forma la placenta.

➤ Se forman los órganos principales y el sistema nervioso.

➤ El corazón comienza a latir.

➤ Los pulmones se comienzan a formar.

➤ Aparecen los huesos.

➤ Se forma la cabeza, el rostro, los ojos, oídos, brazos, dedos de las manos, las piernas y los dedos de los pies.

➤ El cabello comienza a crecer.

➤ Se forman brotes para los 20 dientes temporales.

El segundo trimestre: 14 a 28 semanas

➤ Se definen mejor los órganos y comienzan a funcionar.

➤ Se forman las cejas, pestañas y uñas de los dedos de las manos.

➤ La piel está arrugada y cubierta de una capa de cera (*vérnix*).

➤ Se forman los genitales.

➤ Una capa fina de vello (*lanugo*) cubre su cuerpo.

➤ El feto se mueve, patea, duerme y se despierta.

➤ El feto puede tragar, oír, orinar y chuparse el dedo.

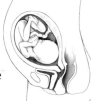

El tercer trimestre: 29 a 40 semanas

➤ El feto patea y se estira. (Esta actividad puede reducirse a medida que el feto crece y tiene menos espacio en el útero).

➤ El lanugo desaparece.

➤ Ya que ha finalizado la etapa principal de desarrollo, el aumento mayor de peso del feto ocurre en esta etapa—alrededor de media libra por cada semana hasta la semana 37.

➤ Los huesos se endurecen, pero el cráneo permanece blando y flexible para el parto.

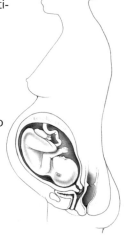

atención ginecológica rutinaria. Otras piden recomendaciones a sus amistades y parientes, que a su vez son madres primerizas. Hay otras que eligen primero al hospital o centro de parto donde desean tener a sus bebés y piden recomendaciones al personal de dichos centros. Es posible que su seguro médico imponga ciertas restricciones.

Hay cuatro tipos de profesionales que brindan atención médica durante el embarazo y el parto: los obstetras-ginecólogos, los especialistas en medicina materno-fetal (obstetras de embarazos de alto riesgo), los médicos de cabecera y las enfermeras parteras o comadronas tituladas.

1. *Obstetras-ginecólogos.* Los obstetras-ginecólogos son médicos que se especializan en la atención médica de la mujer. Después de concluir los estudios en una escuela de medicina, estos médicos cursan 4 años de capacitación especializada en obstetricia y ginecología. Para recibir la certificación, el obstetra-ginecólogo debe aprobar ciertos exámenes escritos y orales para demostrar que ha recibido los conocimientos y las destrezas necesarias para brindar atención médica y quirúrgica a la mujer. El médico obstetra-ginecólogo certificado puede entonces convertirse en Miembro del Colegio Americano de Obstetras y Ginecólogos. Este grupo ayuda a que los médicos se mantengan actualizados en los últimos avances médicos.

Factores de riesgo que pueden requerir atención especial durante el embarazo

Médicos

➤ Presión arterial alta

➤ Enfermedades del corazón, riñones, pulmones, tiroides, tejido conjuntivo o del hígado

➤ Enfermedades venéreas (como VIH o hepatitis), infecciones de las vías urinarias u otras infecciones causadas por virus o bacterias

➤ Diabetes

➤ Asma

➤ Anemia grave

➤ Epilepsia u otros trastornos convulsivos

➤ Problemas de salud mental

➤ Obesidad

Obstétricos

➤ Dificultad con embarazos anteriores

➤ Tener menos de 15 años o más de 35 años durante el embarazo

➤ Defectos congénitos previos

➤ Embarazos múltiples (llevar más de un bebé)

➤ Sangrado, especialmente durante el segundo o tercer trimestre

➤ Presión arterial alta inducida por el embarazo (*preeclampsia*)

➤ Latidos cardíacos anormales en el feto

➤ Restricción del crecimiento intrauterino (el feto no crece al ritmo que debe)

2. *Especialistas en medicina materno-fetal.* Estos médicos cursaron 4 años de capacitación en obstetricia y ginecología y luego recibieron capacitación adicional y certificación en obstetricia de alto riesgo durante 2 a 3 años. Las mujeres con embarazos de alto riesgo podrían ser referidas a un especialista en medicina materno-fetal.

3. *Médicos de cabecera.* Los médicos de cabecera brindan atención general para la mayoría de los estados médicos, entre otros, los embarazos. Después de cursar estudios en una escuela de medicina, los médicos de cabecera cursan 3 años de capacitación avanzada en medicina familiar (que incluye obstetricia) y obtienen la certificación al aprobar un examen. Están capacitados para atender embarazos y partos normales.

4. *Enfermeras parteras o comadronas tituladas.* Las enfermeras parteras tituladas son enfermeras diplomadas que han recibido capacitación especial para atender a las mujeres y sus bebés desde los primeros meses del embarazo, hasta el trabajo de parto, el parto y por varias semanas después del alumbramiento. Estas enfermeras han participado en un programa certificado de enfermería y poseen un título de posgrado en partería. Para obtener la certificación, es necesario que aprueben un examen nacional y mantengan una certificación activa en enfermería. También deben trabajar

con un médico calificado quien proveerá apoyo. Las enfermeras parteras tituladas están capacitadas para atender a mujeres saludables con embarazos normales. Consultan con un médico si surgen problemas médicos o refieren a las pacientes a un médico para obtener atención especial.

Otro factor a considerar es si el proveedor trabaja por su cuenta, en un grupo o en una práctica en colaboración. Cuando el proveedor trabaja por su cuenta, dicho proveedor trabaja solo pero es posible que cuente con la ayuda de otros médicos para cubrir los partos. En una práctica en grupo, dos o más médicos comparten las labores para ofrecer cobertura constante de atención médica a sus pacientes. En una práctica en colaboración, un obstetra-ginecólogo dirige las operaciones y reúne a un grupo de profesionales de atención médica, como enfermeras, enfermeras parteras, enfermeras especializadas, auxiliares médicos y educadoras de parto, con distintos conocimientos y destrezas. Las contribuciones de cada miembro son de vital importancia para la atención de la paciente.

Independientemente del tipo de proveedor que esté considerando para su atención prenatal, obtener respuestas a las siguientes preguntas puede ayudarle a tomar la decisión:

➤ *Visitas al consultorio:* ¿Cuándo está abierto el consultorio? ¿Cuánto tiempo dura una consulta regular?

➤ *Personal:* ¿La atenderá siempre el mismo médico? ¿Qué otros proveedores de atención podrían estar programados para atenderla? ¿Quién cubre al médico cuando se encuentre enfermo o de vacaciones?

➤ *Llamadas telefónicas:* ¿Quién responderá a las preguntas por teléfono durante horas laborables? ¿Cobra el médico por las llamadas telefónicas? ¿Cómo se tramitan las llamadas y las emergencias después de horas laborables?

➤ *Hospitales:* ¿Dónde tiene el médico privilegios para atender a sus pacientes? ¿Está debidamente equipado el hospital y ubicado cerca de usted?

Cómo elegir dónde nacerá su bebé

El lugar puede surtir un efecto importante en su experiencia durante el parto. Las siguientes opciones pueden estar disponibles según el lugar donde resida:

➤ *Trabajo de parto y parto (L & D, siglas en inglés).* El trabajo de parto de la mujer ocurre en una sala y el parto en otra. Posteriormente se traslada a una sala de recuperación y después a una habitación del hospital para el resto de su estancia.

➤ *Trabajo de parto/parto/recuperación (LDR, siglas en inglés).* La mujer permanece en la misma sala durante el trabajo de parto, el parto y la recuperación y posteriormente se le traslada a una habitación del hospital para el resto de su estancia.

➤ *Trabajo de parto/parto/recuperación/ posparto* (LDRP, siglas en inglés). La mujer permanece en la misma sala durante su estancia en el hospital.

También hay centros de parto independientes ubicados fuera de un hospital. Es posible que estos centros no ofrezcan todos los servicios que podría necesitar en caso de emergencia. Por ello, se considera que los lugares más seguros para dar a luz son los hospitales o centros de parto dentro de un complejo hospitalario.

Al elegir un centro para el parto, considere preguntar sobre la política de dicho centro en lo que respecta a la presencia de otras personas en la sala de parto. La mayoría de los hospitales permiten personas que ofrecen apoyo en las salas de trabajo de parto y parto. Es buena idea conocer la política del hospital por anticipado para que pueda planificar debidamente.

Su decisión dependerá de qué ofrece su localidad, dónde su proveedor de atención atiende los partos y qué cubrirá su seguro médico. Su proveedor de

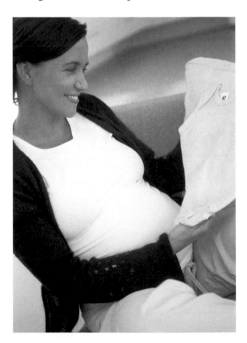

atención le informará las opciones que hay disponibles. Puede visitar los hospitales en su localidad para determinar cuál es el centro que más le agrada.

Asuntos financieros

Debe tomar en cuenta por anticipado cómo pagará la atención recibida durante el embarazo. Si dispone de seguro, verifique si el plan médico cubre la atención completa del embarazo o sólo los exámenes y procedimientos médicos más rutinarios. Esta información puede ser importante si surge algún problema durante el embarazo o parto, o si el bebé tiene alguna afección médica. Consulte la información de su plan para determinar la porción del costo que pagará dicho plan por lo siguiente:

➤ Atención obstétrica

➤ Exámenes prenatales

➤ Cargos hospitalarios

➤ Atención del bebé sano

➤ Control de la natalidad posterior al parto

Asegúrese también de que el proveedor y el hospital donde desea dar a luz participen en el plan. En muchos casos, acudir a un proveedor u hospital "fuera de la red", es decir, que no participa en el plan

médico, significa que usted tendrá que pagar algunos o todos los gastos.

La Ley de Transferencia y Responsabilidad de los Seguros de Salud (Health Insurance Portability and Accountability Act, HIPAA) protege a la mayoría de las mujeres que cambian de seguro médico durante el embarazo o se inscriben en un plan después de quedar embarazadas. Esto significa que si cambia de empleo y de seguros médicos durante el embarazo, no le podrán negar la cobertura de seguro para la atención relacionada con el embarazo. No importa la cantidad de tiempo que haya pertenecido a un plan médico antes de cambiar. Tampoco le podrán negar la cobertura del recién nacido siempre y cuando lo inscriba en su seguro médico dentro de un plazo de 30 días del parto.

El conteo comienza

Los factores básicos implicados en el parto de un bebé son los mismos para casi todas las mujeres, pero cada embarazo es especial. Estar bien informada y tomar el tiempo necesario para planificar la atención prenatal puede garantizar el comienzo de un embarazo saludable. Saber lo que ocurre en su cuerpo y en el bebé en desarrollo le ayudará a prepararse para las emocionantes semanas que siguen.

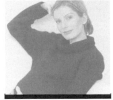

CAPÍTULO 2

La atención prenatal

Las visitas prenatales permiten que su médico siga de cerca su estado de salud y el progreso del bebé. El embarazo y el parto son procesos naturales de la vida, pero pueden surgir problemas. Por ello es importante obtener atención prenatal tan pronto sepa que está embarazada.

Durante las visitas prenatales, aprenderá lo que sucede en su cuerpo. Puede pedir consejos sobre cómo lidiar con los cambios comunes durante el embarazo y obtener la información necesaria para tomar decisiones importantes.

Durante su embarazo, cada miembro del equipo de atención médica—su médico, enfermera partera o comadrona y demás profesionales—supervisarán su salud y bienestar. También se harán pruebas para verificar el estado de salud del bebé.

La atención prenatal no se trata sólo de atención médica. Esta atención le ayuda a aprender hábitos sanos para la salud, obtener consejos o ayuda si fuera necesario, determinar los servicios familiares locales a su disposición, prepararse para el parto del bebé y convertirse en madre.

Atención informada

Mientras más conocimientos adquiera sobre la atención de su salud, mejor equipada estará para tomar decisiones. Durante las visitas prenatales, su médico le explicará lo que sucede y por qué está sucediendo. Antes de autorizar que se realice alguna prueba o tratamiento, asegúrese de saber de qué se trata y por qué es necesario. También le deben informar los riesgos, beneficios y sus opciones. Esto se denomina "consentimiento informado".

Si no entiende algo que ha escuchado, pida una mejor explicación. En algunos casos, le podrían pedir firmar un formulario que indica que usted ha recibido la información de un asunto en particular o en el que señala su decisión sobre si se deben realizar procedimientos o pruebas específicas.

Socios en la atención médica

Tanto usted como sus proveedores de atención médica tienen derechos y responsabilidades. Usted tiene derecho a:

➤ Recibir atención de calidad sin discriminación alguna

➤ Que respeten su vida privada

➤ Conocer el nivel profesional de los proveedores de atención médica y sus honorarios

➤ Conocer su diagnóstico, opciones de tratamiento y el desenlace clínico esperado

➤ Participar en las decisiones sobre su atención médica

➤ Rechazar el tratamiento

➤ Aceptar tomar parte o rehusarse a participar en alguna investigación que pueda influir en su atención

➤ Leer su expediente y obtener una copia si lo desea

➤ Solicitar al proveedor de atención que mantenga confidenciales las cartas y llamadas relacionadas con su estado de salud y pedir que la llame o le escriba sólo en un lugar específico

Usted tiene la responsabilidad de:

➤ Facilitar información sobre la salud, en forma correcta y completa

➤ Informarles a sus proveedores que comprende lo que le hacen y lo que se espera de usted

➤ Aceptar la responsabilidad si rechaza un tratamiento o no sigue el plan del médico

Su proveedor de atención médica tiene la responsabilidad de:

➤ Brindarle tratamiento médico de calidad mientras se encuentre bajo su cuidado

➤ Informarle sobre sus derechos de protección a la información privada y las prácticas de protección a la información privada empleadas en su consultorio

➤ Cobrar un cargo razonable por copiar sus expedientes médicos si usted solicita una copia

➤ No divulgar su información médica a compañías de seguro que no estén relacionadas a la salud, bancos ni a empresas de mercadeo, salvo si usted otorga un permiso por medio de un documento firmado

➤ Es importante que haya confianza y buena comunicación entre usted y el equipo de atención médica. El cuadro en la siguiente página señala las formas en que puede establecer esa confianza y mantener la comunicación abierta.

➤ Cumplir con su solicitud para que se tramiten en privado las llamadas y cartas siempre que sea razonablemente posible para dicho proveedor

El proveedor de atención médica tiene el derecho a:

➤ Pedirle que firme un aviso donde se le informen sus derechos de protección a la información privada

➤ Suspender su tratamiento siempre y cuando usted tenga tiempo de obtener otro tipo de atención

Las visitas prenatales

Una de las primeras evaluaciones prenatales puede que dure más tiempo y sea más rigurosa que las visitas posteriores. En esta visita se realiza un historial médico detallado, un examen físico, pruebas de laboratorio, se calcula la fecha probable del parto y se establece un programa de atención prenatal. Durante el transcurso de su embarazo, usted acudirá al médico periódicamente. Estas visitas le ofrecen una buena oportunidad para plantear sus preguntas o inquietudes y aprender más sobre su embarazo.

El historial

Examinar su historial médico y los embarazos previos le permite a su médico proporcionar toda la atención especial que pueda necesitar durante el embarazo. Cada embarazo es distinto y los problemas a menudo surgen sin advertencia. Mientras más información pueda dar, mejor equipado estará el médico para planificar su atención. La lista de verificación titulada "Su historial médico" puede ayudarle a organizar esta información. Llénela y llévela a la consulta médica.

El examen físico

Después de obtener su historial médico, le medirán la estatura, peso y presión arterial. Entonces le harán un examen físico general. El médico escuchará el corazón y los pulmones y revisará su cuerpo para determinar si existe algún problema médico.

Posteriormente le podrían hacer un **examen pélvico** para determinar el estado de sus órganos reproductores: el cuello uterino, la vagina, las trompas de Falopio y el útero. Mediante un instrumento denominado **espéculo**, el médico observará la vagina y el cuello uterino y obtendrá una muestra de células para examinarla.

El médico podría introducir uno o dos dedos enguantados para determinar el tamaño del útero. También podría palpar los ovarios y determinar el tamaño, la forma y la posición de los mismos.

Muchas mujeres sangran levemente después del examen pélvico. Este sangrado no está relacionado con el embarazo. Sin embargo, si el sangrando no cesa, se hace más copioso o si está acompañado de dolor, llame al médico.

El médico también podría evaluar el cuello uterino durante las últimas semanas de embarazo para detectar cualquier cambio que pueda indicar el

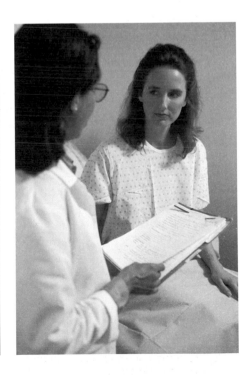

Su historial médico

Llene este formulario y llévelo a la primera consulta con el médico.

Medicamentos que toma _____

_____

Alergias que tiene (incluida al látex) _____

_____

Afecciones médicas que tiene _____

_____

Procedimientos quirúrgicos que ha tenido _____

_____

Inmunizaciones que ha tenido y cuándo las recibió _____

_____

Enfermedades de la niñez que ha tenido _____

_____

Edad en la que tuvo el primer período menstrual _____

Número habitual de días entre períodos _____

Fecha en que comenzó su último período _____

Anticonceptivos que ha usado _____

Indique si fuma, bebe alcohol o usa drogas _____

Indique si ha estado expuesta a algo que podría poner en peligro a su bebé

_____

Si estuvo embarazada anteriormente, el médico preguntará lo siguiente:

¿Tuvo un *aborto espontáneo*, aborto inducido, embarazo ectópico, *muerte fetal* o *embarazo múltiple*? _____

¿Tuvo algún problema, como trabajo de parto prematuro o presión arterial alta durante sus embarazos? _____

¿Cuánto tiempo duró el trabajo de parto? _____

¿Fue el parto vaginal o por cesárea? _____

¿Tuvo usted o su bebé algún problema antes, durante o después del parto?

_____

¿Cuánto pesaron sus hijos al nacer? _____

¿Ha tenido un hijo con defectos congénitos? _____

¿Qué tipo de alivio para el dolor usó, si lo hubiera? _____

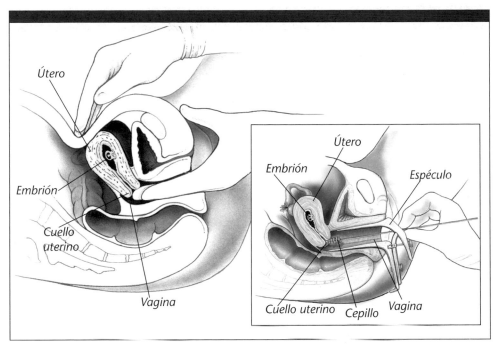

Útero

Embrión

Cuello
uterino

Vagina

Útero

Embrión

Espéculo

Cuello uterino   Cepillo   Vagina

Durante su visita, el proveedor de atención podría examinar los órganos pélvicos para detectar cambios (*izquierda*). Se podría también hacer el examen de Papanicolaou (*derecha*). Durante el examen de Papanicolaou, se introduce un espéculo en la vagina. Se extrae entonces una muestra de células con un cepillo pequeño o un instrumento de algodón y raspador. El cepillo o instrumento de algodón se introduce en el canal del cuello uterino para llegar a las células alojadas muy adentro.

comienzo del trabajo de parto. Antes del parto, el cuello uterino comienza a desplazarse hacia adelante en la vagina, se hace más delgado y blando y se abre levemente a medida que se prepara para el parto. Todos estos procesos pueden suceder algunas semanas antes de que comience el trabajo de parto. Sin embargo, muchas mujeres no presentan estos signos antes de que comience el trabajo de parto.

La fecha probable de parto

La fecha del nacimiento de su bebé se denomina la "fecha probable de parto" o FPP (también conocida como la fecha probable de sobreparto o FPS). Aunque sólo 1 de 20 mujeres da a luz el día exacto de la fecha probable del parto, esta fecha es útil por varias razones. Se usa como guía para verificar el crecimiento del bebé y el progreso de su embarazo. La fecha probable de parto también influye en las fechas en que se realizan las pruebas prenatales. En algunos casos, los resultados de las pruebas dependen de la etapa del embarazo. Por último, la fecha probable de parto le da una idea aproximada de cuándo nacerá su bebé. La mayoría de las mujeres comienzan a tener el trabajo de parto aproximadamente a dos semanas de la fecha probable de parto—ya sea antes o después.

Hay varias formas de determinar la fecha probable de su parto. A menudo se emplean juntas para ayudar a pronosticar cuándo nacerá su bebé.

La fecha de la ovulación

La mejor forma de determinar la edad del feto (y por consiguiente, la fecha probable de su parto) es saber la fecha en que ovuló. Sin embargo, la mujer pocas veces sabe la fecha exacta de la ovulación a menos que use un instrumento para pronosticar la ovulación. Las mujeres pueden usar estos instrumentos cuando están tratando de quedar embarazadas.

La fecha de la menstruación

La fecha probable de parto con mayor frecuencia se determina contando desde el primer día de su último período. No obstante, este método no es del todo preciso. La duración del ciclo menstrual influye en la fecha probable de su parto. Estos ciclos varían de una mujer a otra y de un mes al siguiente. Además, a menos que usted lo anote, es fácil olvidar cuándo comenzó su último período. Por ello, es buena idea anotar sus períodos en un calendario. Para tener una idea de la fecha probable de su parto, tome la fecha en que comenzó su último período menstrual normal. Sume 7 días y luego cuente hacia atrás 3 meses. Digamos que el primer día de su último período fue el 1o de enero. Sume 7 días para obtener el 8 de enero. Luego cuente hacia atrás 3 meses. La fecha prevista de su parto es el 8 de octubre. La tabla en las siguientes páginas puede ayudarle a usar este método. Esta técnica se basa en un ciclo de 28 días en donde la concepción ocurre al cabo de dos semanas, lo cual no sucede en todas las mujeres.

El tamaño del útero

Al cabo de 12 semanas de embarazo, la parte superior del útero (**fondo uterino**) ha crecido y se ha desplazado fuera de la cavidad pélvica de tal modo que puede palparse por encima del hueso del pubis. Al cabo de 20 semanas, llega al ombligo. Para la fecha a término del embarazo, cuando el bebé ha crecido completamente, estará por debajo de la cavidad de las costillas.

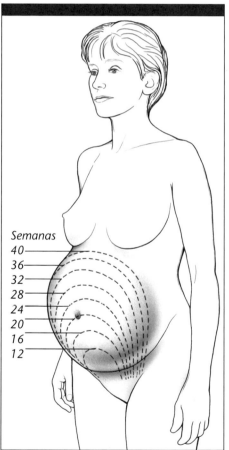

Semanas
40
36
32
28
24
20
16
12

Aun en las primeras semanas de embarazo, el tamaño del útero puede ayudar a indicar el tiempo que ha estado embarazada.

La ecografía

La *ecografía* usa ondas sonoras para crear una imagen del útero y del feto que crece dentro de él. El tamaño del feto puede medirse para determinar su edad. Durante la primera mitad del embarazo, la ecografía puede usarse para calcular la edad del feto con una certeza de más o menos una semana. Posteriormente, este método es menos confiable.

El latido cardíaco fetal

El médico también puede decirle el número de semanas de su embarazo escuchando el latido cardíaco fetal. Al cabo de aproximadamente 12 semanas, es posible que el médico pueda escuchar el corazón de su bebé mediante un instrumento Doppler de ecografía. Este instrumento usa una forma de ecografía para convertir las ondas sonoras en señales que pueden escucharse.

Las visitas futuras

El programa de visitas prenatales depende de su salud y de las necesidades especiales que pueda tener durante su embarazo. Las mujeres saludables sin ningún factor de riesgo conocido a menudo necesitan menos visitas que las mujeres con problemas médicos u obstétricos. Si surge un problema, necesitará acudir al médico con mayor frecuencia.

Siempre y cuando la madre y el bebé se encuentren bien, las evaluaciones médicas a menudo siguen un programa básico. Desde su primera visita prenatal hasta la semana 28 de embarazo, es probable que tenga exámenes médicos cada 4 semanas. Desde la semana 28 a la 36 de embarazo, tendrá exámenes médicos cada 2 a 3 semanas. Después de la semana 36 de embarazo hasta el parto, tendrá una un examen médico todas las semanas. Se evaluarán los siguientes parámetros durante cada visita:

➤ Peso

➤ Presión arterial

➤ Orina para detectar proteínas y azúcar

➤ Altura del útero para determinar el crecimiento del bebé

➤ Rostro, tobillos, manos y pies para determinar si están hinchados

➤ Latido cardíaco fetal (después de la 12a semana)

➤ Posición del feto (en la etapa posterior del embarazo)

Si tiene alguna pregunta o inquietud, es buena idea anotarla por anticipado y llevarla a la cita. Asegúrese también de anotar los síntomas que tenga entre las visitas y mencionárselos al médico. El "Diario del embarazo" en la parte trasera de este libro es una forma útil de llevar un control durante el transcurso de su embarazo.

Si tiene preguntas urgentes o algún síntoma que le preocupe, no espere hasta su próxima visita. Hable con el médico o enfermera de inmediato.

Las pruebas prenatales

Las pruebas de laboratorio

Para confirmar los resultados de la prueba de embarazo en el hogar, se podría analizar la sangre u orina para detectar la hormona gonadotropina coriónica

¿Cuál es la fecha probable de su parto?

No hay forma de determinar con certeza la fecha de su parto. Aquí hay una manera de obtener una idea: simplemente busque el primer día de su último periodo menstrual (UPM) en esta tabla. Entonces busque la fecha probable de parto (FPP) directamente debajo.

UPM: ene	1	2	3	4	5	6	7	8	9	10	11	12	13	14	15	16	17	18	19	20	21	22	23	24	25	26	27	28	29	30	31
FPP: oct/nov	8	9	10	11	12	13	14	15	16	17	18	19	20	21	22	23	24	25	26	27	28	29	30	31	1	2	3	4	5	6	7
UPM: feb	1	2	3	4	5	6	7	8	9	10	11	12	13	14	15	16	17	18	19	20	21	22	23	24	25	26	27	28			
FPP: nov/dic	8	9	10	11	12	13	14	15	16	17	18	19	20	21	22	23	24	25	26	27	28	29	30	1	2	3	4	5			
UPM: mar	1	2	3	4	5	6	7	8	9	10	11	12	13	14	15	16	17	18	19	20	21	22	23	24	25	26	27	28	29	30	31
FPP: dic/ene	8	9	10	11	12	13	14	15	16	17	18	19	20	21	22	23	24	25	26	27	28	29	30	31	1	2	3	4	5	6	7
UPM: abr	1	2	3	4	5	6	7	8	9	10	11	12	13	14	15	16	17	18	19	20	21	22	23	24	25	26	27	28	29	30	
FPP: ene/feb	8	9	10	11	12	13	14	15	16	17	18	19	20	21	22	23	24	25	26	27	28	29	30	31	1	2	3	4	5	6	
UPM: may	1	2	3	4	5	6	7	8	9	10	11	12	13	14	15	16	17	18	19	20	21	22	23	24	25	26	27	28	29	30	31
FPP: feb/mar	8	9	10	11	12	13	14	15	16	17	18	19	20	21	22	23	24	25	26	27	28	1	2	3	4	5	6	7	8	9	10
UPM: jun	1	2	3	4	5	6	7	8	9	10	11	12	13	14	15	16	17	18	19	20	21	22	23	24	25	26	27	28	29	30	
FPP: mar/abr	8	9	10	11	12	13	14	15	16	17	18	19	20	21	22	23	24	25	26	27	28	29	30	31	1	2	3	4	5	6	

	1	2	3	4	5	6	7	8	9	10	11	12	13	14	15	16	17	18	19	20	21	22	23	24	25	26	27	28	29	30	31
UPM: jul	1	2	3	4	5	6	7	8	9	10	11	12	13	14	15	16	17	18	19	20	21	22	23	24	25	26	27	28	29	30	31
FPP: abr/may	8	9	10	11	12	13	14	15	16	17	18	19	20	21	22	23	24	25	26	27	28	29	30	1	2	3	4	5	6	7	8
UPM: ago	1	2	3	4	5	6	7	8	9	10	11	12	13	14	15	16	17	18	19	20	21	22	23	24	25	26	27	28	29	30	31
FPP: may/jun	8	9	10	11	12	13	14	15	16	17	18	19	20	21	22	23	24	25	26	27	28	29	30	31	1	2	3	4	5	6	7
UPM: sep	1	2	3	4	5	6	7	8	9	10	11	12	13	14	15	16	17	18	19	20	21	22	23	24	25	26	27	28	29	30	
FPP: jun/jul	8	9	10	11	12	13	14	15	16	17	18	19	20	21	22	23	24	25	26	27	28	29	30	1	2	3	4	5	6	7	
UPM: oct	1	2	3	4	5	6	7	8	9	10	11	12	13	14	15	16	17	18	19	20	21	22	23	24	25	26	27	28	29	30	31
FPP: jul/ago	8	9	10	11	12	13	14	15	16	17	18	19	20	21	22	23	24	25	26	27	28	29	30	31	1	2	3	4	5	6	7
UPM: nov	1	2	3	4	5	6	7	8	9	10	11	12	13	14	15	16	17	18	19	20	21	22	23	24	25	26	27	28	29	30	
FPP: ago/sep	8	9	10	11	12	13	14	15	16	17	18	19	20	21	22	23	24	25	26	27	28	29	30	31	1	2	3	4	5	6	
UPM: dic	1	2	3	4	5	6	7	8	9	10	11	12	13	14	15	16	17	18	19	20	21	22	23	24	25	26	27	28	29	30	31
FPP: sep/oct	8	9	10	11	12	13	14	15	16	17	18	19	20	21	22	23	24	25	26	27	28	29	30	1	2	3	4	5	6	7	8

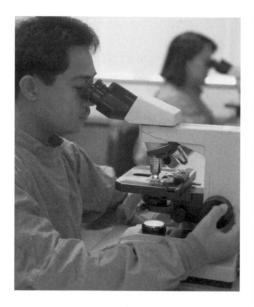

humana (hCG). También, el médico podría solicitar pruebas de laboratorio para detectar la presencia de alguna enfermedad o infección. Entre estas pruebas figuran las siguientes:

➤ *Pruebas de orina.* La orina se analiza para determinar los niveles de azúcar y proteínas, así como bacterias. La presencia de alguna de ellas puede indicar diabetes o un problema de la vejiga o los riñones.

➤ *Pruebas de sangre.* Se extrae sangre y se analiza para detectar si hay **anemia** y alguna infección. A todas las mujeres se les ofrece la prueba para detectar la infección por el ***virus de inmunodeficiencia humana (VIH).*** También se realizan pruebas en la mayoría de las mujeres para detectar **sífilis** y el **antígeno** de superficie del ***virus de hepatitis B.*** La sangre también podría analizarse para detectar la presencia de otras enfermedades venéreas y signos de que es inmune a la rubéola (sarampión alemán) y a la varicela. También se determina el grupo sanguíneo y el **factor RH**.

➤ ***Prueba de Papanicolaou.*** Las células del cuello uterino se podrían analizar durante un examen pélvico para detectar signos de alguna infección, cáncer o enfermedades que pueden provocar cáncer. Se pueden también obtener muestras para detectar infecciones, como clamidia o gonorrea.

➤ *Prueba de evaluación de glucosa.* Esta prueba mide los niveles de **glucosa** en la sangre materna para detectar ***diabetes gestacional.***

➤ *Prueba del grupo B de estreptococo.* Las células de la vagina y el recto de la madre se analizan para detectar alguna infección causada por este organismo, la cual podría transmitirse al bebé durante el parto.

➤ *Prueba del virus de inmunodeficiencia humana.* Hay varios tipos de pruebas para detectar el VIH. La más común—denominada ELISA—detecta ***anticuerpos*** contra el VIH en la sangre. Si el resultado de esta prueba es positivo, se usa otro análisis conocido como prueba de inmunotransferencia (Western blot) para confirmar los resultados.

Las pruebas pueden realizarse para ayudar al médico a detectar posibles problemas de salud. También indican el crecimiento y desarrollo de su bebé. Los resultados de estas pruebas se anotarán en su expediente. Las pruebas específicas dependen de su historial médico, los antecedentes familiares, raciales y étnicos, y los resultados de los exámenes. Es posible que sea necesario realizar otras pruebas más adelante en el embarazo. (El Capítulo 13 tiene más información sobre las pruebas que pueden usarse para detectar trastornos genéticos y defectos congénitos).

Los movimientos fetales

A mediados del embarazo, sentirá una nueva sensación: un aleteo leve por parte del bebé dentro de usted. La primera vez que percibe el movimiento del bebé se denomina *primeros movimientos fetales,* y probablemente sea uno de los momentos más emocionantes de su embarazo.

Los primeros movimientos fetales ocurren entre las semanas 16 y 20 de embarazo. En las madres primerizas, con frecuencia ocurren hacia el final de ese período alrededor de la semana 20. Las mujeres delgadas y las que han estado embarazadas anteriormente puede que los perciban antes. La sensación varía de una mujer a otra. Muchas la comparan con una sensación de aleteo.

Durante la segunda mitad del embarazo, los movimientos leves del bebé se volverán más fuertes y rápidos. Estos movimientos son un signo de que el feto se encuentra en buen estado. Si nota algún cambio en la manera en que el bebé se mueve, asegúrese de mencionárselo al médico. Él o ella también podrían pedirle

Opciones a tomar en cuenta

Éste es el momento para tomar decisiones sobre el nacimiento del bebé y la atención que recibirá después del mismo. Aún los planes mejor trazados a veces no resultan, pero estudie las opciones y resuelva todo lo que sea posible mucho antes del día del parto.

Entre los asuntos a tratar con anticipación figuran los siguientes:

➤ ¿Qué tipo de preparación desea para el parto y qué clases se ofrecen cerca de usted?

➤ ¿Desea recibir alivio para el dolor durante el trabajo de parto o intentará tener un parto natural? (Para obtener más información, consulte el Capítulo 8).

➤ ¿Quién estará a su lado durante el trabajo de parto y el parto? (Para obtener más información, consulte el Capítulo 8).

➤ Si tiene un varón, ¿quiere que se le practique una circuncisión? (Para obtener más información, consulte el Capítulo 11).

➤ ¿Amamantará al bebé? (Para obtener más información, consulte el Capítulo 10).

Los planes de trabajo y de viajes también pueden hacerse por adelantado y se cubren en el Capítulo 4.

que haga un *recuento de patadas* diariamente para determinar los movimientos del bebé. (El Capítulo 3 detalla cómo hacer un recuento de patadas).

Opciones para el parto

Si no lo ha hecho todavía, éste es un buen momento para tomar decisiones sobre el nacimiento del bebé y la atención que recibirá después del mismo. Se recomienda estudiar las opciones y resolver todo lo que sea posible mucho antes del parto. Puede preguntarle al médico lo que debe esperar durante el trabajo de parto y el parto, y obtener respuestas a sus preguntas sobre las opciones para el parto. El cuadro señala algunas opciones que podría tratar con su médico. Puede exponer sus preferencias y obtener respuestas a las preguntas que usted y su pareja puedan tener.

Éste también es el momento para elegir al médico de su bebé (consulte el cuadro). Es buena idea hablar con el médico del bebé por anticipado para plantearle sus preguntas y asegurarse que se sienta a gusto con su selección.

Clases de educación para el parto

Las clases de educación para el parto son una buena forma de aprender lo que sucede durante el trabajo de parto y el parto y cómo prepararse para ello. Su médico puede recomendarle una clase de educación para el parto adecuada para usted y según el tipo de parto que espera tener.

Estas clases a menudo se desarrollan durante el transcurso de varias semanas o meses, por lo tanto, comience a buscarlas tan pronto como pueda. La clase le informará sobre el proceso del trabajo de parto y parto y le enseñará formas en que pueden llevarse a cabo sin inconvenientes. Prepararse para el parto le ayudará a tranquilizarse y le enseñará métodos para lidiar con el dolor del trabajo de parto y para sentir que tiene un mayor control.

Hay mucha variabilidad entre los métodos más comunes de preparación, es decir, Lamaze, Bradley y Read, pero cada uno de ellos está basado en la idea de que el dolor empeora con el miedo y la tensión. Las clases tienen el objetivo de aliviar el dolor del trabajo de parto a través de la educación, el apoyo emocional, las técnicas de relajación y las técnicas de tacto.

Algunas clases de educación para el parto le ayudarán a trazar un plan para el parto. Se trata de un bosquejo escrito de lo que usted desea que suceda durante el trabajo de parto y el parto. También podría incluir el lugar donde desea dar a luz, las personas que quiere a su lado y los medicamentos para el dolor que desea recibir, si hubiera alguno. El plan de parto es útil para garantizar que su médico esté consciente de sus deseos y de acuerdo con ellos.

Una vez que haya trazado su plan, revíselo con el médico. Él o ella podría adaptar el plan a sus necesidades y deseos. El médico también le informará si hay algún conflicto con las normas del hospital. Se recomienda mantener un plan para el parto realista y flexible para que puedan realizarse cambios según los sucesos que surjan durante el trabajo de parto y el parto.

Cómo elegir al médico de su bebé

Los pediatras son médicos que atienden a niños. El mejor momento para elegir al médico de su bebé es antes de que éste nazca. Si tiene hijos que acuden a un médico con el cual se siente agusto, pregunte si él o ella atienden a pacientes nuevos. Es posible que necesite elegir a un médico nuevo para el bebé. Pregunte también si dicho médico atendería a sus hijos mayores.

Si dispone de seguro médico, busque a un médico que forme parte de su plan de seguro. Puede elegir a un pediatra o médico de cabecera para atender a su bebé. Elija a un médico que esté certificado por el colegio de médicos.

Es buena idea hacer una visita para familiarizarse con el consultorio mientras está embarazada. Así tendrá una idea de la forma en que opera el consultorio y cómo es el personal que trabaja en él. También puede hacerle al médico las preguntas que tenga sobre el bebé.

A continuación señalamos algunos asuntos que puede tratar con el médico:

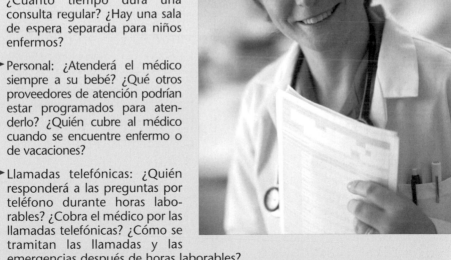

➤ Visitas al consultorio: ¿Cuándo está abierto el consultorio? ¿Cuánto tiempo dura una consulta regular? ¿Hay una sala de espera separada para niños enfermos?

➤ Personal: ¿Atenderá el médico siempre a su bebé? ¿Qué otros proveedores de atención podrían estar programados para atenderlo? ¿Quién cubre al médico cuando se encuentre enfermo o de vacaciones?

➤ Llamadas telefónicas: ¿Quién responderá a las preguntas por teléfono durante horas laborables? ¿Cobra el médico por las llamadas telefónicas? ¿Cómo se tramitan las llamadas y las emergencias después de horas laborables?

➤ Hospitales: ¿En qué hospital tiene el médico privilegios para ingresar a sus pacientes? ¿Qué sala de emergencias recomienda el médico?

Su pareja durante el parto

La pareja durante el parto puede ser un cónyuge, compañero, pariente o alguna amistad que ofrezca apoyo durante el embarazo. Dicho apoyo ayuda a aliviar muchas de las tensiones durante el embarazo y brinda apoyo durante el trabajo parto y el parto.

Si es posible, su pareja debe asistir con usted a las visitas y pruebas prenatales. Su pareja también necesita asistir con usted a las clases de parto. Dicha pareja tiene que aprender casi todo lo que aprende usted. Esta persona ayudará con los ejercicios de respiración o relajación. El día del parto, su pareja la asistirá a través de las contracciones y le ayudará a realizar lo que aprendió en la clase.

Un número cada vez mayor de mujeres embarazadas contratan a un ayudante profesional de parto o doula. Aunque la pareja de parto también desempeña un papel importante, la doula puede aliviar la tensión de la pareja durante un trabajo de parto prolongado o intenso. La doula ofrece apoyo tanto para la madre como para la pareja.

El trabajo en equipo

En los próximos meses, usted y los profesionales de atención prenatal colaborarán en equipo para garantizar su bienestar y el de su bebé. La atención prenatal que reciba tanto periódicamente como durante las primeras semanas le permite al médico vigilar su progreso y detectar cualquier problema. También le da la oportunidad de plantear sus preguntas. Su médico y los demás miembros del equipo de atención médica pueden asesorarla, explicar sus opciones y ser sus socios durante este momento emocionante de su vida.

CAPÍTULO **3**

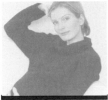

Evaluación del bienestar del bebé

Durante el transcurso del embarazo se usan muchas técnicas para evaluar el bienestar de su feto. Los métodos descritos en este capítulo se usan con frecuencia en la segunda mitad del embarazo, aunque algunos pueden realizarse antes. Estos exámenes pueden hacerse para confirmar los resultados de otros exámenes o proveer más información. Los resultados de estos exámenes pueden asegurarle a usted y al médico que todo está bien.

Estas pruebas no pueden curar un problema ni garantizar un bebé saludable, pero pueden alertar al médico en la eventualidad de que necesite alguna atención especial.

Recuento de patadas

Le podrían pedir que lleve un registro de los movimientos del bebé. El recuento de patadas es un examen que puede hacer en casa para comprobar la salud del bebé. A veces se llama recuento de movimientos fetales.

Si le han pedido anotar el recuento de patadas del bebé, el médico le indicará la frecuencia con que debe hacerlo y cuándo debe llamarlo. Un método es anotar el tiempo que se toma el feto en hacer 10 movimientos. Elija un momento en que el bebé por lo general está activo. Muchas veces es útil hacerlo después de una comida. Cada bebé tiene su propio nivel de actividad y la mayoría tiene un ciclo de sueño de 20 a 40 minutos. Infórmele al médico si ocurre un cambio en el patrón normal o el número de movimientos.

La ecografía

La ecografía es energía en forma de ondas sonoras. Las ondas sonoras se desplazan a una frecuencia demasiado elevada para que el oído humano pueda escucharlas. La ecografía crea imágenes o sonidos del bebé a partir de ondas sonoras. Se usa hoy en día en la mayoría de los hospitales principales y en muchos consultorios médicos. Este examen no ha producido

31

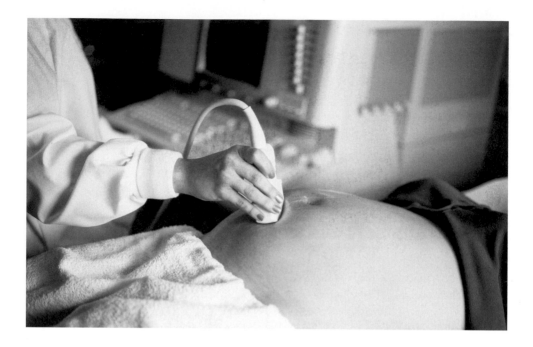

efectos perjudiciales a la mujer ni al bebé en los 30 años que se ha usado.

Cuándo se usa

La ecografía se usa para dar información importante sobre la salud y el bienestar del feto, como por ejemplo:

➤ La edad del feto

➤ El crecimiento del feto

➤ La ubicación de la placenta

➤ La posición, el movimiento, la respiración y el ritmo cardíaco del feto

➤ La cantidad de líquido amniótico en el útero

➤ El número de fetos

➤ Algunos defectos congénitos

➤ La longitud del cuello uterino

En el primer trimestre, la ecografía también puede usarse para determinar la fuente de sangrado o de dolor pélvico (consulte "El sangrado vaginal" en el Capítulo 15). También se usa para confirmar la edad del embarazo.

A veces la ecografía se usa si el médico desea verificar algún problema potencial. Por ejemplo, si corre riesgo de que el bebé no crezca adecuadamente, el médico podría hacer un examen de ecografía cada 2 a 4 semanas para comprobar el ritmo de su crecimiento.

Cómo se realiza

Para prepararse para un examen de ecografía, debe llevar puesta ropa que permita exponer fácilmente el abdomen. Le podrían pedir usar una bata hospitalaria.

El médico o técnico hará el examen de ecografía usando un instrumento denominado **transductor**. Este instrumento dirige las ondas sonoras al cuerpo. Hay dos tipos de transductores: uno que se desplaza manualmente en el área externa del abdomen y otro que se coloca en la vagina.

Para el examen de ecografía que usa un transductor en la parte externa del abdomen, necesitará acostarse en la camilla de evaluación con el abdomen expuesto desde el área inferior de las costillas hasta las caderas. El médico o técnico le aplicará gel en el abdomen. Esta sustancia mejora el contacto entre el transductor y la superficie de la piel. El transductor entonces se desplaza alrededor del área externa del abdomen. Las ondas sonoras que se envían del transductor entran al cuerpo y rebotan cuando entran en contacto con los órganos internos y el bebé. Es entonces que cambian a imágenes que aparecen en una pantalla semejante a un televisor.

El transductor vaginal se introduce en la vagina para observar los órganos pélvicos y al bebé. Lo que posiblemente sentirá durante una ecografía que usa una sonda vaginal puede ser parecido a lo que se siente durante una prueba de Papanicolaou. Esta prueba se realiza para detectar ciertos trastornos, como la **placenta previa**.

Casos especiales

Se puede realizar un examen de ecografía detallado para observar áreas específicas

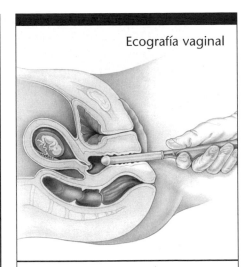

Ecografía vaginal

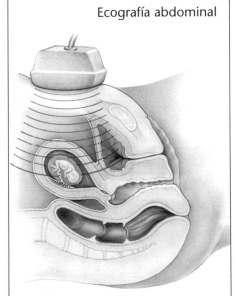

Ecografía abdominal

Durante la ecografía, energía en forma de ondas sonoras rebota del feto. Las ondas sonoras que rebotan se transforman en imágenes del feto que usted y el médico pueden observar en una pantalla semejante a la de un televisor.

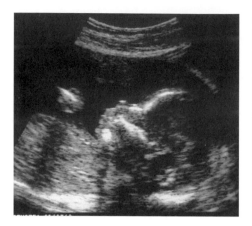

Ecografía de un feto en el útero de la madre.

que podrían ser motivo de preocupación, como el corazón o la columna vertebral del bebé. Esto se denomina examen de ecografía detallado o integral. Este examen puede realizarse si el bebé corre riesgo mayor de presentar defectos congénitos según el historial familiar o los resultados de otros exámenes (consulte "Exámenes de diagnóstico" en el Capítulo 12). La ecografía también se usa junto con otros exámenes para detectar preliminarmente defectos congénitos en las primeras semanas de embarazo.

Algunas veces se usa un examen de ecografía denominado flujo por Doppler para comprobar cómo fluye la sangre por el cordón umbilical. Este examen también se conoce como velocimetría Doppler. Durante el mismo, se emplea un tipo especial de ecografía que permite al médico observar y escuchar el tipo de onda que produce la ecografía.

La detección del ritmo cardíaco del feto

Hay tres métodos para detectar el ritmo cardíaco fetal. Un método—denominado auscultación—implica escuchar los latidos cardíacos del bebé en momentos determinados. El otro método—control electrónico fetal—usa un equipo para registrar el ritmo cardíaco continuamente. Por último, el *perfil biofísico* usa una combinación de valores para evaluar al feto.

La auscultación

Los latidos cardíacos del bebé pueden oírse con auscultación. La auscultación se realiza con ecografía por Doppler.

La ecografía por Doppler cambia las ondas sonoras por señales que pueden oírse. Mediante este examen, se presiona contra el abdomen un pequeño instrumento manual para detectar los latidos cardíacos de su bebé.

La detección electrónica fetal

Hay dos tipos de evaluaciones que usan el ritmo cardíaco fetal para evaluar el bienestar del bebé antes del comienzo del trabajo de parto: 1) la *evaluación por monitor en reposo* y 2) la *evaluación por monitor con contracciones*. Ambos exámenes pueden tranquilizarla si producen resultados normales. Si los resultados no son normales, es necesario realizar otros exámenes.

Para ambos exámenes, el instrumento de ecografía por Doppler se presiona sobre la superficie del abdomen. A veces se amarran cinturones iguales que los que pueden usarse durante el trabajo de parto (consulte "El control del bebé" en el Capítulo 8). Cuando se reflejan los latidos cardíacos del feto, producen un sonido audible. Estas señales se ilustran en una gráfica.

La evaluación por monitor en reposo

Este examen mide el ritmo del latido cardíaco fetal en respuesta a los propios movimientos del feto. A menudo el ritmo cardíaco del feto aumenta cuando el bebé se mueve, igual que su corazón cuando se ejercita. Dichos cambios en el ritmo cardíaco de su bebé se consideran señales de un buen estado de salud.

Durante la evaluación por monitor en reposo, le pedirán acostarse en una cama o camilla de evaluación o en una silla a la vez que se amarra un cinturón alrededor del abdomen. El cinturón está conectado a varios transductores de ecografía. El ritmo cardíaco del feto se mide a través de ecografía por Doppler. Usted oprime

un botón cada vez que percibe el movimiento del bebé. Al hacerlo, se produce una marca en una hoja que registra el ritmo del latido cardíaco fetal. (La evaluación por monitor en reposo también puede hacerse con un instrumento que percibe los movimientos fetales). El examen dura de 10 a 40 minutos.

Si el bebé no se mueve por un rato durante la evaluación por monitor en reposo, es posible que esté durmiendo. Un instrumento parecido a un timbre podría usarse para producir sonido y vibración con el fin de despertar al bebé y causar movimiento. Este examen se conoce como *estimulación vibroacústica*. El médico podría sugerir también que coma o beba algo para activar al feto.

La evaluación por monitor con contracciones

La evaluación por monitor con contracciones mide cómo reacciona el ritmo cardíaco fetal ante la contracción del

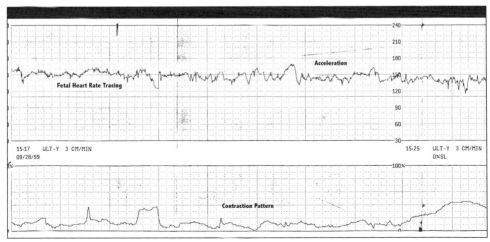

Ejemplo de una gráfica de la evaluación por monitor en reposo mientras registra el ritmo cardíaco fetal.

útero. El ritmo cardíaco fetal se registra a la vez que se mide la contracción del útero. La evaluación por monitor con contracciones a menudo se usa si la evaluación por monitor en reposo no muestra cambios en el ritmo cardíaco del feto. Para que el útero se contraiga levemente, le administrarán un medicamento denominado oxitocina. (En raras ocasiones, el útero de la mujer podría contraerse por su cuenta, especialmente si el examen se realiza durante las últimas semanas del embarazo).

Durante una contracción, se reduce el flujo sanguíneo que se dirige a la placenta durante un período breve. Habitualmente, las contracciones no afectan al ritmo cardíaco del feto. Si hay algún problema con la placenta o si el bebé muestra signos de tener algún problema, la contracción podría reducir el flujo de oxígeno y causar que disminuya el ritmo cardíaco fetal.

El perfil biofísico

El perfil biofísico evalúa el bienestar del feto en las siguientes cinco áreas:

➤La evaluación por monitor en reposo

➤Los movimientos respiratorios

➤Los movimientos corporales

➤El tono muscular

➤La cantidad de líquido amniótico

En el perfil biofísico, además de los resultados de la evaluación por monitor en reposo, el médico usa la ecografía para medir el líquido amniótico y determinar la frecuencia en que el bebé respira, se mueve y flexiona los músculos durante un período de 30 minutos. A cada una de estas áreas se le asigna una puntuación de 0 a 2 puntos, para un posible total de 10 puntos. Una puntuación de 8 ó 10 es normal.

Al medir la cantidad de líquido amniótico, el médico podría usar el término "índice de líquido amniótico" o ILA. Para este examen, se usa la ecografía para medir la profundidad del líquido amniótico en cuatro áreas distintas del útero. La suma de estas medidas constituye el ILA.

A veces se realiza un perfil biofísico modificado. En este examen se efectúa una evaluación por monitor en reposo y el índice de líquido amniótico.

El perfil biofísico no afecta adversamente al feto y puede repetirse varias veces si fuera necesario para comprobar el bienestar del feto. La puntuación ayudará a decidir si necesita recibir atención especial o si el bebé debe nacer antes de lo previsto.

Los resultados de los exámenes

Los exámenes realizados durante la segunda mitad del embarazo pueden asegurarle a usted y al médico que todo está bien en lo que respecta a su salud y la del bebé. Si hay algún problema, los exámenes pueden ayudar al médico a encontrarlo y tratarlo. Tenga en cuenta que los exámenes no pueden siempre detectar un problema o que los resultados pueden indicar que hay un problema cuando realmente no lo hay. Los resultados de sus exámenes pueden indicar que usted y su bebé necesitarán recibir atención especial antes y durante el embarazo. Así ambos se mantendrán lo más saludables posible.

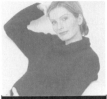

CAPÍTULO 4

Un estilo de vida saludable

Muchas de las decisiones que tome en su vida cotidiana durante el embarazo pueden tener un efecto en su salud y en la de su bebé. Algunas mujeres puede que necesiten hacer más cambios en sus estilos de vida después de quedar embarazadas. Simplemente podrían necesitar descansar más y consumir alimentos sanos. (El Capítulo 6 incluye información sobre la buena nutrición durante el embarazo). Llevar un estilo de vida saludable durante el embarazo es lo mejor que puede hacer para usted y su bebé.

El ejercicio

Si está activa ahora, no necesita alterar su rutina de ejercicios debido a que esté embarazada. Si no ha estado activa, éste es un buen momento para comenzar. Hacer ejercicio durante el embarazo puede beneficiar su salud de las siguientes formas:

➤ Aumenta su energía

➤ Alivia el estreñimiento, los calambres en las piernas, la acumulación de gases estomacales y la hinchazón

➤ Sube la moral

➤ Le ayuda a relajarse

➤ Mejora su postura

➤ Promueve el tono y la resistencia muscular

➤ Controla la diabetes gestacional

➤ Mejora el sueño

El ejercicio puede ayudarle a preparar su cuerpo para el trabajo de parto y parto. Le permite comenzar temprano para ponerse nuevamente en forma después que nazca el bebé.

Algunas rutinas de ejercicios pueden ayudarle a aliviar las molestias y dolores relacionados con el embarazo. Por ejemplo, el peso adicional que lleva influye en su postura y puede causar molestias en la espalda. El ejercicio puede ayudar a aliviar el dolor de espalda estirando los músculos para fortalecerlos. (El Capítulo 7 describe ejercicios específicos para la espalda).

Algunos de los cambios en el cuerpo durante el embarazo influyen en las actividades que puede hacer sin riesgo. Es importante elegir un programa seguro de ejercicios durante este momento:

➤ *Articulaciones:* Algunas de las hormonas del embarazo hace que se estiren los ligamentos que sostienen las articulaciones. Por consiguiente, están más propensos a lesionarse

➤ *Equilibrio:* El peso que adquiere en la parte delantera del cuerpo hace que cambie el centro de gravedad. Al hacerlo, se produce más tensión en las articulaciones y los músculos—principalmente los de la parte baja de la espalda y la pelvis. Puede también reducir su estabilidad y hacerla más propensa a sufrir una caída.

➤ *Ritmo cardíaco:* El peso adicional obliga al cuerpo a trabajar más arduamente que antes de estar embarazada. Esto sucede aun si hace ejercicios a un ritmo más lento. El ejercicio vigoroso promueve el flujo de oxígeno y sangre hacia los músculos y lo aleja de otras partes del cuerpo— como el útero. Si no puede hablar a un nivel normal durante el ejercicio, quiere decir que está trabajando demasiado fuerte.

Antes de comenzar con un programa de ejercicios, hable con su médico para asegurarse de que no tiene ningún problema médico que pueda restringir su actividad. Si por ejemplo tiene alguna enfermedad cardíaca, corre riesgo de tener trabajo de parto prematuro o tiene sangrado vaginal, el médico podría aconsejarle que no se ejercite. Pregúntele sobre los ejercicios o deportes específicos que disfruta practicar. A menos que el médico le indique lo contrario, debe hacer ejercicio moderado durante 30 minutos o más casi todos los días o todos los días. Estos 30 minutos no tienen que ser a la misma vez—puede ser un total de

Signos de advertencia para dejar de hacer ejercicio

➤ Mareos o desmayo

➤ Mayor dificultad para respirar

➤ Latidos cardíacos irregulares o rápidos

➤ Dolor de pecho

➤ Dificultad para caminar

➤ Dolor o hinchazón en las pantorrillas

➤ Dolor de cabeza

➤ Sangrado vaginal

➤ Contracciones uterinas que continúan aún en reposo

➤ Secreciones que supuran o filtran de la vagina

➤ Reducción del movimiento fetal

períodos distintos de ejercicios. Si no ha estado activa, comience con sólo unos minutos cada día y aumente su rutina a 30 minutos o más.

Casi todos los tipos de ejercicio son seguros si se hacen con precaución y no se hacen en exceso. Manténgase atenta para detectar signos de algún problema (consulte el cuadro).

Siga estos consejos para que su programa de ejercicios sea seguro, saludable y esté centrado en las necesidades especiales del embarazo:

HAGA LO SIGUIENTE:

➤ Comience su rutina de ejercicios con actividades lentas de bajo impacto, como caminar, nadar o montar en bicicleta, si no hacía mucho ejercicio antes de quedar embarazada. A medida que se pone en forma, puede aumentar la rutina lentamente a niveles más altos.

➤ Asegúrese de tener todo el equipo que necesita para hacer ejercicio sin riesgo. Use el calzado correcto que ofrezca apoyo y asegúrese de que esté acojinado adecuadamente para sostener bien los pies. Use un sostén (brassiere) especial de deportes que le entalle bien y le ofrezca suficiente apoyo. El crecimiento de los senos puede hacerlos muy sensibles.

➤ Tome mucho líquido. Lleve una botella de agua para beber antes, durante y después del ejercicio. Si se siente acalorada o sedienta, tome un descanso y beba más agua o bebidas especiales de deportes.

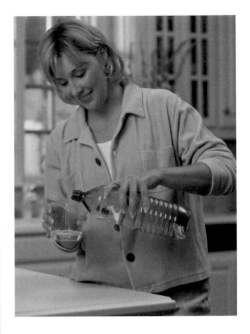

➤ Comience el ejercicio con actividades de estiramiento y calentamiento durante por lo menos 5 minutos para evitar torcer los músculos. Caminar o correr despacio en bicicleta estacionaria son buenas actividades de calentamiento.

➤ Los ejercicios deben hacerse sobre pisos de madera o superficies de alfombra con tejido fuertemente intercalado.

➤ Póngase de pie lentamente después de estar acostada o sentada en el piso. Así evitará sentirse mareada o desmayarse. Una vez que se encuentre de pie, camine brevemente en el mismo lugar.

➤ Después de hacer ejercicios vigorosos, haga actividades de enfriamiento durante 5 a 10 minutos. Reduzca su ritmo poco a poco y termine el ejercicio con estiramientos suaves.

¿Son seguros los" jacuzzis" de aguas termales, los baños de agua caliente y las saunas?

Los baños de agua tibia pueden ser una actividad segura y relajante durante el embarazo. Pero, igual que es peligroso ejercitarse hasta sentirse excesivamente caliente durante el embarazo, tampoco es buena idea sobrecalentarse en un jacuzzi, baño de agua muy caliente o sauna. Durante el embarazo, la temperatura corporal del centro del cuerpo no debe sobrepasar los 102.2° F (39° C) durante más de 10 minutos. Puede comprobar la temperatura del agua sumergiendo un termómetro en ella. Una señal de que está demasiado caliente es si se siente incómoda o deja de sudar.

Si se bañó en jacuzzis calientes antes de percatarse de que estaba embarazada, lo más seguro es que el bebé está bien. La mayoría de las mujeres se salen del jacuzzi antes de que la temperatura llegue a un nivel perjudicial porque se empiezan a sentir demasiado acaloradas.

No se estire demasiado ya que puede lesionar el tejido que conecta a las articulaciones.

NO HAGA LO SIGUIENTE:

➤ No se ejercite para reducir el exceso de peso. En lugar de ello, trate de hacer o mantener un nivel seguro de ejercicio durante el embarazo. Los esfuerzos de ejercicio vigoroso seguidos por períodos extensos de ninguna actividad ponen tensión en el cuerpo y ofrecen pocos beneficios.

➤ No haga ejercicio vigoroso cuando el clima esté caluroso o húmedo. Use ropa cómoda que le ayude a mantenerse fresca. No se ejercite si tiene fiebre o calentura.

➤ No haga movimientos bruscos, que impliquen subir y bajar distintas partes del cuerpo repetidas veces ni de mucho impacto. Saltar, hacer movimientos repentinos o cambiar rápidamente de dirección puede producir tensión en las articulaciones y provocar dolor. El ejercicio de poco impacto, como caminar o nadar, es el mejor.

➤ No haga ejercicios de cuclillas hasta llegar al piso, ejercicios abdominales que inclinen hacia adelante el cuerpo completamente, subir y bajar ambas piernas a la misma vez ni actividades que impliquen tocar los dedos de los pies con la espalda estirada. Después del primer trimestre, también debe evitar hacer ejercicios en los que necesite estar acostada boca arriba ya que pueden restringir el flujo de sangre al bebé.

Si es atleta a nivel competitivo o participa de ejercicios vigorosos, hable con el médico sobre el nivel de ejercicio que puede realizar sin riesgo.

Algunos deportes son seguros incluso para novatos. Otros son aceptables para las personas que los han practicado por un tiempo. Incluso otros son prohibitivos durante el embarazo (consulte el cuadro).

No importa el tipo de ejercicio que desea probar, asegúrese de hablar con el médico por anticipado. Con el permiso del médico, puede tomar en cuenta las siguientes opciones:

➤ *Caminar.* Si no estaba activa antes de quedar embarazada, caminar es la forma ideal de comenzar un programa de ejercicio. Trate de caminar rápidamente durante 30 minutos todos los días, si es posible.

➤ *Nadar.* Este deporte es magnífico para su cuerpo ya que trabaja muchos músculos distintos. Debido a que el agua apoya su peso, puede evitar lesionarse o torcer un músculo.

➤ *Ciclismo.* Esta actividad ofrece un buen ejercicio aeróbico. Sin embargo, el cambio constante en la forma de su cuerpo puede afectar a su equilibrio y hacerla más propensa a sufrir caídas. Más adelante en el embarazo, el ejercicio en bicicleta estacionaria podría ser mejor.

➤ *Trotar.* Si corría habitualmente antes de quedar embarazada, puede continuar haciéndolo. No obstante, tenga cuidado. Evite sobrecalentarse. Deje de correr si tiene dolor o se siente agotada.

➤ *Aeróbicos.* Los ejercicios aeróbicos de bajo impacto son una forma segura y adecuada de mantener fortalecidos el

Deportes que debe evitar durante el embarazo

Se debe evitar hacer las siguientes actividades durante el embarazo:

➤ *Deportes con raquetas.* El cambio constante en su equilibrio influye en los movimientos rápidos como los que se realizan en badminton, tenis o racketbol lo cual puede aumentar el riesgo de sufrir caídas.

➤ *Esquiar sobre nieve cuesta abajo.* Este deporte la predispone a sufrir lesiones graves y caídas fuertes. Además, no debe ejercitarse a alturas que sobrepasen los 6,000 pies.

➤ *Patinar con patines "en línea", practicar gimnasia y equitación.* Nuevamente, su equilibrio está afectado y corre riesgo de chocar y caerse.

➤ *Esquiar sobre agua, hacer surf o clavado.* Chocar contra el agua fuertemente puede ser perjudicial. Caer a velocidades elevadas como éstas puede ser dañino para usted y su bebé.

➤ *Deportes que impliquen contacto físico.* Evite practicar deportes en equipo que lleven un ritmo acelerado, como hockey sobre hielo, fútbol, baloncesto y voleibol. Los choques y las caídas pueden causar daño tanto a usted como a su bebé.

➤ *Buceo.* El aumento de presión del agua predispone al bebé de sufrir una enfermedad por decompresión.

corazón y los pulmones. Hay clases de aeróbicos diseñadas sólo para mujeres embarazadas. El ejercicio aeróbico acuático también es una buena actividad ya que combina los beneficios de nadar y la actividad aeróbica.

➤ *Yoga.* Los ejercicios de yoga o de postura pueden estirar y fortalecer los músculos así como ayudar a desarrollar buenas técnicas de respiración

➤ *Culturismo* o fortalecimiento muscular. Sus músculos se fortalecerán con este tipo de ejercicio. Estas actividades también ayudan a evitar algunas de las molestias y dolores que ocurren comúnmente en el embarazo. Para

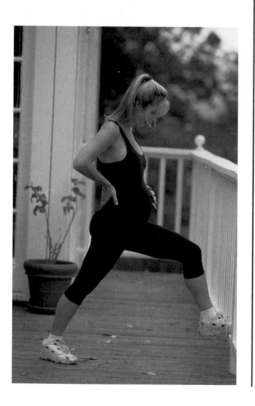

evitar lesionar los músculos o articulaciones, haga esta actividad sólo bajo la supervisión de un experto. Realice movimientos lentos y controlados y haga repeticiones cortas (de 10 o menos). No aguante la respiración mientras baja la parte del cuerpo que sujeta el peso.

➤ *Pilates.* Debido al enfoque de promover respiración saludable y mejorar la flexibilidad, el programa de ejercicios de Pilates es una buena forma de mejorar la postura y fortalecer los músculos.

➤ *Esquí nórdico.* Esta actividad es más segura para las embarazadas esquiadoras que el deporte de esquiar cuesta abajo. Además, las máquinas que simulan esta actividad en el gimnasio o en su casa le otorgarán un ejercicio seguro.

➤ *Golf y boliche.* Estos deportes pueden ser divertidos y por lo general son seguros. No obstante, no hacen mucho en lo que respecta a tonificar el cuerpo, corazón y los pulmones. Con estos deportes, necesitará adaptarse al cambio en su equilibrio.

La medicina alternativa

Algunas mujeres se benefician de ciertos tipos de atención médica distintos a los que emplea la medicina convencional que se practica en Estados Unidos. Este tipo de atención se denomina medicina complementaria y alternativa (CAM, por sus siglas en inglés) e incluye productos de hierbas medicinales y otros tipos de tratamientos.

Es posible que haya usado algunas formas de medicina complementaria y alternativa antes de quedar embarazada. Si desea continuar usándolas, asegúrese de hablar sobre ello con su médico. De esta forma se asegurará de que puede usarlas sin riesgo durante el embarazo. Además, asegúrese de indicarle al proveedor de medicina complementaria y alternativa que está embarazada.

Tal vez desee probar algún enfoque particular que ha oído pero que nunca ha probado. Nuevamente, hable sobre ello con su médico. En todos los casos, es importante obtener este tipo de tratamiento de profesionales calificados.

Productos de hierbas medicinales

Muchos medicamentos que usamos actualmente provienen de plantas. Algunos que ahora son sintéticos inicialmente se obtuvieron de las plantas. Los tratamientos con hierbas medicinales también provienen de las plantas y pueden administrarse de varias formas. Algunos médicos pueden sugerir tratamientos con hierbas medicinales junto con tratamientos convencionales o medicamentos recetados.

Algunos piensan que los tratamientos con hierbas medicinales son más "naturales". Pueden pensar que natural significa más seguro y mejor. Pero las cosas naturales también pueden ser dañinas. Simplemente porque algo sea natural no quiere decir que es bueno para usted.

También puede ser difícil determinar si un producto es seguro ya que las hierbas medicinales no se comprueban de la misma forma que los medicamentos. El uso de muchos suplementos herbarios puede ser arriesgado durante el embarazo. Algunos de estos suplementos son: cohosh negro o azul, efedra, dong quai, matricaria, junípero, hierba mota, hierba de San Juan, romero y thuja. Nunca use ninguno de estos suplementos para adelgazar ni subir de peso durante el embarazo.

Otros tratamientos

Además de los productos de hierbas medicinales, hay muchos otros enfoques dentro de la medicina complementaria y alternativa destinados a mejorar la salud y el bienestar. A continuación se señalan

Profesionales que se especializan en tratamientos con hierbas medicinales

➤ *Herboristas*—Personas que tratan las enfermedades con hierbas

➤ *Homeopatólogos*—Personas que tratan diversas afecciones con pequeñas dosis de un remedio que produciría los síntomas de dicha afección en una persona saludable.

➤ *Acupunturistas*—Personas que usan el método chino de introducir agujas en puntos específicos del cuerpo para tratar enfermedades y el dolor

algunos de los tratamientos más comunes:

➤ *Acupuntura*. Se introducen agujas estériles muy finas debajo de la piel en puntos clave. Si se hace para el trabajo de parto, puede hacerse durante un plazo de varias semanas antes de que comience el trabajo de parto. Si usa acupuntura, asegúrese que el profesional use cada vez un conjunto nuevo de agujas desechables en un paquete sellado.

➤ *Terapia aromática*. Se usan extractos o esencias de plantas, como flores y hierbas, para promover la salud y el bienestar.

➤ *Atención quiropráctica*. Se manipula la columna vertebral y diversas articulaciones para alinearlas. La atención quiropráctica está centrada en la forma en que el cuerpo (principalmente la columna vertebral) afecta a la salud.

➤ *Suplementos herbarios y alimenticios*. Entre los suplementos alimenticios figuran las vitaminas, los minerales, las hierbas medicinales u otros productos de origen vegetal o animal. (Consulte el Capítulo 6, La nutrición, para obtener más información sobre los suplementos).

➤ *Hipnosis*. La hipnosis es un estado de concentración y fijación. Algunas personas parecen estar más propensas a ser hipnotizadas que otras. Algunos la han usado para dejar de fumar o aliviar el dolor durante el parto.

➤ *Masaje*. Los terapeutas masajistas manipulan y aplican presión a los músculos y el tejido blando con el fin de relajar los músculos y promover el flujo de oxígeno. Durante el embarazo, la mejor posición para un masaje es acostarse sobre un costado del cuerpo.

Al igual que con otros tratamientos, los métodos de la medicina complementaria y alternativa ayudan a algunas personas y a otras no. Si desea usar este tipo de medicina, pídale al médico que le ayude a buscar el tipo más adecuado para usted y su bebé.

El trabajo

La mayoría de las mujeres en edad de procrear en Estados Unidos trabajan fuera del hogar. Las mujeres embarazadas a menudo trabajan justamente hasta el parto y regresan a sus trabajos al cabo de unas semanas o meses del nacimiento del bebé.

Siempre y cuando usted y su bebé estén saludables y su empleo no presente ningún peligro particular, puede trabajar todo el tiempo que desee. Hay algunos empleos que plantean ciertos riesgos para la mujer embarazada. No importa el tipo de trabajo que haga, hable con el médico sobre ello desde el comienzo del embarazo.

Empleos que pueden ser peligrosos

Las mujeres pueden casi siempre continuar con sus empleos habituales mientras están embarazadas. No obstante, algunos empleos pueden exponer a la mujer a realizar tareas pesadas o a sustancias perjudiciales. Es posible que tenga que trabajar menos horas, no hacer ciertas tareas, trasladarse a otro puesto o dejar de trabajar hasta que nazca el bebé.

Tareas pesadas

Los trabajos fuertes, es decir, los que impliquen levantar mucho objetos pesados, treparse, cargar o estar de pie, puede que no sean seguros durante el embarazo. El motivo de ello es que los mareos, las náuseas y la fatiga que comúnmente aparecen durante las primeras semanas de embarazo pueden incrementar el riesgo de sufrir una lesión. Posteriormente, el cambio en la forma del cuerpo puede desequilibrarla y provocar caídas.

Sustancias perjudiciales

La exposición en el empleo a sustancias perjudiciales ocurre en raras ocasiones. No obstante, ciertos agentes presentes en algunos lugares de trabajo son peligrosos. Tiene sentido, entonces, pensar sobre en todo con lo que entra en contacto durante el transcurso del día laboral. También podría entrar en contacto con estos agentes al realizar un pasatiempo.

Los pesticidas, sustancias químicas, solventes de limpieza y metales pesados, como el plomo, pueden causar problemas graves durante el embarazo. Las mujeres que trabajan en la agricultura, manufactura, tintorerías, empresas de equipo electrónico, imprentas o con artes manuales en donde trabajan con pintura y vidriado de cerámica, pueden estar expuestas a agentes perjudiciales a la salud.

Los trabajadores de atención médica también corren peligro. Respirar o absorber gases médicos y fármacos tóxicos implican otro peligro. La radiación se usa al tomar radiografías y para tratar ciertas enfermedades, como el cáncer. En dosis elevadas, esta radiación puede afectar adversamente al feto. La mayoría de las mujeres que trabajan alrededor de la radiación están protegidas de su exposición.

Tenga en cuenta que simplemente el hecho de que un agente tóxico esté presente no quiere decir que está expuesta a niveles perjudiciales del mismo. En algunos casos, llevar puesta ropa adecuada y tomar medidas de seguridad, como usar guantes o mascarillas, pueden reducir o prevenir significativamente la exposición.

Infecciones

Las personas que cuidan niños, los trabajadores de atención médica, los maestros y las madres de niños pequeños, pueden correr riesgo debido a la exposición a ciertos virus y enfermedades de la niñez. (Consulte el Capítulo 17 para obtener más información). Los virus, como el del sarampión alemán (rubéola) y la varicela pueden provocar abortos espontáneos o defectos congénitos si la mujer contrae la infección durante el embarazo. La mayoría de las mujeres están inmunes a estas enfermedades o han recibido una *vacuna* contra ellas antes de haber quedado embarazadas.

Si cree que su trabajo la predispone a estar en contracto con algo dañino, determínelo con certeza hablando con el personal de oficina, clínica de empleados o el sindicato. Infórmele al médico de inmediato si usted y su bebé están en peligro. Puede obtener información y consejos sobre los peligros que amenazan la seguridad en el empleo en los sitios de Internet de la Administración de Seguridad y Salud Ocupacional (www.osha.gov) y del Instituto Nacional de Seguridad y Salud Ocupacional (www.cdc.gov/niosh).

Discapacidades asociadas con el embarazo

Tener alguna discapacidad significa que ciertos problemas de salud le impiden hacer sus tareas normales. La mayoría de los embarazos no producen ninguna discapacidad. Pero en algunas mujeres, el embarazo puede causar discapacidad si surgen problemas. Su embarazo puede causar una discapacidad parcial o total y sólo usted y su médico pueden decidirlo. Hay dos tipos de discapacidades asociadas con el embarazo:

1. *Discapacidad producida por el propio embarazo.* Algunos síntomas del

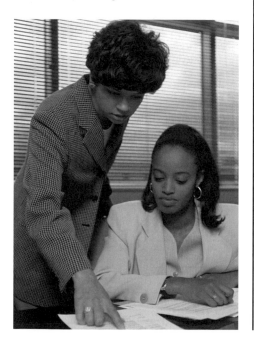

embarazo pueden causar problemas a corto plazo o discapacidad parcial. Dar a luz también puede causar discapacidad a corto plazo.

2. *Discapacidad producida por complicaciones durante el embarazo.* Algunos problemas o afecciones más graves que tenía antes de quedar embarazada pueden empeorar durante el embarazo y causar discapacidad por más tiempo.

Si su médico decide que el embarazo ha causado alguna discapacidad, es necesario llenar ciertos formularios. Asimismo, si su empleador desea que usted deje de trabajar pero el médico dice que puede continuar, solicite una carta del médico para entregar al empleador.

La Ley Federal contra la Discriminación por Embarazo (Pregnancy Discrimination Act) exige que los empleadores que tengan por lo menos 15 trabajadores, deben tratar a las trabajadoras discapacitadas por embarazo o parto igual que a los trabajadores discapacitados por enfermedades o accidentes (consulte el cuadro). Si está parcialmente discapacitada por el embarazo y su compañía les otorga tareas livianas a otros trabajadores con discapacidades parciales, es vital que haga lo mismo con usted. Sin embargo, dado que muchos empleadores no ofrecen a sus trabajadores beneficios por discapacidad, no tienen que pagar las ausencias autorizadas. Si no está cubierta por un plan de discapacidad en el trabajo, es posible que pueda recibir beneficios estatales por desempleo o discapacidad. Para obtener los detalles, comuníquese

Sus derechos en el lugar de trabajo

Tres leyes federales importantes protegen la salud, seguridad y los derechos de empleo de las mujeres trabajadoras embarazadas. Si se le negaran sus derechos, comuníquese con las agencias señaladas.

Ley contra la Discriminación por Embarazo (Pregnancy Discrimination Act)
La Ley contra la Discriminación por Embarazo exige que los empleadores traten el embarazo de la misma forma que otros estados de salud. Esto significa que deberán ofrecer la misma ausencia autorizada por discapacidad y el mismo sueldo que ofrecen a trabajadores discapacitados por enfermedades o lesiones. Esta ley federal también establece que es ilegal contratar, despedir o rehusarse ascender a una mujer por estar embarazada. Si cree que es víctima de discriminación por embarazo, comuníquese con la Comisión para la Igualdad de Oportunidades en el Empleo (Equal Employment Opportunity Commission) al 1-800-669-4000 (voz) o 1-800-669-6820 (TDD/TTY). El sitio de Internet de la comisión (www.eeoc.gov) también ofrece los detalles de cómo presentar un reclamo.

Ley de Seguridad y Salud Ocupacional (Occupational Safety and Health Act)
La Administración de Seguridad y Salud Ocupacional (OSHA) exige que los empleadores ofrezcan un lugar de trabajo sin peligros conocidos que provoquen o que potencialmente provoquen la muerte o algún daño físico grave. También les exige a los empleadores dar a los trabajadores datos sobre agentes perjudiciales. Si cree que su empleador pueda estar quebrantando estas reglas, llame a la OSHA al 1-800-321-6742 (voz) o 1-877-889-5627 (TTY) o diríjase al sitio de Internet de la OSHA (www.osha.gov) y haga clic en "Contact Us" (Comuníquese con nosotros).

El Instituto Nacional de Seguridad y Salud Ocupacional (NIOSH) inspecciona peligros en el lugar de trabajo, determina cómo controlarlos y sugiere medidas para limitar dichos peligros. Si usted, su sindicato o médico lo solicita, este grupo inspeccionará su lugar de trabajo para determinar si existe algún peligro. Llame al NIOSH al 1-800-356-4674.

Ciertas leyes estatales y específicas de las ciudades también les otorgan a los trabajadores y sindicatos el derecho de pedir los nombres de las sustancias químicas y otros agentes que se usen en el lugar de trabajo. Si tiene alguna pregunta o inquietud, pídale al empleador o llame usted mismo a los números de la OSHA y el NIOSH.

Ley de Ausencia Autorizada por Motivos Familiares y Médicos (Family and Medical Leave Act)
La Ley de Ausencia Autorizada por Motivos Familiares y Médicos (FMLA) exige a los empleadores con 50 o más empleados conceder 12 semanas de ausencia autorizada sin sueldo durante cualquier período de 12 meses por los siguientes motivos:

1. Después del nacimiento, adopción o colocación de un niño para darle un hogar de guarda

2. Cuando sea necesario para cuidar de un cónyuge, niño o padre con una afección médica grave.

3. Cuando un trabajador no sea capaz de realizar sus tareas debido a que padece de una afección médica grave, como discapacidad asociada con el embarazo o discapacidad asociada con el parto.

Para obtener más información sobre la ausencia autorizada por motivos familiares y médicos, comuníquese con el Departamento del Trabajo de Estados Unidos al 1-800-827-5335. Hay ciertos estados que poseen mejores leyes que la FMLA federal. Comuníquese con el Departamento del Trabajo de su estado para obtener los detalles.

con la oficina local de desempleo. Muchos estados también tienen leyes por maternidad y ausencia por motivos familiares.

Ausencias autorizadas

Las normas sobre las ausencias autorizadas por maternidad y discapacidad varían de una compañía a otra y entre los estados. Sólo cerca de 4 de 10 mujeres trabajadoras en Estados Unidos reciben sueldo durante ausencias autorizadas después de dar a luz. Otras deben usar las ausencias autorizadas por enfermedad y sus vacaciones o toman tiempo libre sin sueldo.

La Ley de Ausencia por Motivos Familiares y Médicos (Family and Medical Leave Act) protege su derecho de ausentarse, con ciertas restricciones, por problemas asociados con el embarazo o después de dar a luz. Esta ley federal dice que puede ausentarse con autorización por un máximo de 12 meses sin sueldo durante cualquier período de 12 meses y más tarde regresar nuevamente a su trabajo.

Para reunir los requisitos para esta protección de ausencia autorizada por motivos familiares, deberá cumplir con las siguientes condiciones:

➤ Trabajar para una compañía en una instalación que tenga por lo menos 50 empleados que trabajan para el mismo empleador dentro de un área de 75 millas (en alguna sucursal, por ejemplo)

➤ Haber trabajado allí durante al menos 12 meses

➤ Haber trabajado por lo menos 1,250 horas durante los últimos 12 meses

Puede que necesite usar sus vacaciones o ausencia autorizada personal o por enfermedad para cubrir algunos o por todos los días que se ausente. Si el empleador ofrece beneficios de atención médica, esta cobertura tiene que permanecer al mismo nivel durante el período de ausencia autorizada. Al reincorporarse al trabajo, deberá recibir el mismo empleo o uno igual, y los mismos beneficios que tenía antes de ausentarse. Si usa algunas de las 12 semanas debido a un embarazo difícil, podrían contarse como parte del derecho de ausencia autorizada por motivos familiares de 12 semanas.

Cambios para su pareja y su familia

El embarazo es un período especial para una pareja. También puede causar tensiones en la relación. Las funciones que desempeñó anteriormente están cambiando y necesita adaptarse a las nuevas. Ambos pasarán mucho tiempo pensando en el bebé, pero debe tratar de dedicar tiempo a su pareja también.

Las relaciones sexuales

Es posible que sienta más o menos deseo para tener relaciones sexuales durante el embarazo. Durante los primeros y últimos meses, por ejemplo, los síntomas de náuseas y fatiga podrían interponerse en el acto sexual. Mantenga la comunicación abierta y sea honesta con su pareja. Hablar sobre ello puede unirlos más y ayudar a evitar sentirse heridos y aislados.

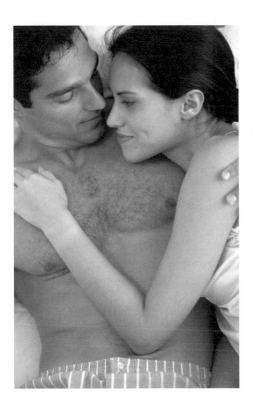

También puede preocuparle que tener relaciones sexuales o un orgasmo afecte adversamente al bebé. El feto está protegido en el útero y no se verá afectado durante el acto sexual. El saco amniótico protege al feto, y el cuello uterino forma una barrera contra los gérmenes.

A menos que su médico le haya dicho lo contrario, puede continuar teniendo relaciones sexuales durante el transcurso del embarazo. Sin embargo, a medida que crece su vientre, ciertas posiciones podrían resultarle más cómodas:

➤ *Posición acostada sobre un costado.* Usted y su pareja pueden estar de frente uno al otro o la penetración de su pareja podría hacerse desde atrás.

➤ *Posición con la mujer arriba.* Esta posición no ejerce presión sobre el vientre.

➤ *Posición con el hombre detrás.* De esta manera el vientre en crecimiento no se interpone entre los dos.

Se le podría aconsejar restringir o evitar tener relaciones sexuales si están presentes las siguientes situaciones:

➤ Trabajo de parto o parto prematuro

➤ Placenta previa

➤ Infección

➤ Sangrado vaginal

➤ Salida de líquido amniótico

Si debe evitar tener relaciones sexuales, hay otras maneras de expresar su sexualidad. Los abrazos, besos, caricias sexuales, masturbación mutua y el sexo oral son formas de mantener la intimidad y satisfacer el deseo sexual.

Los viajes

En la mayoría de los casos es posible viajar durante el embarazo. Si está programando un viaje, es buena idea hablar con el médico sobre las medidas de seguridad que debe tomar durante el mismo. La mayoría de las mujeres pueden viajar sin riesgo hasta cerca de la fecha prevista del parto. Si el viaje puede ser arriesgado, es prudente cambiar de planes.

El mejor momento para viajar es a mediados del embarazo (entre las semanas 14 y 28 de embarazo). Después de la semana 28, a menudo es más difícil moverse o sentarse por tiempos prolongados. A mediados del embarazo, su energía ha regresado, ya no tiene náuseas y todavía tiene movilidad.

Prestar atención a la forma en que se siente es la mejor guía para realizar sus actividades—ya sea que esté de viajes o se encuentre en casa. Al seleccionar el modo de viajar, considere la cantidad de tiempo que llevará llegar al destino deseado. La forma más rápida a menudo es la mejor. No importa si viaja por tren, avión, automóvil, autobús o barco, tome medidas para garantizar su comodidad y seguridad.

A continuación ofrecemos algunos consejos para viajar sin peligro:

➤ Hágase una revisión prenatal antes de partir.

➤ Si estará lejos de casa, lleve una copia de su expediente médico.

➤ Pregunte al médico el nombre y número telefónico de un médico en el lugar que visitará, en caso de emergencia.

➤ Mantenga flexibles sus planes de viaje ya que pueden surgir problemas con el embarazo en algún momento que la mantengan varada antes de salir de

Los viajes al extranjero

Si está programando un viaje fuera del país, el médico puede ayudarle a decidir si puede viajar sin peligro. El médico también puede ayudar a determinar las medidas que debe tomar antes del viaje. Permita tener suficiente tiempo para recibir las vacunas que pueda necesitar. Asegúrese también de tener una copia de su expediente médico para llevarlo.

Cuando programe un viaje, llame a la Línea de Ayuda Internacional de Viajeros (International Travelers Hotline) de los Centros para el Control y la Prevención de Enfermedades (CDC). Este servicio ofrece consejos sobre seguridad y datos actualizados sobre vacunas para muchos países. El número es 1-888-232-3228. El sitio de Internet del CDC (www.cdc.gov) también dispone de datos sobre la salud para viajar alrededor del mundo e información especial para viajar durante el embarazo.

Aun si está en perfecto estado de salud antes de partir para el viaje, nunca se sabe cuándo puede surgir una emergencia. Antes de salir de casa, localice el hospital o clínica médica más cercana en el lugar que vaya a visitar. La Asociación Internacional de Asistencia Médica para Viajeros (International Association for Medical Assistance to Travelers, IAMAT), tiene un directorio de médicos a escala mundial. Para obtener el directorio gratuito, llame a la IAMAT al 1-716-754-4883, o consulte su sitio de Internet (www.iamat.org). Es necesario unirse a la IAMAT para obtener información, pero la afiliación es gratis (se aceptan donaciones).

Si necesita acudir a un médico que no habla su idioma, es buena idea tener un diccionario del idioma extranjero. Al llegar, inscríbase en la embajada o el consulado de su país. Así será más fácil salir del país si tiene una emergencia.

casa. Compre un seguro de viajes para cubrir los boletos y depósitos que no son reembolsables.

➤ Para los viajes por aire, reserve un asiento en el pasillo. De esta forma se le hará más fácil ponerse de pie y caminar cada hora más o menos. Trate de reservar un asiento cerca de la parte delantera del avión. El vuelo es más suave en esa área.

➤ Mientras se encuentre en camino, camine cada hora más o menos. Estirar las piernas reducirá el riesgo de que se formen coágulos de sangre y se sentirá más cómoda. También reducirá la hinchazón en los tobillos y pies.

➤ Lleve calzado cómodo, medias que sostengan y ropa que sea fácil de quitar y poner. Lleve puestas varias capas de ropa liviana.

➤ Lleve algunas galletas de soda u otros bocadillos (meriendas) livianos para evitar tener náuseas.

➤ Tome el tiempo necesario para consumir las comidas regulares. Llevar una dieta equilibrada y saludable impulsará su energía y le hará sentirse bien. Asegúrese de consumir abundantes fibras para aliviar el estreñimiento, un problema común durante los viajes.

➤ Tome más líquidos. Lleve jugos o una botella de agua. La cabina en los aviones es muy seca. Tome agua en lugar de refrescos.

➤ Viajar puede causar trastornos estomacales y del sueño. No tome ningún medicamento, como píldoras para evitar los mareos, laxantes, remedios contra la diarrea ni píldoras para dormir sin antes consultar con el médico.

➤ Descanse después de hacer un viaje largo. Mientras se encuentre fuera de casa, descanse a menudo para que no se sienta cansada. Duerma suficiente por la noche.

Los viajes en automóvil

Durante un viaje en automóvil, asegúrese de que el transcurso del viaje sea breve cada día. Pasar varias horas en la carretera es agotador incluso si no está embarazada. Trate de limitar las horas que conduce a no más de 5 ó 6 horas cada día.

Asegúrese de llevar puesto el cinturón de seguridad siempre que viaje en automóvil o camión, aun si su automóvil dispone de bolsas de aire (consulte el cuadro). Si tiene un accidente—aun si es pequeño—acuda a su médico para asegurarse que ni usted ni su bebé hayan sufrido alguna lesión.

Muchos automóviles tienen bolsas de aire para proteger al conductor y pasajero que viajan en el asiento delantero. Las bolsas de aire se encuentran dentro del volante, en el tablero de instrumentos del lado del pasajero y a veces en los lados del automóvil, en el interior cerca de las puertas. Durante un accidente, las bolsas de aire se inflan muy rápido.

La fuerza de una bolsa de aire puede lesionar a las personas que se encuentren muy cercanas a ellas—especialmente si tienen corta estatura. Para evitar lesiones, amárrese el cinturón de seguridad usando

El cinturón de seguridad durante el embarazo

Para estar mejor protegida en un vehículo, use un cinturón de vientre y hombro cada vez que viaje. El cinturón de seguridad no afectará adversamente a su bebé. Usted y su bebé tienen una probabilidad mucho mayor de sobrevivir un accidente de automóvil si están amarrados debidamente. Cuando no se usan, se produce más daño.

Siga estas reglas al usar un cinturón de seguridad:

➤ Lleve puesta siempre la correa de vientre y el hombro.

➤ Abroche la hebilla de la correa de vientre de manera que quede en el área de los huesos de la cadera y debajo del abdomen.

➤ Nunca debe colocarse la correa de vientre atravesada en el abdomen.

➤ Coloque la correa del hombro de manera que quede atravesada en el centro del pecho (entre los senos)— nunca debajo del brazo.

➤ Asegúrese que las correas queden bien ajustadas.

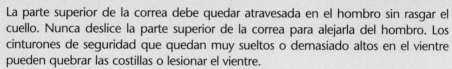

La parte superior de la correa debe quedar atravesada en el hombro sin rasgar el cuello. Nunca deslice la parte superior de la correa para alejarla del hombro. Los cinturones de seguridad que quedan muy sueltos o demasiado altos en el vientre pueden quebrar las costillas o lesionar el vientre.

las correas de vientre y hombro en cada viaje. Coloque su asiento lo más alejado posible del tablero de instrumentos.

Si planea viajar por autobús o tren, asegúrese de sujetar debidamente los pasamanos o respaldares de los asientos cuando se ponga de pie y camine. No se preocupe de que un viaje de muchos brincos vaya a provocar el trabajo de parto—no lo hace.

Los viajes por aire

Viajar en avión puede hacerse casi siempre de forma segura durante el embarazo. La mayoría de las líneas aéreas permiten que las mujeres embarazadas viajen en sus aviones hasta la semana 36

de embarazo. Si viaja por aire, hable con la línea aérea para determinar si tienen reglas para las mujeres embarazadas.

Los aviones comerciales están presurizados a fin de garantizar que haya suficiente oxígeno para respirar aun cuando el avión se encuentre a alturas donde el aire de afuera tenga poco oxígeno. Muchos aviones privados no están presurizados. Es mejor evitar alturas que sobrepasen los 7,000 pies en aviones que no están presurizados.

No se preocupe de caminar a través de un detector de metales en el punto de seguridad del aeropuerto. Estas máquinas liberan niveles muy pequeños de radiación y por lo tanto no llegan a un nivel que pueda perjudicarle a usted ni a su bebé.

Los viajes por mar

Los viajes por mar pueden causar trastornos estomacales. Si ha viajado por mar anteriormente y cree que el estómago puede aguantarlo, consulte las reglas de los cruceros en lo que respecta a mujeres embarazadas.

Asegúrese que el barco disponga de un médico o una enfermera a bordo y que atraca en muelles de áreas que cuenten con instalaciones médicas modernas. Pregúntele al médico sobre medicamentos que puede tomar sin riesgo para aliviar los mareos. También puede probar las muñequeras contra las náuseas disponibles en muchas farmacias. Estas muñequeras emplean acupresión para evitar las náuseas.

Un estilo de vida saludable para un bebé saludable

Son pocas las cosas más vitales para la salud del bebé que su selección de estilo de vida durante el embarazo. Si antes del embarazo estaba activa y llevaba un estilo de vida saludable, continúe haciéndolo. Si desea hacer algunos cambios, hágalos ahora para dar al bebé el mejor comienzo posible. También le vendría bien mejorar su propia vida. Al cabo de unos años, estará cosechando el fruto que sembró.

CAPÍTULO **5**

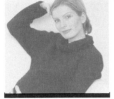

Riesgos relacionados con el estilo de vida

Casi todas las mujeres necesitan hacer algunos cambios de estilo de vida durante el embarazo. En algunos casos, puede que signifique adaptarse a una rutina de ejercicios, descansar más o alimentarse mejor. En otros casos, tal vez quiera decir dejar el hábito de fumar o de beber, o terminar una relación donde abunda el maltrato. Estos cambios pueden ayudarle a tener un embarazo saludable y un bebé sano también.

Los agentes perjudiciales

Los **teratógenos** son agentes que pueden causar defectos congénitos cuando una mujer está expuesta a ellos durante el embarazo. Entre éstos figuran ciertos medicamentos, sustancias químicas e infecciones. (El Capítulo 17 ofrece los detalles sobre las infecciones durante el embarazo). Estos agentes pueden impedir que el feto se desarrolle normalmente y causar defectos en el cerebro o el cuerpo.

Sus efectos dependen del nivel de exposición y cuándo ocurre durante el embarazo. Otras sustancias, como el tabaco, el alcohol y las drogas ilegales, también son perjudiciales durante el embarazo.

Algunas sustancias que antes se consideraban perjudiciales, ahora se consideran seguras durante el embarazo. Por ejemplo, muchas mujeres se preocupan de teñirse el cabello durante el embarazo pueda ser perjudicial a sus bebés. No obstante, los tintes de cabello se consideran inofensivos durante el embarazo. Otra inquietud es que la cafeína cause problemas durante el embarazo. Sin embargo, no hay ninguna prueba de que pequeñas cantidades de cafeína (por ejemplo, una o dos tazas de café) afecten adversamente al feto. La cafeína es un estimulante y diurético (aumenta la producción de orina). Puede venir bien evitar consumirla por las tardes y las noches si le impide dormir por la noche. La cafeína se encuentra en el café, las colas y algunos refrescos, algunos tipos de té y el chocolate.

55

Agentes que deben evitarse durante el embarazo

Se ha determinado que algunos medicamentos (como los que se obtienen por receta médica) y drogas son perjudiciales al bebé si usted está expuesta a ellos durante el embarazo. Algunos agentes son más dañinos que otros, a menudo depende de la cantidad administrada o cuándo esté expuesto el feto a dicha sustancia durante el embarazo. Si le recetan o está expuesta a alguna de las siguientes sustancias, asegúrese de hablar con el médico:

➤ Alcohol

➤ Productos derivados de andrógenos y testosterona (por ejemplo, el danazol)

➤ Inhibidores de la enzima convertidora de la angiotensina (ACE) (por ejemplo, el enalapril o captopril)

➤ Productos derivados de la cumarina (por ejemplo, la warfarina)

➤ Carbamazepina

➤ Antagonistas del ácido fólico (por ejemplo, el metotrexato o la aminopterina)

➤ Cocaína

➤ Dietilestilbestrol (DES)

➤ Plomo

➤ Litio

➤ Mercurio orgánico

➤ Fenitoína

➤ Estreptomicina o kanamicina

➤ Tetraciclina

➤ Talidomida

➤ Trimetadiona y parametadiona

➤ Ácido valproico

➤ Vitamina A y sus derivados (por ejemplo, la isotretinoína, el etretinato o los retinoides)

Si una mujer es adicta a sustancias perjudiciales, podría serle difícil dejar de usarlas. Es importante que la mujer trate de dejar los malos hábitos por su propio bienestar y el del bebé. El médico puede ayudar a la mujer a obtener tratamiento si necesita tener un comienzo nuevo en su vida.

El hábito de fumar

Si una mujer fuma mientras está embarazada, el bebé está expuesto a las sustancias químicas perjudiciales del cigarrillo, como la brea, nicotina y el monóxido de carbono. La nicotina hace que los vasos sanguíneos se vuelvan estrechos. Por lo tanto, menos oxígeno y nutrientes llegan al feto. El monóxido de carbono reduce la cantidad de oxígeno que recibe el bebé. Además, las mujeres que fuman durante el embarazo son más propensas a tener ciertos problemas:

➤ Embarazo ectópico

➤ Sangrado vaginal

➤ Problemas con la forma en que la placenta se adhiere al útero

➤ El nacimiento de un niño muerto

➤ Bebés con peso bajo al nacer (peso por debajo de 5 libras y media)

El hábito de fumar también es perjudicial para el bebé después de nacer. El bebé podría inhalar cantidades perjudiciales del humo de cigarrillos que se fuman cerca de él (tabaquismo pasivo). Inhalar humo por medio del tabaquismo pasivo aumenta el riesgo de presentar asma y que ocurra el *síndrome de muerte súbita del lactante (SMSL)*.

Mientras más temprano deje de fumar una mujer embarazada, mejor será para ella y el bebé. Si deja de fumar durante las primeras semanas de embarazo, la probabilidad de tener un bebé con bajo peso al nacer es la misma que la de una mujer que nunca ha fumado. Si una mujer deja el hábito mientras está embarazada, es posible que pueda dejarlo para siempre. A consecuencia de ello, tanto ella como su familia serán más saludables.

Una mujer embarazada que fuma puede estar tentada a reducir el número de cigarrillos que fuma en lugar de dejar por completo el hábito. Mientras menos fume, menor será el daño. Reducir la cantidad de cigarrillos que fuma o dejar de fumar en cualquier momento durante el embarazo es mejor que nunca dejar de hacerlo. Sin embargo, lo mejor para la madre y el bebé es abandonar por completo el hábito de fumar.

Si fuma y han fracasado sus intentos de dejar el hábito, dígale al médico que necesita ayuda. Si fuma en grandes cantidades, masticar chicle de nicotina o usar parches de nicotina podría ser útil. Pero la sustitución de nicotina también conlleva ciertos riesgos. Sólo se debe usar si los beneficios de usar estos productos para dejar de fumar son más valiosos que los riesgos de usarlos.

También podría pedirle a su pareja y otros miembros de la familia que dejen el hábito. De esta forma se sentirá apoyada en sus esfuerzos por dejar de fumar. Aun si usted no fuma, el tabaquismo pasivo durante el embarazo puede ser perjudicial.

El alcohol

El alcohol puede afectar adversamente a la salud de su bebé. El grado de daño depende de la cantidad de alcohol que se consuma. Es mejor dejar de beber antes de quedar embarazada ya que los efectos son mayores durante las primeras semanas de embarazo, cuando se están formando muchos de los órganos del bebé. Si bebió una o más bebidas antes de percatarse que estaba embarazada, lo más seguro es que no le haya causado daño alguno al bebé.

Cuando una mujer embarazada bebe alcohol, la bebida llega rápidamente al feto. La misma cantidad de alcohol que tiene su sangre, la tendrá la sangre del

¿Tiene problemas con la bebida?

¿Usa o abusa del alcohol? A veces es difícil determinarlo. Si no está segura, pregúntese lo siguiente:

T ¿Cuántos tragos necesita para sentirse "high"? (TOLERANCIA)

M ¿Se ha sentido MOLESTA por las críticas de los demás sobre su consumo de alcohol?

R ¿Ha sentido que debe REDUCIR su consumo de alcohol?

R ¿Se ha tomado alguna vez un trago al levantarse por la mañana para calmar los nervios o quitarse la borrachera de la noche anterior? (REVELACIÓN)

Puntuación:

➤ 2 puntos si su respuesta a la primera pregunta es más de dos tragos.

➤ 1 punto por cada respuesta afirmativa a las demás preguntas.

Si su puntuación total es 2 o más, puede que tenga un problema con la bebida.

Hable con su médico sobre sus hábitos de consumo de alcohol. Él o ella pueden decidir si tiene un problema. El médico le recomendará recibir asesoría o tratamiento si fuera necesario. También debe considerar contactar con un programa de abuso de sustancias. Estos grupos pueden ayudarle a encontrar a alguien con quien pueda hablar sobre su problema y darle el apoyo que necesita mientras trata de dejar el hábito. Consulte los listados de las páginas amarillas locales.

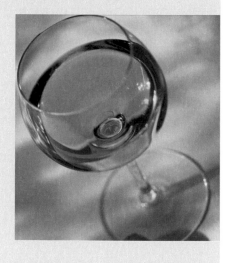

Modificado de Sokol RJ, Martier SS, Ager JW. The T-ACE questions: practical prenatal detection of risk drinking. Am J Obstet Gynecol 1989; 160: 865

bebé. En los adultos, el hígado descompone el alcohol. Pero el hígado del bebé todavía no es capaz de hacerlo. Por lo tanto, el alcohol es mucho más perjudicial al feto que al adulto. Mientras más cantidad de alcohol beba una mujer embarazada, mayor será el peligro que corre el bebé. Beber en cualquier momento durante el embarazo puede causar problemas. El alcohol puede afectar al bebé de muchas formas. El alcohol aumenta la probabilidad de tener un aborto espontáneo o bebé prematuro. El alcoholismo durante el embarazo es la causa principal de retraso mental.

Uno de los peores efectos de beber durante el embarazo es que se produzca el *síndrome de alcoholismo fetal*. Esta enfermedad produce un patrón de problemas significativos físicos, mentales y de la conducta en bebés expuestos al consumo de alcohol durante el embarazo. Fumar, usar drogas, llevar una dieta deficiente y las tensiones pueden desempeñar una función importante en el nivel de intensidad con que se vea afectado el bebé por el síndrome de alcoholismo fetal. Los bebés con el síndrome de alcoholismo fetal pueden presentar uno o más de los siguientes síntomas:

➤ Cuerpos pequeños (aun con atención especial, su crecimiento no llega al nivel adecuado)

➤ Problemas con las articulaciones y los miembros (como *pie zambo*)

➤ Anormalidades del corazón

➤ Facciones anormales del rostro

➤ Problemas de conducta, como hiperactividad, ansiedad y nivel de atención deficiente

➤ Índice de inteligencia bajo

Algunos bebés con el síndrome de alcoholismo fetal nacen con todos estos problemas. Otros pueden tener algunos de estos síntomas, pero más leves. También es posible que, posteriormente en la vida, el niño presente infecciones graves de oído y problemas de la vista y dentales. No hay cura para el síndrome de alcoholismo fetal.

Se desconoce cuánto alcohol es necesario para perjudicar al feto. Lo mejor es no beber nada durante el embarazo. Además, no hay ningún tipo de bebida segura. Una cerveza, un trago de licor, una bebida mezclada o una copa de vino contienen aproximadamente la misma cantidad de alcohol. Por lo tanto, todos los tipos de alcohol pueden ser perjudiciales.

Puede que sea difícil dejar de beber. Si éste es el caso para usted, es posible que necesite ayuda. Hable honestamente con su proveedor de atención sobre su consumo de alcohol.

Las drogas

El uso de drogas durante el embarazo puede ocasionar problemas a largo plazo. Es posible que los bebés necesiten atención especial después de nacer. Ningún momento es seguro para usar drogas. Las drogas pueden causar daños graves si se usan en las primeras 12 semanas de embarazo, ya que los órganos del bebé se están formando durante esa etapa. Usarlas a mediados del embarazo o más tarde, puede afectar adversamente el crecimiento del cerebro. Durante las últimas semanas de embarazo, el uso de drogas puede impedir el desarrollo fetal y provocar trabajo de parto prematuro. Después del nacimiento, algunas drogas pueden pasar al bebé a través de la leche materna.

Lo más seguro es suspender el uso de drogas mucho antes de quedar embarazada. Aun así, dejar de usarlas o reducir el uso de drogas en cualquier momento es mejor que nada.

Los efectos de las drogas

El uso de drogas ilegales durante el embarazo puede perjudicar a su bebé. Muchas de ellas son sumamente adictivas y el estilo de vida del usuario puede ser tan perjudicial como la misma droga. Éstos son los efectos de algunas drogas específicas:

➤ *Marihuana.* El componente activo de la marihuana permanece en el cuerpo durante semanas, lo que causa que el bebé esté expuesto a niveles más elevados. Al fumar marihuana se libera monóxido de carbono. Esta sustancia puede impedir que el bebé reciba suficiente oxígeno.

➤ *Metanfetamina.* La metanfetamina puede causar el desprendimiento prematuro de la placenta o incluso provocar la muerte del feto. Los bebés expuestos a la metanfetamina pueden crecer más lentamente en el útero. Después de nacer, pueden padecer de inquietud, tener problemas para apegarse a otras personas y tener temblores.

➤ *Heroína y otros narcóticos.* Si la heroína se usa durante el embarazo, puede causar algunos de estos problemas:
—Muerte del feto
—Adicción del feto
—Bebés pequeños
—Parto prematuro
—Bajo peso al nacer
—Retrasos del desarrollo
—Problemas de conducta

La abstinencia abrupta de la heroína puede perjudicar a la mujer y al bebé. Los programas de tratamiento de drogadicción a menudo sustituyen la heroína por metadona, un medicamento con receta médica. Las mujeres en programas de tratamiento de metadona pueden ser capaces de mantener un estilo de vida más saludable que las mujeres adictas a la heroína. Aun así, la metadona no es buena para el feto en crecimiento. También puede ser adictiva. Por ello, la metadona sólo debe usarse bajo el cuidado de un médico.

➤ *"T´s and blues".* Éste es el nombre que se le da en la calle a una combinación de un medicamento para la alergia sin receta médica con un medicamento con receta. Los bebés cuyas madres usan esta droga son más propensos a crecer más lentamente antes de nacer. También pueden tener síntomas de abstinencia al nacer.

(continúa)

Los efectos de las drogas (continuación)

➤ *Cocaína*. Durante el embarazo, la cocaína puede hacer que la placenta se desprenda del útero—un estado clínico denominado abruptio placentae (**desprendimiento placentario**). Esto puede causar sangrado, parto prematuro o la muerte del feto. A continuación se señalan los problemas que pueden tener los bebés expuestos a la cocaína:

—Síntomas de abstinencia

—Retraso en el crecimiento

—Lesión cerebral

—Inquietud

—Problemas de la conducta, emocionales y del aprendizaje a largo plazo

➤ *PCP, ketamina y LSD*. Los usuarios de PCP, o polvo de ángel, pueden perder el contacto con lo que es real y volverse violentos. Una mujer que usa PCP puede tener escenas retrospectivas, convulsiones, ataques cardíacos o fallo respiratorio. Los bebés expuestos al PCP durante el embarazo pueden tener síntomas de abstinencia después de nacer, ser más pequeños que lo normal y tener un control deficiente de los movimientos. La ketamina o "vitamina K", afecta al usuario de forma muy semejante al PCP. Además, la ketamina puede causar un tipo de amnesia. Los bebés expuestos a la ketamina durante el embarazo pueden tener problemas de conducta o del aprendizaje. El uso de la LSD ("ácido") puede hacer que la persona oiga y vea cosas que no son realidad, tenga escenas retrospectivas y se vuelva violenta. El uso de la LSD durante el embarazo puede causar defectos congénitos.

➤ *Pegamentos y solventes*. Inhalar estas sustancias hace que el usuario se sienta aturdido y mareado. También puede causar daño al hígado, los riñones, la médula ósea y el cerebro. Incluso puede provocar la muerte. Durante el embarazo, el abuso de pegamentos y solventes puede causar abortos espontáneos, retrasos en el crecimiento del feto y parto prematuro. Los defectos congénitos asociados con la inhalación de pegamento durante el embarazo son muy semejantes a los asociados con el alcohol.

➤ *Éxtasis*. Los riesgos del Éxtasis son parecidos a los asociados con el uso de cocaína o metanfetaminas, por ejemplo, cambios en el estado de ánimo, problemas del sueño y falta de apetito. El bebé de una mujer que usó Éxtasis en el embarazo puede tener problemas a largo plazo de aprendizaje y memoria.

La drogadicción es una enfermedad crónica. Por lo general, los adictos a drogas no pueden dejar el hábito por cuenta propia y y necesitan tratamiento para ponerle fin a la adicción. Pídale al médico información o que la refiera a un programa. En algunos estados, las agencias de servicios sociales pueden ayudar. También puede consultar la guía telefónica para encontrar los grupos de apoyo y centros de tratamiento enfocados en la drogadicción. Los siguientes grupos pueden ofrecer ayuda para tratar problemas de drogadicción:

➤ Narcotics Anonymous (Narcóticos Anónimos). Llame al 818-772-9999 o vaya al sitio de Internet: www.na.org.

➤ Substance Abuse and Mental Health Services Administration (Administración de Servicios de Salud Mental y por Abuso de Sustancias). Llame al 800-662-HELP (4357) o vaya al sitio de Internet: findtreatment.samhsa.gov.

Los medicamentos

Los medicamentos atraviesan la placenta y entran en el torrente sanguíneo del bebé. En algunos casos, un medicamento podría causar defectos congénitos, adicción u otros problemas en el bebé. Eso no quiere decir que necesita desechar el contenido de su botiquín cuando esté embarazada, sino que necesita tener precaución.

Algunos medicamentos pueden usarse sin riesgo durante el embarazo. Además, los riesgos de algunos medicamentos pueden ser menores que los efectos de no usarlos. Por ejemplo, ciertas enfermedades son más perjudiciales para el feto que los medicamentos que se usan para tratarlas. No suspenda el uso de un medicamento recetado. Pregúntele primero al médico.

Dígales a las personas que le receten medicamentos que usted está embarazada. Entre éstos están los médicos con quienes consulte para problemas que no estén asociados con el embarazo, el dentista o un proveedor de salud mental. Asegúrese de que el médico que la atiende durante el embarazo esté al tanto de todos los problemas médicos que pueda tener. Dígale todos los medicamentos que usa y si tiene alergias a algún medicamento. Si un medicamento que está usando conlleva algún riesgo, el médico podría recomendar cambiarlo a otro más seguro mientras esté embarazada.

Los medicamentos recetados también pueden ser perjudiciales si se abusan de los mismos. Cuando una mujer abusa de medicamentos con receta, se arriesga a sufrir una sobredosis y a desarrollar adicción.

Los medicamentos que se venden sin receta médica pueden causar problemas durante el embarazo también. Los medicamentos para aliviar el dolor, como la aspirina y el ibuprofeno, pueden también causar daños al feto. Consulte con su médico antes de usar un medicamento de venta sin receta. Entre éstos figuran los medicamentos para aliviar el dolor, laxantes, remedios para resfriados y alergias y tratamientos para la piel. Usted no tiene que sufrir molestias como dolores de cabeza o resfriados sin obtener alivio. El médico puede aconsejarle sobre los medicamentos que puede usar sin riesgo la mujer embarazada.

La violencia en el hogar

El maltrato físico, sexual y emocional de mujeres es uno de los problemas más graves de salud en Estados Unidos. Cada año, millones de mujeres son víctimas de maltrato. Las lesiones infligidas por la pareja son el motivo de 1 de cada 5 visitas que hacen las mujeres a la sala de emergencias. Los esposos o novios asesinan a más de 1 de cada 3 mujeres víctimas de este crimen. El maltrato en el hogar abarca todas las líneas raciales, sociales, económicas y religiosas.

El embarazo a menudo no ofrece ningún descanso del maltrato. De hecho, aproximadamente 1 de cada 6 mujeres embarazadas es víctima de maltrato por parte de su pareja. El maltrato con frecuencia empieza o empeora durante el embarazo y es arriesgado tanto para la madre como para el bebé. La persona que maltrata tiende a golpear los senos y el vientre de la mujer embarazada. Los peligros de esta violencia son, entre otros, aborto espontáneo, sangrado vaginal, bajo peso al nacer y lesiones fetales.

A veces el maltrato disminuye durante el embarazo. La mujer podría sentirse segura de que no sufrirá daño alguno a manos de su pareja solamente cuando está embarazada. Por consiguiente, podría quedar embarazada para escapar la ira de su pareja. No obstante, con demasiada frecuencia, su ira regresa y puede empeorar después del nacimiento del bebé. Entonces, hay dos víctimas.

Si se encuentra en una relación violenta, es vital que tome medidas para protegerse y proteger al bebé. Es importante saber que usted no es culpable por las acciones de su pareja. Las personas que maltratan con frecuencia culpan a sus esposas o novias por sus propias acciones. No importa lo que diga su pareja, usted no tiene la culpa. No es usted la que provoca sus acciones. Las mujeres también piensan que pueden detener el maltrato si complacen a la persona que las maltrata o evitan que se encolerice. Pero él o ella tiene la culpa de sus propias acciones.

El primer paso para romper con el patrón de violencia es decírselo a alguien. Dígaselo a alguien con quien tenga

¿Abunda el maltrato en su relación?

Las discusiones, incluso las más acaloradas, son parte normal de las relaciones. La violencia física u otro tipo de maltrato, no lo es. ¿Cómo sabe si su relación se ha pasado de la línea? Pregúntese lo siguiente:

➤ ¿Bromea su pareja sobre usted hasta hacerla sentirse mal o se burla de usted?

➤ ¿La ha obligado o presionado a realizar algún acto sexual?

➤ ¿La amenaza o le lanza cosas cuando está enojado?

➤ ¿Le ha causado algún daño físico en el último año?

➤ ¿Le dice que usted tiene la culpa de que él le pegue?

➤ ¿Le promete que nunca más va a suceder, pero vuelve a ocurrir?

Si respondió de forma afirmativa a alguna de las preguntas anteriores, su relación no es saludable. Obtenga ayuda inmediatamente.

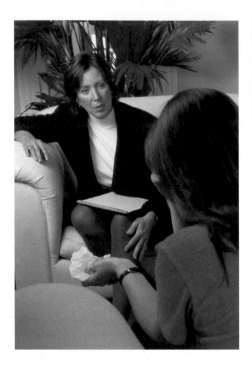

confianza—una amistad allegada a usted, un miembro de la familia, su médico, un consejero o miembro del clero. Hablar sobre el problema puede dar un alivio inmenso. La persona en quien confíe podría ponerla en contacto con líneas telefónicas que ofrecen ayuda durante crisis, programas de violencia en el hogar, servicios de asistencia legal y refugios de mujeres maltratadas. Estos servicios ofrecen asesoramiento que puede ser útil para escapar de una situación perjudicial.

Para su seguridad, prepare un plan para salir rápidamente:

➤ *Empaque una maleta.* Incluya artículos de uso personal, cambio de ropa para usted y sus hijos y un juego adicional de llaves del automóvil y de la casa. Guarde la maleta en casa de una amistad o vecino en quien confíe.

➤ *Esconda dinero en efectivo.* Todas las semanas, separe tanto dinero como pueda.

➤ *Guarde objetos necesarios en un lugar seguro.* Mantenga a la mano estos artículos para que pueda llevárselos con poca antelación:

— Medicamentos con receta médica

— Actas de nacimiento

— Tarjetas del Seguro Social

— Tarjetas del seguro médico

— Licencia de conducir

— Dinero en efectivo adicional y monedas para llamadas telefónicas

— Chequera

— Libro de cuentas de ahorro

— Tarjetas de crédito

— Expedientes médicos y financieros

— Un juguete especial para cada niño

➤ *Tenga un lugar seguro.* Planifique dónde irá, ya sea a la casa de alguna amistad o pariente, o bien, a un refugio, sin importar la hora del día o la noche. Guarde la dirección y el número telefónico en su bolsa o cartera.

➤ *Planifique a dónde ir si está lesionada.* Llame al médico o diríjase a una sala de emergencias si su pareja le hace daño. Dígale al médico cómo recibió la lesión. Asegúrese de pedir una copia de su expediente médico en caso de que desee presentar una acusación formal.

➤ *Llame a la policía.* El maltrato físico es un delito, aun si vive o está casada con la persona que la maltrata. Dígale a la policía lo sucedido. Anote el número de la insignia del policía y obtenga una copia del informe en caso de que desee presentar una acusación formal en algún momento.

Es difícil romper con el ciclo de la violencia. Sin embargo, si no hace nada al respecto, es muy probable que el maltrato ocurra con más frecuencia y se vuelva más intenso. Nadie merece ser víctima de maltrato: ni usted, ni su bebé ni ninguno de sus hijos. Abandonar a su pareja o pedir que arresten a la persona que la maltrata durante el embarazo requiere mucha valentía. Pero usted tiene el deber de dar a su bebé un hogar seguro, lleno de cariño, y también tiene un deber consigo misma de poner fin a la violencia.

Para obtener más información o recibir ayuda, consulte la sección en la guía telefónica bajo servicios y líneas telefónicas de ayuda en casos de violencia en el hogar. También puede llamar al National Domestic Violence Hotline (Línea telefónica nacional de ayuda para la violencia en el hogar) al 800-799-SAFE (7233) o al 800-787-3224 (TDD).

Decisiones saludables

Al cuidar de su salud durante el embarazo estará cuidando bien a su bebé. Manténgase saludable abandonando hábitos perjudiciales, como fumar o beber alcohol y toman medidas para poner fin a una relación de maltrato. Tomar decisiones saludables ahora le ayudará a dar a su bebé un comienzo saludable.

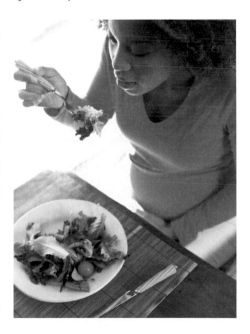

CAPÍTULO 6

La nutrición

Una dieta con el balance correcto es vital para tener buena salud. Es aun más importante durante el embarazo, cuando hay exigencias mayores en el cuerpo para cumplir con las necesidades del feto en crecimiento. Una dieta adecuada puede garantizar la salud de su cuerpo y el crecimiento del bebé.

Comer alimentos sanos durante el embarazo puede requerir un poco de esfuerzo, pero será muy beneficioso para usted y su bebé. Si ya lleva una dieta balanceada, lo único que necesita es agregar algunas *calorías* bien seleccionadas. (Las madres que amamantan necesitan prestar mucha atención a sus dietas también. Consulte el Capítulo 10 para obtener los detalles).

Para crear una dieta sana para usted y su bebé se puede usar una variedad de alimentos. Las mujeres alrededor del mundo, a pesar de variaciones extensas en sus dietas, tienen bebés saludables. Para nutrir al bebé en crecimiento, asegúrese de que reciba los nutrientes que usted y el bebé necesitan.

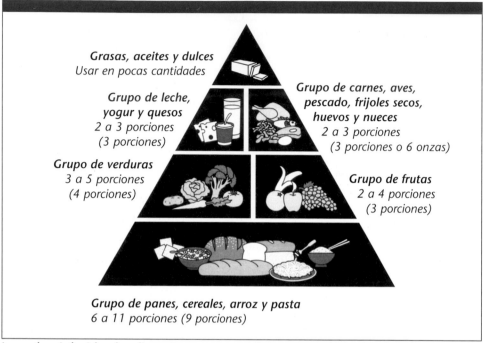

Grasas, aceites y dulces
Usar en pocas cantidades

**Grupo de leche,
yogur y quesos**
2 a 3 porciones
(3 porciones)

**Grupo de carnes, aves,
pescado, frijoles secos,
huevos y nueces**
2 a 3 porciones
(3 porciones o 6 onzas)

Grupo de verduras
3 a 5 porciones
(4 porciones)

Grupo de frutas
2 a 4 porciones
(3 porciones)

Grupo de panes, cereales, arroz y pasta
6 a 11 porciones (9 porciones)

La guía pirámide de alimentos es una guía para ayudar a los hombres y a las mujeres que no están embarazadas a elegir los alimentos que les darán los nutrientes que necesitan. Una mujer embarazada necesita calorías y nutrientes adicionales. Debe consumir por lo menos el número de porciones indicadas en paréntesis después de las porciones regulares.

Una dieta sana

La Guía Pirámide de Alimentos

Una forma de asegurarse de que consuma una dieta balanceada, es seguir la Guía Pirámide de Alimentos (consulte el cuadro). Esta pirámide, creada por el Departamento de Agricultura de Estados Unidos, ofrece una guía para ayudarle a obtener los nutrientes que necesita. La guía enfatiza una dieta baja en grasas, azúcar y **colesterol** (una sustancia que transporta grasa por el torrente sanguíneo) y alta en verduras, frutas y granos. Si no desea medir cada porción para determinar la cantidad adecuada, siga esta regla: una porción de la

mayoría de los alimentos equivale aproximadamente a la medida del tamaño de la palma de la mano. La pirámide tiene seis grupos de alimentos:

1. Pan, cereales, arroz y pasta. Este grupo proporciona carbohidratos complejos (almidones). Estos carbohidratos son buenas fuentes de energía, vitaminas, minerales y fibra. Elija panes y cereales de granos integrales, como pan de trigo integral, con la mayor frecuencia posible. También busque alimentos preparados con poca grasa o azúcar. Las siguientes cantidades equivalen a una porción:

➤ 1 rebanada de pan

➤ Alrededor de 1 taza de cereal frío

➤ ½ taza de cereal cocido, arroz o pasta

2. Verduras. Este grupo proporciona vitaminas, como A, C y ácido fólico, y minerales como hierro y magnesio. Las verduras son bajas en grasa y altas en fibra. Cuando planifique sus comidas, elija una amplia variedad de verduras. De esta forma se asegurará de recibir una variedad amplia de nutrientes. Las mujeres preocupadas por los pesticidas podrían considerar comprar verduras y frutas cultivadas sin sustancias químicas (orgánicas). Los pesticidas también pueden eliminarse de las frutas y verduras lavándolas con agua tibia y poco jabón y después enjuagándolas. Consuma una combinación de estos tipos de verduras:

➤ Verduras de hojas verde oscuro (espinaca, lechuga romana, brócoli)

➤ Verduras de color amarillo o anaranjado intenso (zanahorias, camotes o batata dulce)

➤ Verduras con almidón (papas, maíz, chícharos o guisantes)

➤ Legumbres (garbanzos y frijoles blancos, pintos y colorados)

Estas cantidades equivalen a una porción:

➤ 1 tasa de ensalada de hojas verdes

➤ ½ taza de otras verduras— cocidas o crudas

➤ ¾ taza de jugo de verduras

3. Frutas. Este grupo proporciona vitaminas A y C, potasio y fibra. Elija frutas frescas, jugos de fruta y frutas congeladas, enlatadas o secas. Consuma abundantes frutas cítricas, melones y bayas. Elija jugos de fruta en lugar de bebidas de fruta, que consisten principalmente en azúcar. Una porción equivale a:

➤ 1 manzana, plátano (guineo), naranja o pera mediana

➤ ½ taza de frutas en trozos, cocidas o enlatadas

➤ ¾ taza de jugo de fruta

➤ ¼ taza de pasas u otra fruta seca

4. Leche, yogur y queso. Los productos lácteos son la fuente principal de proteínas, calcio, fósforo y vitaminas. El calcio es un nutriente clave durante el embarazo y al amamantar. Si no le gusta el sabor de la leche, consuma productos lácteos como yogur, requesón o rebanadas de quesos. Elija opciones bajas en grasa, descremadas o parcialmente descremadas con la mayor frecuencia posible. Una porción consiste de:

➤ 1 taza de leche o yogur

➤ 1½ onzas de queso natural (tal como el cheddar)

➤ 2 onzas de queso procesado (tal como el americano)

5. Carne, aves, pescado, frijoles, huevos y nueces. Este grupo proporciona vitaminas B, proteínas,

hierro y zinc. El feto necesita una cantidad abundante de proteínas y hierro para crecer. Elija carnes magras y quite la grasa y la piel de las carnes antes de cocinarlas. Una porción consiste en:

➤ 2 a 3 onzas de carne magra, aves o pescado cocido

➤ 1 taza de frijoles secos cocidos

➤ 2 huevos

➤ 2½ onzas de hamburguesa de soya

➤ 2 cucharadas de mantequilla de cacahuate o maní (cuenta como 1 onza de carne)

➤ ⅓ taza de nueces (cuenta como 1 onza de carne)

6. Grasas, aceites y dulces. Estos alimentos están llenos de calorías y ofrecen pocas vitaminas o minerales. El consumo diario de calorías no debe estar compuesto de más de un 30% de grasa. Elija alimentos bajos en grasa tanto como pueda. Limite la mantequilla, margarina, aderezos de ensaladas y salsas. Reserve los alimentos altos en azúcar, como dulces, postres y refrescos para cuando desee una recompensa especial.

Cómo obtener los nutrientes que necesita

Todas las dietas deben incluir proteínas, carbohidratos, vitaminas, minerales y grasa. Estos componentes alimentan su cuerpo y ayudan al crecimiento del bebé. A menudo puede obtener cantidades suficientes de estos nutrientes si lleva una dieta sana, pero su médico podría sugerir que tome un suplemento o vitamina prenatal para garantizar que reciba la cantidad adecuada.

Para obtener la cantidad adecuada de nutrientes, necesita saber cuáles alimentos son buenas fuentes de estos nutrientes. Siga estos pasos para asegurarse de consumir una dieta sana:

Paso 1: Lea las etiquetas de las cajas, latas y botellas de alimentos (consulte el cuadro). Éstas le enseñarán mucho sobre lo que ingiere. Las etiquetas señalan las porciones, calorías, calorías de grasas y las cantidades de ciertos nutrientes.

También verá las palabras "Daily Value" (Valor diario) en la mayoría de las etiquetas. El valor diario es la cantidad de un nutriente que una persona promedio debe consumir todos los días. Tenga en cuenta, sin embargo, que las mujeres embarazadas a menudo necesitan más. La Tabla 6–1 ilustra el Aporte Dietético Recomendado (RDA, por sus siglas en inglés) para los nutrientes que son importantes durante el embarazo. Los valores diarios se derivan en parte del Aporte Dietético Recomendado.

Paso 2: Siga de cerca los nutrientes que consume. Los números señalados más abajo del valor diario son los niveles de nutrientes en una porción del producto. Por ejemplo, si el valor diario de grasa en una barra de granola es de un 10%, eso significa que la barra proporciona una décima parte de la cantidad de grasa que necesita ese día. Leer las etiquetas le ayudará a saber cómo aumentar el consumo de ciertos nutrientes y limitar el de otros.

Paso 3: No se preocupe de consumir el Aporte Dietético Recomendado de cada nutriente todos los días. Recuerde que la "D" de la sigla RDA representa dietético, no diario. Su cuerpo almacena nutrientes para usarlos más tarde. Simplemente trate de comer una variedad de alimentos y las porciones indicadas en la Guía Pirámide de Alimentos. Al hacerlo, proba-

blemente estará llevando una dieta sana y se asegurará de que el bebé reciba la cantidad adecuada de nutrientes. Hay ciertos nutrientes necesarios para crecer durante el embarazo (Tabla 6-2). Durante el embarazo, necesitará más de estos nutrientes:

➤ Calorías para nutrir al bebé en crecimiento

➤ Hierro y ácido fólico para ayudar a producir la sangre adicional que es necesaria en el embarazo

Cómo leer las etiquetas de alimentos

Calorías: La cantidad de energía que provee el alimento.

Grasa total: La cantidad de grasa en una porción.

Nutrientes: La lista de los nutrientes que contiene el producto. Los nutrientes que a menudo se señalan aquí son grasa total, colesterol, sodio, total de carbohidratos y proteínas.

Nutrition Facts

Serving Size 1 Package (46.8g)
Servings Per container 1

Amount Per Serving

Calories 180   Calories from Fat 18

	% Daily Value
Total Fat 2g	3%
Saturated Fat 0g	0%
Cholesterol 0mg	0%
Sodium 1100mg	46%
Total Carbohydrate 36g	12%
Dietary Fiber less than 1g	1%
Sugars 2g	
Protein 5g	

Vitamin A 0%	•	Vitamin C 0%
Calcium 0%	•	Iron 3%

*Percent Daily Values are based on a 2,000 calorie diet. Your daily values may be higher or lower depending on your calorie needs:

		Calorie 2,000	2,500
Total Fat	Less than	65g	80g
Sat. Fat	Less than	20g	25g
Cholesterol	Less than	300mg	300mg
Sodium	Less than	2,400mg	2,400mg
Total Carbohydrate		300g	375g
Dietary Fiber		25g	30g

Calories per gram:
Fat 9   •   Carbohydrate 4   •   Protein 4

Tamaño de la porción: La cantidad servida y consumida. Los números en la etiqueta se refieren a esta cantidad de comida.

Porcentaje de Valor Diario: El porcentaje de nutrientes que ese producto ofrece según el Aporte Dietético Recomendado. Está basado en una dieta de 2,000 calorías.

Todos los alimentos empaquetados deben tener etiquetas claras con la información de los nutrientes. Leer todas las etiquetas de los alimentos le asegurará tomar mejores decisiones. La etiqueta indicará la cantidad de gramos de grasa y cuántas calorías hay en cada porción.

Tabla 6–1. Aportes Dietéticos Recomendados para las mujeres

Nutriente (unidad)	Mujeres que no están embarazadas			Mujeres embarazadas	Mujeres que amamantan
	14 a 18 años	19 a 30 años	31 a 50 años	19 a 50 años	19 a 50 años
Proteínas (g)	46	46	46	71	71
Calcio (mg)	1,300	1,000	1,000	1,000	1,000
Fósforo (mg)	1,250	700	700	700	700
Magnesio (mg)	360	310	320	360	320
Hierro (mg)	15	18	18	27	9
Zinc (mg)	9	8	8	11	12
Yodo (µg)	150	150	150	220	290
Selenio (µg)	55	55	55	60	70
Vitamina A (µg)	700	700	700	770	1,300
Vitamina C (mg)	65	75	75	85	120
Vitamina D (µg)	5	5	5	5	5
Vitamina E (mg)	15	15	15	15	19
Vitamina K (µg)	75	90	90	90	90
Tiamina (mg)	1.1	1.1	1.1	1.4	1.4
Riboflavina (mg)	1.0	1.1	1.1	1.4	1.6
Niacina (mg)	14	14	14	18	17
Vitamina B_6 (mg)	1.2	1.3	1.3	1.9	2.0
Ácido fólico (µg)	400	400	400	600	500
Vitamina B_{12} (µg)	2.4	2.4	2.4	2.6	2.8

Adaptado de los informes del Consumo Dietético de Referencia (Dietary Reference Intakes, DRI). El Consumo Dietético de Referencia para el calcio, fósforo, magnesio, vitamina D y fluoruro (1997); Consumo Dietético de Referencia para la tiamina, riboflavina, niacina, Vitamina B6, folato, vitamina B12, ácido pantoténico, biotina, y colina (1998); Consumo Dietético de Referencia para la vitamina C, vitamina E, selenio y carotenoides (2000); y el Consumo Dietético de Referencia para la vitamina A, vitamina K, arsénico, boro, cromio, cobre, yodo, hierro, manganeso, molibdeno, níquel, silicio, vanadio y zinc (2001). Puede acceder a estos informes en www.nap.edu. Derechos de autor 2001 por Las Academias Nacionales (The National Academies). Todos los derechos reservados.

➤ Proteínas para producir sangre y promover el desarrollo de los tejidos y músculos del bebé

➤ Calcio para promover el crecimiento de los huesos y dientes del bebé.

Proteínas

Las proteínas dan nutrientes que el cuerpo necesita para crecer y reparar músculos y otros tejidos. Durante el embarazo, las proteínas también son los componentes básicos necesarios para formar las células del bebé.

Las mujeres embarazadas necesitan 60 gramos de proteína al día. La proteína se obtiene de los animales—carne, pescado, aves y productos lácteos. Estos alimentos de origen animal tienen abundantes proteínas:

➤ Carne de res, cerdo y pescado

➤ Pollo

➤ Leche baja en grasa

Los productos derivados de plantas, como los granos y las legumbres, también son buenas fuentes de proteínas. Para los vegetarianos estrictos, obtener una cantidad suficiente de proteína puede ser un reto. Si no come carnes, productos lácteos ni huevos, hable con su proveedor de atención médica para encontrar formas de obtener más proteínas. Él o ella podría sugerirle que acuda a un nutricionista o dietista para crear un plan alto en proteínas en su dieta vegetariana.

Carbohidratos

El azúcar de los alimentos, o carbohidratos, es la fuente principal de energía del cuerpo. Hay dos tipos de azúcares: azúcares simples y almidones.

Los azúcares simples dan un estímulo rápido de energía ya que están listos para que el cuerpo los use inmediatamente. Las azúcares simples se encuentran en el azúcar común, miel, almíbar, jugos de fruta, caramelos duros y muchos alimentos procesados.

Los almidones son una forma más compleja de azúcar. Ya que el cuerpo tarda más en procesarlos, los almidones dan energía más duradera que los azúcares simples. Los almidones se encuentran en pan, arroz, pasta, frutas y verduras con almidones, como las papas y el maíz.

Los alimentos con almidones también contienen fibra. El cuerpo no usa la fibra de la misma forma que usa los demás nutrientes. Aun así, no puede vivir sin fibra. La fibra ayuda a limpiar el sistema digestivo y evita el estreñimiento. También elimina el exceso de grasa y colesterol del cuerpo. Trate de consumir de 20 a 30 gramos (alrededor de 1 onza) de fibra todos los días. A continuación se señalan algunas buenas fuentes de fibras:

➤ Frutas (especialmente las frutas secas, bayas y naranjas y manzanas y peras con la cáscara)

➤ Verduras (como frijoles secos y chícharos o guisantes)

➤ Productos de granos integrales (como pan de trigo y arroz integrales)

Los carbohidratos deben componer más de la mitad de los alimentos que consume. Es importante tener un balance entre las frutas, verduras y granos. No todos los almidones ofrecen los mismos beneficios, por lo tanto, elija una variedad de alimentos de este grupo. Dado que tienen otros nutrientes, las frutas y verduras son mejores fuentes de carbohidratos que el pan y los granos.

Trate de limitar el consumo de azúcares simples. Estos azúcares tienen más calorías que nutrientes, y la energía que proveen se agota rápidamente. Comer una barra de chocolate puede hacerla sentir "por las nubes". Pero no ofrece ninguna nutrición y pronto se sentirá cansada otra vez. Los almidones

Tabla 6–2 Nutrientes clave en el embarazo

Nutriente	Fuente
Proteína	Carnes, pescado, huevos, frijoles, productos lácteos
Carbohidratos	Pan, cereales, arroz, papas, pasta
Grasa	Carnes, huevos, nueces, mantequilla de cacahuate (maní), margarina, aceites

Vitaminas

A	Verduras de hojas verde oscuro, verduras de color amarillo o anaranjado intenso (zanahorias, camote o batata dulce), leche, hígado
Tiamina (B_1)	Pan y cereales de granos integrales o enriquecidos, pescado, cerdo, aves, carnes magras, leche
Riboflavina (B_2)	Leche, pan y cereales de granos integrales o enriquecidos, hígado, verduras de hojas verde oscuro
B_6	Hígado de carne de res, cerdo, jamón, cereales integrales, plátanos (guineos)
B_{12}	Alimentos de origen animal, como hígado, leche, aves (las vegetarianas deben tomar un suplemento)
C	Frutas cítricas, fresas, brécol, tomates
D	Leche enriquecida, aceites de hígado de pescado, luz solar
E	Aceites de origen vegetal, cereales integrales, germen de trigo, verduras de hojas verde oscuro
Ácido fólico	Verduras de hojas verde oscuro, frutas y verduras de color amarillo o anaranjado intenso; hígado; legumbres y nueces; pan enriquecido, cereales, arroz y pastas
Niacina	Carnes, hígado, aves, pescado, cereales integrales o enriquecidos

Minerales

Calcio	Leche y productos lácteos, sardinas y salmón con espinas, berza, col rizada, hojas de mostaza, espinaca y nabo; jugo de naranja enriquecido
Yodo	Mariscos, sal yodada
Hierro	Carne roja magra, hígado, frijoles secos, pan y cereales de granos integrales o enriquecidos, jugo de ciruelas, espinaca, tofú
Magnesio	Legumbres, cereales integrales, leche, carne, verduras verdes
Fósforo	Leche y productos lácteos, carne, aves, pescado, cereales integrales, legumbres
Zinc	Carne, hígado, mariscos, leche, cereales integrales

tienen muchos nutrientes y fibras. También dan energía duradera.

Grasas

Muchas personas han llegado a pensar que la grasa es "mala". Consumir demasiada grasa no es bueno, pero el cuerpo la necesita para funcionar adecuadamente.

Las grasas permiten que el cuerpo use las vitaminas A, D, E y K, así como proteínas y carbohidratos. La grasa que el cuerpo no necesita inmediatamente, se almacena como tejido adiposo (o graso). Este tejido se convierte en energía cuando el cuerpo necesita más calorías que las que consume con los alimentos. Los depósitos de grasa desempeñarán una función durante la producción de leche materna para el recién nacido.

Debe tener en cuenta los distintos tipos de grasa en su dieta:

➤ Las grasas saturadas provienen principalmente de la carne y los productos lácteos. Tienden a solidificarse cuando están frías, como por ejemplo la mantequilla o manteca de cerdo. La manteca, el aceite de palma y el aceite de coco también son grasas saturadas.

➤ Las grasas trans son un tipo de grasa saturada. Las grasas trans se forman cuando los aceites líquidos se convierten en grasas sólidas, como en la manteca o la margarina en barras. Este proceso se hace para que los alimentos duren más y tengan mejor sabor. Las mantecas vegetales, algunas margarinas, las galletas de soda y las golosinas como las papitas en bolsas contienen grasas trans.

➤ Las grasas insaturadas tienden a ser líquidas y provienen principalmente de plantas y verduras. Los aceites de oliva, canola, cacahuate (maní), girasol y pescado son todos grasas insaturadas.

Consumir demasiadas grasas saturadas y grasas trans puede aumentar el nivel de colesterol y causar enfermedades cardíacas. Estas grasas deben componer menos de una tercera parte del consumo total de grasa en su dieta, o no más de un 10% de las calorías que necesita cada día. Los dos tercios restantes de la grasa en su dieta, o aproximadamente un 20% de sus calorías diarias, deben provenir de grasas insaturadas.

La grasa también es sumamente alta en calorías. Un gramo de grasa tiene más del doble de calorías que la misma cantidad de proteínas o carbohidratos.

La grasa se encuentra en muchos alimentos, desde carnes y productos horneados, a la crema no derivada de la leche que se usa en el café. Puede reducir la grasa en su dieta cambiando la forma en que prepara los alimentos:

➤ Ase en parrilla, hornee, hierva, o cocine al vapor su comida en lugar de freírla o saltearla.

➤ Elimine la grasa líquida de las sopas.

➤ Quite la grasa de todas las carnes.

➤ Quite la piel de las aves.

➤ Reduzca el consumo de mantequilla, margarina, crema, aceites y mayonesa.

➤ Elija grasas insaturadas en lugar de grasas saturadas o grasas trans tanto como pueda.

Agua

La mayoría de la gente no piensa en el agua como un nutriente. No obstante, no podemos vivir sin ella. El agua desempeña varias funciones en el cuerpo:

➤ Forma tejidos nuevos

➤ Permite que los nutrientes y productos de desecho circulen por el cuerpo y se eliminen

➤ Ayuda a la digestión

➤ Ayuda a formar el líquido amniótico alrededor del bebé

Aproximadamente tres cuartas partes del cuerpo se compone de agua. El agua se elimina a través del sudor, la orina e incluso al respirar. Para reemplazar la que ha perdido, beba agua durante el día, no espere a sentirse sedienta. Un consejo para aumentar el consumo de líquidos: mantenga una botella de agua en el escritorio, su bolso o cartera. Beba de ella con frecuencia. Otros líquidos, como el jugo de frutas y el té, pueden sustituir una porción del agua que necesita cada día.

Hierro

El hierro se usa para producir hemoglobina. Esta proteína en los glóbulos rojos transporta oxígeno a los órganos, tejidos y al bebé. Al igual que las demás células del cuerpo, los glóbulos rojos mueren y se reemplazan en un proceso constante. El hierro de los glóbulos rojos se usa para producir más hemoglobina.

Al quedar embarazada, es posible que no tenga suficiente hierro almacenado en el cuerpo para producir la sangre adicional que usted y su bebé necesitan, lo que causaría anemia. Las mujeres necesitan más hierro en sus dietas durante el embarazo para apoyar el crecimiento del bebé y producir más sangre. Es vital obtener una cantidad abundante de hierro durante el embarazo.

Consumir ciertos alimentos le proveerá hierro adicional. Las carnes magras de res y cerdo, las carnes de órganos, las frutas y los frijoles secos, los granos integrales y las hojas de color verde oscuro son altas en hierro.

La vitamina C ayuda a que el cuerpo absorba el hierro de los alimentos. Sin embargo, el calcio puede bloquear su absorción. Por ello, el hierro y el calcio no deben tomarse a la misma vez. Es buena idea tomar hierro por la mañana y calcio por la noche.

Hable con el médico para determinar si necesita obtener más hierro. Los suplementos con hierro o vitaminas prenatales con hierro aumentarán su consumo de este mineral. No obstante, tenga en cuenta que las píldoras con hierro causan estreñimiento, acumulación de gases abdominales y heces oscuras. Si toma un suplemento con hierro, manténgalo alejado de los niños (al igual que todos los medicamentos).

Ácido fólico

El ácido fólico se usa para producir la sangre adicional que el cuerpo necesita durante el embarazo. No consumir suficiente ácido fólico en la dieta antes de la concepción y durante las primeras semanas del embarazo aumenta el riesgo de que el bebé tenga defectos congénitos como **defectos del tubo neural** (anormalidades en la columna vertebral y el cráneo). La falta de ácido fólico también aumenta el riesgo de que el bebé presente otros defectos congénitos.

Las mujeres que pueden quedar embarazadas o que o que ya lo están deben consumir 0.4 mg de ácido fólico al día. El gobierno ha pedido a las compañías de alimentos que agreguen ácido fólico a ciertos productos para reducir el índice de defectos del tubo neural. Casi todos los panes, cereales, pasta, arroz y harinas tienen ácido fólico agregado. También está presente en algunos alimentos, como las verduras de hojas verde oscuro, las frutas cítricas y los frijoles. Puede que sea difícil obtener todo el ácido fólico que necesita de los alimentos solamente. Algunas mujeres, como las que están embarazadas con gemelos o tienen ciertos padecimientos médicos, pueden necesitar cantidades mayores de ácido fólico.

Si tiene un hijo con un defecto del tubo neural o ciertos otros defectos congénitos, usted tiene mayor necesidad de ácido fólico. Debe ingerir 4 mg diariamente, que sería 10 veces la cantidad recomendada a la mayoría de las mujeres. Esta cantidad incrementada de ácido fólico debe obtenerse por lo menos un mes antes de la concepción y durante las primeras 12 semanas de embarazo. La cantidad adicional de ácido fólico debe tomarse por separado y no como parte de una multivitamina. De lo contrario, recibiría una cantidad excesiva de otras vitaminas. Si ha tenido un hijo con un defecto del tubo neural, hable con el médico. Él o ella puede recetarle un suplemento con una dosis alta de ácido fólico.

Calcio

El calcio se usa para formar los huesos y dientes del bebé. Si no se obtiene una cantidad suficiente de este mineral de los alimentos, el bebé obtendrá el calcio que necesita de los huesos de la madre. Esto puede causar **osteoporosis** (huesos frágiles). También le puede causar perder dientes.

Las mujeres embarazadas deben ingerir 1,000 mg de calcio todos los días (1,300 para mujeres menores de 19 años). Beber aproximadamente 3 tasas de leche al día cumplirá con esta cuota si es mayor de 19 años. La leche y los demás productos lácteos, como el queso y el yogur, son las mejores fuentes de calcio. Estos alimentos también son fuentes adecuadas de calcio:

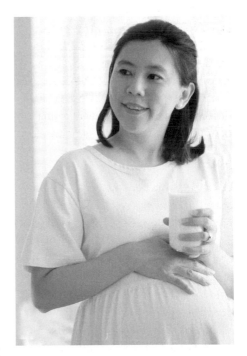

➤ Jugo de naranja enriquecido

➤ Nueces y semillas

➤ Sardinas

➤ Salmón con espinas

➤ Berza, col rizada, mostaza, espinaca y hojas de nabo

Si tiene *intolerancia a la lactosa* (dificultad para digerir productos lácteos), puede obtener calcio de otras formas, por ejemplo, con píldoras o gotas con una encima que ayuda a que el cuerpo descomponga el azúcar de la leche. Tomar un antiácido con calcio diariamente es otra forma sencilla de aumentar el consumo de calcio. Además, muchas tiendas disponen de leche y quesos bajos en lactosa. El hierro impide la absorción del calcio. Por lo tanto, no tome calcio junto con hierro.

Vitaminas prenatales

A excepción del hierro, el ácido fólico y posiblemente el calcio, una dieta con el

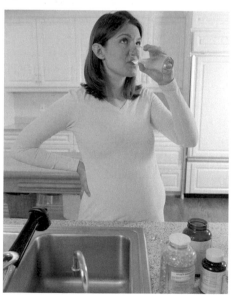

balance correcto debe suplir todos los nutrientes que necesita durante el embarazo. Es posible que tenga que tomar una multivitamina prenatal y un suplemento mineral para obtener suficientes nutrientes.

Tome las vitaminas prenatales sólo de la forma indicada. Las dosis altas de cualquier sustancia, incluso de las que son beneficiosas, pueden ser perjudiciales. No tome más del Aporte Dietético Recomendado de cualquier vitamina o mineral, especialmente de las vitaminas A y D, sin obtener la autorización del médico. Las dosis elevadas de vitamina A han se han vinculado con defectos congénitos graves. Su multivitamina prenatal no debe tener más de 5,000 UI de vitamina A. Si ya toma una multivitamina, dígaselo al médico.

Precauciones especiales sobre la nutrición

Para la mayoría de las mujeres, sólo basta con planificar cuidadosamente las comidas y tomar una vitamina prenatal diariamente para cumplir con todas sus necesidades alimenticias. Algunas madres futuras necesitan más nutrientes de los que proporciona una dieta normal. Si tiene alguna de esas afecciones, puede que necesite una dieta especial o suplementos.

Reservas bajas de nutrientes

El embarazo exige mucho del cuerpo. Tener más de un embarazo en un período corto puede agotar algunos de los nutrientes que su cuerpo necesita para alimentarlos a usted y a su bebé. El hierro y calcio, por ejemplo, son minerales que pueden estar en cantidades deficientes en una mujer que ha tenido más de un embarazo en poco tiempo.

Si ha estado embarazada más de dos veces en 2 años (incluidos los embarazos que terminaron en abortos provocados o espontáneos), es posible que no haya tenido la oportunidad de reponer los nutrientes que su cuerpo perdió. Sus reservas también pueden estar bajas si tuvo complicaciones en el embarazo, dio a luz a un bebé con bajo peso al nacer o si es muy delgada.

Antojos poco comunes

Las mujeres embarazadas a menudo se antojan de ciertos alimentos. La mayoría de las veces, el ceder a esos antojos no es perjudicial. Los antojos pueden causar problemas si come sólo ciertos tipos de alimentos por períodos prolongados. También puede que no sean muy saludables si satisface sólo sus antojos por un tipo de alimento, por ejemplo, e ignora el resto de su dieta.

Pica es el deseo intenso que sienten algunas mujeres de consumir productos que no son alimentos, como almidón para la ropa, barro o tiza. Si siente estos deseos, no ceda a ellos. Comer productos que no son alimentos puede ser perjudicial y no le permite obtener los nutrientes que necesita.

Aumento deficiente de peso

Más de siete millones de mujeres estadounidenses tienen trastornos de la alimentación, como *anorexia* o *bulimia*. Estos trastornos no permiten que el cuerpo de la mujer y el del bebé, obtenga los nutrientes importantes que necesita.

Con el embarazo surgen ciertos sentimientos asociados con la imagen del cuerpo en casi todas las mujeres. En una mujer embarazada con anorexia o bulimia, la ansiedad de la comida y el aumento de peso pueden hacer que empeore dicho trastorno. Los trastornos de la alimentación que están bajo control antes del embarazo pueden comenzar nuevamente durante el embarazo. El crecimiento del cuerpo de la mujer podría hacerla sentirse mal y hacer que se presenten nuevamente los problemas de la alimentación.

La terapia psicológica y ciertos medicamentos ayudan a controlar los aspectos emocionales de los trastornos de la alimentación. Si tiene un trastorno de la alimentación, busque ayuda por el bien de su bebé y el suyo.

Peso excesivo

La obesidad es un problema de salud importante en Estados Unidos. Las mujeres con sobrepeso u obesas pueden tener problemas durante el embarazo, como diabetes gestacional o tener un bebé demasiado grande (macrosomía). La obesidad también puede estar asociada a otros problemas de salud de la mujer, como la presión arterial alta. Un método para evaluar su peso es el "índice de masa corporal" (IMC), que compara su estatura y peso. Use la Tabla 6-3 para calcular su valor de IMC. Una mujer que no está embarazada con un índice de masa corporal (IMC) de más de 25 se considera sobrepeso, más de 30 se considera obesa. Si tiene sobrepeso o es obesa, el embarazo no es el momento para tratar de reducir

Tabla 6–3, Tabla del Índice de Masa Corporal

Para determinar su valor de IMC, busque su estatura en la columna de la izquierda de la tabla que sigue. Luego, siga los números a la derecha de esa columna hasta encontrar el peso que más se aproxime al suyo. Lea el número en la parte superior de la columna. Este número es su valor de IMC.

Estatura (pulgadas)	19	20	21	22	23	24	25	26	27	28	29	30	31	32
						Peso (libras)								
58	91	96	100	105	110	115	119	124	129	134	138	143	148	153
59	94	99	104	109	114	119	124	128	133	138	143	148	153	158
60	97	102	107	112	118	123	128	133	138	143	148	153	158	163
61	100	106	111	116	122	127	132	137	143	148	153	158	164	169
62	104	109	115	120	126	131	136	142	147	153	158	164	169	175
63	107	113	118	124	130	135	141	146	152	158	163	169	175	180
64	110	116	122	128	134	140	145	151	157	163	169	174	180	186
65	114	120	126	132	138	144	150	156	162	168	174	180	186	192
66	118	124	130	136	142	148	155	161	167	173	179	186	192	198
67	121	127	134	140	146	153	159	166	172	178	185	191	198	204
68	125	131	138	144	151	158	164	171	177	184	190	197	203	210
69	128	135	142	149	155	162	169	176	182	189	196	203	209	216
70	132	139	146	153	160	167	174	181	188	195	202	209	216	222
71	136	143	150	157	165	172	179	186	193	200	208	215	222	229
72	140	147	154	162	169	177	184	191	199	206	213	221	228	235
73	144	151	159	166	174	182	189	197	204	212	219	227	235	242
74	148	155	163	171	179	186	194	202	210	218	225	233	241	249

Adaptado de los Institutos Nacionales de la Salud y el Instituto Nacional del Corazón, los Pulmones y la Sangre. "Clinal Guidelines on the Identification, Evaluation, and Treatment of Overweight and Obesity in Adults". Washington, DC: Imprenta del Gobierno de Estados Unidos, 1998.

su peso. Las dietas populares que limitan ciertos grupos de alimentos pueden no ofrecer suficientes nutrientes durante el embarazo.

Algunas mujeres con obesidad grave se han sometido a una cirugía de desviación gástrica o grapado gástrico para bajar de peso. Si ya ha tenido uno de estos procedimientos, es posible que necesite recibir atención especial para garantizar que su cuerpo absorba una cantidad suficiente de nutrientes durante el embarazo.

Las mujeres con ciertos padecimientos

Aparte de los problemas de salud que causan, algunas enfermedades pueden causar problemas de nutrición también. Ciertos medicamentos que se usan para regular alguna enfermedad, pueden afectar adversamente la forma en que el cuerpo absorbe los alimentos. Ciertos padecimientos, como las enfermedades de los riñones, la diabetes y la fenilcetonuria (cuando la mujer carece de la encima necesaria para digerir ciertos alimentos), requieren dietas especiales. Las mujeres que tienen estos padecimientos pueden tener dificultad para consumir una dieta balanceada. El médico puede cambiar su medicamento, recomendar otra dieta o tomar otras medidas para ayudarla a obtener los nutrientes necesarios.

Precauciones en la dieta

Consumir ciertos productos conlleva ciertos riesgos para la salud durante el embarazo. El riesgo puede ser bajo para la población general, pero alto para el sistema sensible del bebé.

Comer pescado

El pescado y los crustáceos son una parte importante de una dieta sana y balanceada. Son buenas fuentes de proteínas de alta calidad y otros nutrientes. Las mujeres embarazadas no deben comer ciertos tipos de pescado porque tienen niveles altos de cierta clase de mercurio—mercurio metílico—que puede perjudicar el sistema nervioso del bebé.

No coma tiburón, pez espada, caballa gigante ni lofolátilo durante el embarazo. Estos peces grandes contienen niveles elevados de mercurio metílico. La albacora también es alta en mercurio por lo tanto debe elegir el atún blanco enlatado en trozos. Puede consumir otros tipos de pescado en cantidades limitadas. También puede consumir sin riesgo hasta 12 onzas a la semana (dos a tres comidas) de otros pescados o crustáceos disponibles a la venta. Varíe los tipos de pescado y crustáceos que come.

Consulte los informes de alerta sobre el pescado proveniente de ríos o riachuelos locales. Si no hay ninguna advertencia sobre ellos, es seguro comer hasta 6 onzas (una comida) a la semana de pescado de las aguas locales. Durante esa semana, no coma ningún otro tipo de pescado. Puede comer con seguridad una o dos porciones de salmón, sardinas, arenque o pescado azul al mes.

La listeriosis

La listeriosis es causada por una bacteria que se encuentra en ciertos alimentos. Los alimentos con mayor probabilidad de tener la bacteria son la leche sin pasteurizar, los quesos blandos preparados con leche sin pasteurizar, los perros calientes (salchichas), las carnes en conserva y los mariscos ahumados. La listeriosis causa síntomas semejantes a la gripe o influenza, como fiebre (calentura) y escalofríos. Sin embargo, es posible que no presente ningún síntoma.

Cuando una mujer embarazada está infectada, la enfermedad puede provocar aborto espontáneo o problemas graves en el bebé. Si hay alguna probabilidad de que el recién nacido esté infectado, se le realizarán pruebas y administrará tratamiento.

Para evitar la listeriosis, lávese las manos y limpie las superficies con agua caliente y jabón, vuelva a calentar las carnes en conserva, fiambres y otras carnes tipo fiambre, así como aves, hasta que estén sumamente calientes; no beba leche ni coma quesos blandos sin pasteurizar ni tampoco mariscos fríos ahumados.

Las calorías y el aumento de peso

Llevar una dieta sana y tener un aumento de peso saludable durante el embarazo es importante para su bienestar y el del bebé en crecimiento. Las distintas etapas del embarazo pueden presentar ciertos retos en lo que respecta a comer de forma saludable. En el primer trimestre, las náuseas podrían influir en sus hábitos alimenticios. Puede ser que tenga muchos deseos de comer ciertos alimentos o que no desee comer nada en absoluto. Puede que tenga acidez, indigestión o estreñimiento. O bien, es posible que no tenga ninguno de estos problemas. Todos los embarazos son distintos.

Por lo general, en el segundo trimestre, aumenta el apetito. Tenga en cuenta que "comer por dos" no significa comer el doble. La mayoría de las mujeres que no están embarazadas necesitan entre 1,800 y 2,200 calorías al día. Las mujeres embarazadas necesitan aproximadamente 300 calorías adicionales. Esas 300 calorías se obtienen rápidamente—un vaso de leche descremada y la mitad de un sándwich es todo lo que necesita.

Muchas mujeres se preguntan por qué aumentan alrededor de 30 libras cuando el bebé sólo pesa 7 u 8 libras. Su cuerpo usa la mayoría del peso adicional para nutrir al bebé (consulte el cuadro).

Una mujer que aumenta muy pocas libras probablemente tendrá un bebé

¿De dónde proviene el peso?

El recién nacido promedio pesa alrededor de 7 libras y media. No obstante, se les recomienda a algunas madres futuras aumentar de 25 a 35 libras cuando están embarazadas. ¿De dónde provienen las otras libras? A continuación se ilustra un desglose del aumento de peso para una mujer con peso normal que aumenta 30 libras durante el embarazo.

Bebé	7 libras y media
Líquido amniótico	2 libras
Placenta	1 libra y media
Útero	2 libras
Senos	2 libras
Líquidos del cuerpo	4 libras
Sangre	4 libras
Depósitos de grasa de la madre, proteína y otros nutrientes	7 libras

Tabla 6–4. Aumento de peso en el embarazo

Estado antes de quedar embarazada	Aumento de peso (libras)
Peso insuficiente (IMC inferior a 20)	28–40
Peso normal (IMC de 20 a 25)	25–35
Sobrepeso (IMC de 26 a 29)	15–25
Obesidad (IMC superior a 29)	15 o según la recomendación del médico

pequeño (menos de 5 libras y media). Estos bebés a menudo tienen problemas de salud después de nacer. Las mujeres que aumentan demasiado de peso también corren riesgo de tener problemas de salud. Estos problemas son, entre otros, la diabetes, la presión arterial alta y tener un bebé demasiado grande (consulte el Capítulo 14).

¿Cuántas libras debe aumentar? Eso depende de su peso antes de quedar embarazada. La Tabla 6–4 ofrece una guía general para el aumento de peso. Pregúntele al médico cuál es el aumento de peso adecuado para usted durante el embarazo.

Comer por dos

Es importante comer bien durante el embarazo. Si alimentarse bien es un viejo hábito para usted, siga haciéndolo. Si no lo es, tener un bebé es una magnífica razón para mejorar su dieta. En muchos casos, aun cambios pequeños pueden hacer una gran diferencia en su salud y la del bebé. Muchas mujeres a menudo continúan sus buenos hábitos de alimentación mucho tiempo después del nacimiento del bebé. Trate de llevar una dieta sana, balanceada y variada tan frecuentemente como pueda.

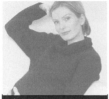

CAPÍTULO 7

Los cambios durante el embarazo

Durante el embarazo, el útero se agranda del tamaño del puño a un tamaño capaz de sostener a un bebé de 10 libras. De hecho, el útero se agranda a casi 60 veces su tamaño normal.

Las demás partes del cuerpo también están cambiando. Las hormonas del embarazo causan muchos de esos cambios. Estas hormonas nutren al feto y preparan el cuerpo para el parto y la lactancia. También pueden causar cambios físicos y emocionales. Comprender estos cambios, le permitirá prepararse y lidiar mejor con ellos.

Los cambios físicos

Dolor de espalda

El dolor de espalda es uno de los problemas más comunes entre las mujeres embarazadas, especialmente durante los últimos meses. El dolor de espalda durante el embarazo tiene muchas causas. Una causa de ellas es la tensión sobre los músculos de la espalda debido al peso adicional que lleva. Otra es la postura que asume a menudo la mujer durante el embarazo para contrarrestar el peso. Y otro motivo más es tener músculos abdominales (que sostienen la columna vertebral) estirados o débiles. Los ejercicios que estiran y fortalecen los músculos de la espalda pueden ayudar a aliviar el dolor.

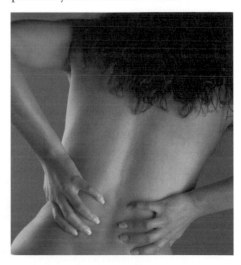

Una espalda saludable

Los siguientes ejercicios fortalecen y estiran los músculos de la espalda, el abdomen, las caderas y la parte superior del cuerpo. Estos músculos apoyan la espalda y las piernas y promueven una buena postura. Los ejercicios le ayudarán a aliviar el dolor de espalda y a prepararse para el trabajo de parto y el parto.

Inclinaciones de la parte superior del cuerpo

Este ejercicio fortalece los músculos de la espalda y el torso.

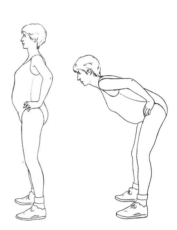

➤ Póngase de pie con las piernas separadas, doble ligeramente las rodillas y colóquese las manos sobre las caderas.

➤ Inclínese hacia adelante lentamente, manteniendo recta la parte superior de la espalda. Sentirá un leve estiramiento en la parte de atrás de los muslos.

➤ Repita el ejercicio 10 veces.

Movimientos diagonales

Este ejercicio fortalece los músculos de la espalda, las caderas y el abdomen. Si no ha estado haciendo ejercicios con regularidad, no haga éste en particular.

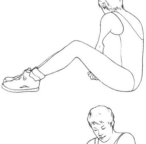

➤ Siéntese en el piso con las rodillas dobladas y los pies en el suelo. Las manos deben estar entrelazadas y frente a usted.

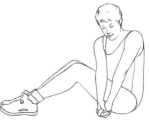

➤ Gire la parte superior del torso hacia la izquierda hasta que las manos toquen el piso.

➤ Haga el mismo movimiento hacia la derecha.

➤ Repita ambos movimientos cinco veces.

(continúa)

Una espalda saludable (continuación)

Inclinación hacia adelante

Este ejercicio estira y fortalece los músculos de la espalda.

➤ Siéntese cómodamente en una silla. Relaje los brazos.

➤ Inclínese hacia adelante lentamente de manera que los brazos cuelguen hacia el frente.

➤ Si se siente incómoda o siente alguna presión en el abdomen, no continúe inclinándose.

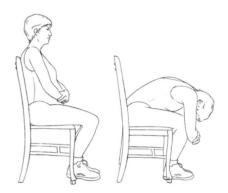

➤ Mantenga esta posición hasta contar a cinco. Vuelva a regresar a la posición original sin arquear la espalda.

➤ Repita el ejercicio cinco veces.

Torsión del tronco

Este ejercicio estira los músculos de la espalda, la columna vertebral y la parte superior del torso.

➤ Siéntese en el piso con las piernas cruzadas, con la mano izquierda sosteniendo el pie izquierdo y la mano derecha en el piso y a su lado para sostenerla.

➤ Gire lentamente la parte superior del torso hacia la derecha.

➤ Haga el mismo movimiento hacia la izquierda después de cambiar de manos (mano derecha sujetando el pie derecho y mano izquierda apoyándola).

➤ Repita el ejercicio a ambos lados 5 a 10 veces.

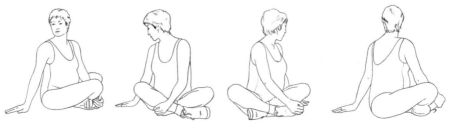

(continúa)

Una espalda saludable (continuación)

Estiramiento hacia atrás

Este ejercicio estira y fortalece los músculos de la espalda, la pelvis y las caderas.

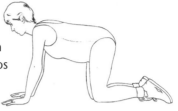

➤ Arrodíllese y apoye las manos en el piso, con las rodillas separadas de 8 a 10 pulgadas y los brazos rectos (las manos deben quedar debajo de los hombros).

➤ Con las piernas y las manos apoyadas en el piso, siéntese sobre los talones lentamente con la cabeza entre las rodillas y los brazos extendidos.

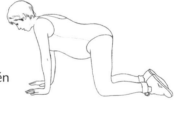

➤ Mantenga esta posición hasta contar a cinco. Regrese a la posición original lentamente.

➤ Repita el ejercicio cinco veces.

Levantar las piernas en posición de gateo

Este ejercicio fortalece los músculos de la espalda y el abdomen.

➤ Arrodíllese y coloque las manos en el piso de manera que el peso del cuerpo quede distribuido uniformemente y los brazos estén rectos (las manos deben quedar debajo de los hombros).

➤ Doble la rodilla izquierda y llévela hacia el codo.

➤ Extienda la pierna hacia atrás sin estirar completamente la rodilla.

➤ Extienda la pierna hacia adelante y hacia atrás.

➤ Haga este ejercicio sosteniendo cada posición hasta contar a cinco. Muévase lentamente. No haga movimientos bruscos con la pierna hacia adelante y hacia atrás ni arquee la espalda.

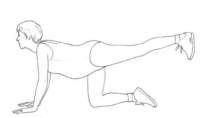

➤ Repita el ejercicio a ambos lados de 5 a 10 veces.

(continúa)

Una espalda saludable (continuación)

Movimientos del arco de la espalda (estirón de gato)

Este ejercicio estira y fortalece los músculos de la espalda, la cadera y el abdomen.

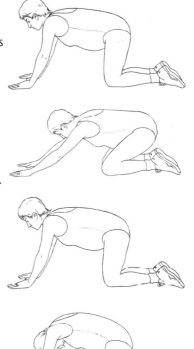

➤ Arrodíllese y apoye las manos en el piso de manera que el peso del cuerpo quede distribuido uniformemente y la espalda esté recta.

➤ Mézase hacia adelante y hacia atrás sosteniendo cada posición hasta contar a cinco.

➤ Regrese a la posición original y encorve la espalda tanto como pueda.

➤ Repita el ejercicio 5 a 10 veces.

Espalda contra la pared

Este ejercicio fortalece los músculos de la espalda y el torso y promueve una buena postura.

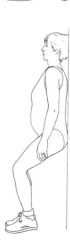

➤ Colóquese de pie con la espalda contra una pared y los pies separados de 10 a 12 pulgadas de distancia de la pared.

➤ Presione la parte inferior de la espalda contra la pared.

➤ Mantenga esta posición hasta contar a 10 y después regrese a la posición original.

➤ Repita el ejercicio 10 veces.

A continuación señalamos algunos consejos para aliviar el dolor de espalda:

➤ Lleve calzado de tacón bajo (pero no sin tacón) que apoye bien el arco del pie. Los tacones altos hacen que el cuerpo se incline hacia adelante y ponen tensión sobre los músculos inferiores de la espalda.

➤ Evite levantar objetos pesados. Levantar objetos pesados ejerce aun más tensión en la espalda.

➤ No se incline por la cintura para recoger algo. Si tiene que recoger algo, como una bolsa de comestibles o un niño pequeño, agáchese, doble las rodillas y mantenga recta la espalda.

➤ Descanse los pies. Si tiene que estar de pie por mucho tiempo, apoye un pie en un banquillo o caja para aliviar la tensión sobre la espalda.

➤ Siéntese en sillas con un buen respaldar que ofrezca apoyo o coloque una almohada pequeña detrás de la parte inferior de la espalda.

➤ Mantenga los objetos al alcance de la mano. Coloque los objetos que usa con frecuencia en un lugar donde los alcance con facilidad. De esta manera no tendrá que inclinarse ni estirarse para agarrarlos.

➤ Duerma en un colchón firme. Si su cama es muy blanda, pídale a alguien que coloque una tabla entre el colchón y el muelle de la cama para hacerla más firme.

➤ Duerma de costado en lugar de boca arriba. Colocar una almohada entre las piernas le dará más apoyo a la espalda.

➤ Compre una faja de sostén abdominal (a la venta en las tiendas y catálogos de maternidad). Parece una faja pero ayuda a quitar peso del vientre y de los músculos de la espalda. Además, algunos pantalones de maternidad vienen con bandas elásticas anchas que se colocan debajo de la curva del vientre para apoyar su peso.

➤ Use una almohadilla caliente a la temperatura más baja posible, bolsa de agua tibia o compresas frías para aliviar el dolor. Asegúrese de envolverlas en una toalla para evitar quemaduras.

Cambios en los senos

En las primeras semanas de embarazo, los senos comenzarán a prepararse para alimentar al bebé. Para muchas mujeres, la sensación de hormigueo, sensibilidad o senos hinchados son las primeras señales de que están embarazadas. De hecho, para la sexta semana de embarazo, los senos pueden crecer hasta necesitar un sostén (brassiere) con copa de un tamaño completo más grande. Son muchos los cambios que ocurren:

➤ La grasa se empieza a acumular en los senos, lo que hace que su sostén se sienta demasiado ajustado.

➤ Aumenta el flujo de sangre, lo que causa la presentación de venas azulosas justamente debajo de la piel.

➤ Aumenta la cantidad de glándulas mamarias a medida que el cuerpo se prepara para producir leche.

➤ Se oscurecen los pezones y *aréolas* (la piel rosada o de tonos morenos alrededor de los pezones).

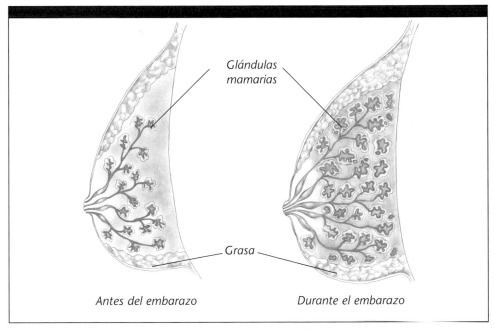

Glándulas mamarias

Grasa

Antes del embarazo   *Durante el embarazo*

Durante el embarazo, la capa adiposa (de grasa) de los senos se hace más gruesa y aumenta el número de glándulas mamarias. Al hacerlo, los senos se agrandan a un tamaño mayor que antes del embarazo.

➤ Los pezones comienzan a proyectarse más hacia afuera, y las aréolas crecerán en tamaño.

➤ Pequeñas glándulas (denominadas tubérculos de Montgomery) en la superficie de las aréolas sobresalen y forman pequeñas protuberancias. Estas glándulas producen una sustancia grasa que mantiene blandos y flexibles los pezones y las aréolas.

Los senos tal vez continúen creciendo en tamaño y peso durante los primeros 3 meses de embarazo. Si están muy sensibles, usar un sostén debidamente ajustado puede ayudar a aliviar las molestias.

El sostén de maternidad es una buena opción para las mujeres embarazadas.

Estos sostenes tienen tirantes anchos, la copa ofrece más cobertura para proteger los senos sensibles y tienen más ganchos para ajustar las bandas a medida que crece el bebé. También puede comprar un sostén especial para dormir que le apoye por la noche.

Los pezones de la mayoría de las mujeres sobresalen más cuando están embarazadas. Pero algunas mujeres tienen pezones lisos o incluso hundidos (***pezones invertidos***). En estas mujeres, al apretar el seno justamente detrás de los pezones, los pezones se mantienen lisos o proyectados hacia adentro en lugar de hacia afuera. Esta formación en los senos puede dificultar la lactancia del bebé.

Si tiene pezones lisos o invertidos y desea amamantar, puede tomar algunas medidas por anticipado para corregir el problema, como hacer ejercicios. Hable con su médico o consultora de lactancia (especialista en lactancia materna) sobre esto en las primeras semanas de embarazo. (Consulte el Capítulo 10 para obtener información más detallada sobre la lactancia materna).

Para finales del tercer trimestre, es posible que los senos comiencen a filtrar un líquido. Este líquido, denominado *calostro*, es normal—muestra que los senos se están preparando. El calostro nutre al recién nacido hasta que los senos comienzan a producir leche al cabo de unos días del parto. El calostro tiene abundantes grasas y calorías y contiene agua, proteínas, minerales y anticuerpos que protegen contra las enfermedades.

En las primeras semanas de embarazo, el calostro es denso y amarillo. A medida que se aproxima el parto, adquiere un color pálido, casi transparente. El calostro puede secretar por su cuenta o gotear al masajear los senos. También se puede secretar con el estímulo sexual.

No se preocupe si los senos no tienen secreciones durante el embarazo. Ello no ocurre en todas las mujeres y no quiere decir que no podrá amamantar más tarde.

Congestión y sangrado nasal

Durante el embarazo, aumentan los niveles de hormonas y el cuerpo produce más sangre. Ambos cambios causan que las membranas de las mucosas nasales se hinchen, sequen y sangren con facilidad. Por lo tanto, es posible que tenga congestión o goteo nasal. También puede tener sangrados nasales de vez en cuando. A continuación señalamos algunas formas para lidiar con este problema:

➤ Use gotas de solución salina para aliviar la congestión. (Nunca use otros tipos de gotas nasales, aerosoles nasales ni descongestionantes sin la autorización del médico).

➤ Beba muchos líquidos para ayudar a mantener humedecidos los pasajes nasales.

➤ Use un humidificador para humedecer el aire en su hogar.

➤ Aplique una pequeña cantidad de vaselina alrededor de los bordes de la nariz para mantener humedecida la piel de los orificios nasales.

Estreñimiento y gases

La mayoría de las mujeres embarazadas tienen estreñimiento en algún momento. Cuando esto sucede, los gases se acumulan en el vientre y causan hinchazón y dolor.

El estreñimiento ocurre cuando las evacuaciones son irregulares y las heces son firmes o duras y difíciles de eliminar. El estreñimiento (y los gases que se producen) puede ocurrir por muchos motivos. La hormona progesterona puede retrasar la digestión. Los suplementos con hierro pueden también empeorar el estreñimiento. Para finales del embarazo, el peso del útero presiona el recto lo que empeora el problema. Si está estreñida y tiene gases, estos consejos pueden ser útiles:

➤ Beba una cantidad abundante de líquidos. Le vendrá bien beber ocho vasos de líquidos al día. Beber jugo de ciruelas o de otras frutas también puede aliviar el estreñimiento.

➤ Consuma alimentos altos en fibra. Las frutas y verduras crudas, los frijoles, el pan integral y el cereal de salvado son buenas opciones.

➤ Ejercítese. Caminar u otro tipo de ejercicio que sea seguro todos los días ayuda al sistema digestivo.

➤ Pregúntele al médico si puede tomar un agente que aumente la masa intestinal. Estos productos absorben el agua y se expanden dentro del cuerpo. Al hacerlo, agregan humedad a las heces y permiten eliminarlas mejor. No tome laxantes durante el embarazo.

Calambres en las piernas

Durante las últimas semanas de embarazo, puede que sienta dolores agudos en las pantorrillas, especialmente por la noche. Aunque anteriormente se creía que estos calambres estaban vinculados a la cantidad de calcio o potasio en la dieta de la mujer, actualmente se sabe que eso no es cierto. No obstante, se desconoce la causa verdadera de los calambres en las piernas durante el embarazo.

Estirar las piernas antes de acostarse puede aliviar el dolor de los calambres. Evite apuntar los dedos de los pies al estirarse o hacer ejercicios. Si se despierta por la noche con un espasmo doloroso en los músculos de las pantorrillas, masajéelas con movimientos largos que se extiendan hacia abajo. Estire la pierna y flexione (doble) el pie mientras mantiene el talón hacia abajo y los dedos de los pies hacia arriba. No apunte los dedos de los pies. En lugar de ello, doble el pie entero.

Orinar con frecuencia

Muchas mujeres embarazadas tienen la necesidad de orinar a menudo. Hay varias razones para ello:

➤ Durante el embarazo, los riñones funcionan más arduamente que antes para eliminar los productos de desecho de su cuerpo. Por lo tanto, hay que ir muchas veces al baño.

➤ A medida que crece el útero, su tamaño ejerce presión sobre la vejiga. La vejiga puede estar prácticamente vacía, pero usted siente que está llena. A mediados del embarazo, parte de esta presión podría aliviarse cuando el útero ya no ejerza presión sobre la vejiga.

Signos de advertencia que indican una infección de las vías urinarias

Llame al médico si presenta alguno de estos síntomas de infección de las vías urinarias:

➤ Dolor al orinar

➤ Sensación de que tiene que orinar de inmediato

➤ Sangre en la orina

➤ Fiebre (calentura)

➤ Dolor de espalda

Los ejercicios de Kegel

Los ejercicios de Kegel fortalecen los músculos alrededor de las aberturas de la vagina, el ano y la uretra (el conducto que transporta la orina fuera del cuerpo). Si se hacen con suficiente frecuencia, los ejercicios de Kegel ayudarán a detener las pérdidas de orina. También pueden incluso reducir la probabilidad de que necesite una episiotomía (una incisión para ampliar la abertura de la canal vaginal) al dar a luz.

Los ejercicios de Kegel se hacen de la siguiente manera: contraiga y apriete los músculos que usa para detener el flujo de orina. Sostenga esta posición por 10 segundos y luego relájese. Repita este ejercicio 10 a 20 veces seguidas por lo menos tres veces al día. Puede hacer los ejercicios de Kegel en cualquier lugar— mientras habla por teléfono, lee o va en el auto, por ejemplo.

➤ En las últimas semanas de embarazo (más tarde en el segundo embarazo), el feto desciende hacia la pelvis. Cuando esto sucede, la cabeza del bebé desciende al útero y ejerce presión sobre el cuello uterino y la vejiga. Esto se denomina **liviandad**. Durante este período, puede que sus deseos de orinar ocurran aun con mayor frecuencia. La necesidad de orinar podría despertarla de noche también.

No es mucho lo que puede hacer para aliviar este problema, excepto reducir el consumo de café, té y las colas. Estas bebidas tienen cafeína y le estimulan a orinar más. No reduzca el consumo de líquidos. Beber menos líquidos para tratar de reducir los viajes al baño privará a su cuerpo de líquidos esenciales.

El peso del útero sobre la vejiga puede causar la pérdida de pequeñas cantidades de orina al estornudar o toser. Puede usar toallas sanitarias o productos de protección para la ropa interior. Hacer *ejercicios de Kegel* (consulte el cuadro) puede ayudar a mejorar el control de la vejiga.

Hemorroides

Las mujeres embarazadas que están estreñidas a menudo tienen hemorroides. Las hemorroides son **várices** que causan dolor y comezón (picazón) en el área del recto. Las causas principales de hemorroides son la sangre adicional en el área de la pelvis y la presión que el útero en crecimiento ejerce sobre las venas de la parte inferior del cuerpo.

El estreñimiento puede empeorar la hinchazón y comezón de las várices. Esto se debe a que el esfuerzo al evacuar atrapa más sangre en las venas. Hable con su médico sobre el uso de cremas y supositorios para aliviar este problema.

Aun si las hemorroides mejoran durante el embarazo, el esfuerzo realizado durante el parto puede hacer que broten nuevamente. Las hemorroides a menudo desaparecen completamente después del nacimiento del bebé. Mientras tanto, pruebe estos consejos para obtener un poco de alivio (o evitar que se presente el problema en primer lugar):

➤ Lleve una dieta alta en fibra y beba una cantidad abundante de líquidos.

➤ No aumente mucho de peso. Las libras adicionales pueden empeorar las hemorroides. Mantenga su peso dentro de los límites sugeridos por el médico.

➤ Manténgase en movimiento. Estar de pie o sentada por períodos prolongados ejerce presión sobre las venas del área pélvica. Levántese y camine un poco para cambiar el peso del útero sobre esas venas.

➤ Si tiene hemorroides, coloque en el área una compresa helada o almohadillas impregnadas en agua de hamamelis para aliviar el dolor y reducir la hinchazón. El farmacéutico puede ayudarle a encontrar un producto de hamamelis de venta sin receta.

➤ Sumerja el área en una tina (bañera) varias veces al día.

Dolores de cabeza

Los dolores de cabeza son comunes durante el embarazo. Las hormonas del embarazo son una de las causas. El hambre y la tensión también son factores. Además, algunas mujeres reducen el consumo de cafeína durante el embarazo. Al hacerlo, se pueden producir dolores de cabeza por abstinencia.

Para algunas mujeres, los dolores de cabeza durante el embarazo pueden ser sólo una molestia leve. Para otras, los dolores de cabeza muy intensos (denominados migrañas) pueden interponerse en sus vidas cotidianas.

Si tiene dolores de cabeza, pregúntele al médico qué tipo de medicamento para aliviar el dolor puede usar sin riesgo durante el embarazo. También puede colocar una toalla de mano fría en la frente, masajear suavemente las sienes o descansar en una habitación oscura y silenciosa.

Llame al médico si los dolores de cabeza son un problema constante. Llámelo también si el dolor de cabeza no se le alivia, causa visión borrosa o manchas frente a los ojos, o si provoca malestar estomacal.

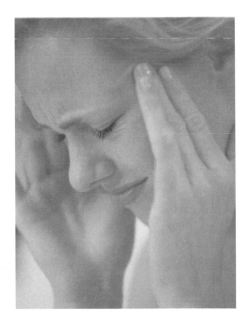

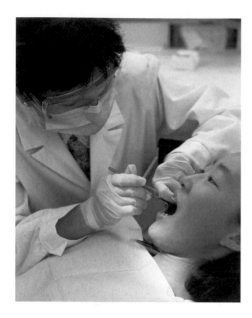

Cambios en la boca y los dientes

Las hormonas del embarazo pueden causar hinchazón y sangrado de las encías, pero por ello no debe dejar de cepillarse los dientes ni usar hilo dental. Cambiar a un cepillo de dientes de cerdas suaves puede ayudar a reducir la irritación.

También podría observar que la boca se le agua más durante el embarazo. Se desconoce por qué esto ocurre.

No cancele su visita dental regular debido a que está embarazada. Tener un examen dental durante las primeras semanas de embarazo le ayudará a garantizar que la boca se mantenga saludable. Posponer el trabajo dental puede causar problemas más tarde. Las mujeres embarazadas corren un riesgo mayor de tener caries dentales y enfermedades de las encías.

Cuando acuda al dentista, asegúrese de decirle que está embarazada. No se preocupe si necesita anestesia local o radiografías, pero pida un protector para la tiroides. No es arriesgado recibir anestesia ni tener radiografías siempre y cuando se hagan teniendo en cuenta la seguridad del bebé. Si el dentista tiene alguna inquietud, pídale que llame a su médico.

Acidez (agruras) e indigestión

A menudo se considera que las palabras "acidez" e "indigestión" tienen el mismo significado. Pero no es así. Indigestión es lo que sucede cuando un estómago lento toma horas para vaciarse. Las mujeres con indigestión se sienten muy llenas e infladas y producen gases.

La acidez es una sensación de ardor en la garganta y pecho. Es común entre las mujeres embarazadas. Tener acidez no quiere decir que el corazón tenga algún problema. Las hormonas del embarazo, que relajan el músculo de la válvula entre el estómago y el esófago (el conducto que va de la garganta al estómago), son la causa principal de la acidez. Cuando la válvula no cierra, los ácidos estomacales se pasan al esófago. El útero en crecimiento complica el problema ya que ejerce presión contra el estómago.

Siga estos consejos para ayudar a aliviar (o evitar) la indigestión y la acidez:

➤ Coma seis comidas pequeñas al día, en lugar de tres grandes.

➤ Coma despacio y mastique bien los alimentos.

➤ No beba mucho líquido con sus comidas. En lugar de ello, beba líquidos entre las comidas.

➤ Evite los alimentos fritos, grasosos y altos en grasa.

➤ Evite los alimentos que le causen malestar estomacal. Si tiene problemas de acidez, evite las bebidas con efervescencia, frutas o jugos cítricos y alimentos muy condimentados o grasosos.

➤ No coma ni beba nada unas horas antes de acostarse por la noche. Tampoco debe acostarse inmediatamente después de comer.

➤ Suba la cabecera de la cama. Coloque varias almohadas debajo de los hombros o coloque un par de libros o bloques de madera debajo de las patas de la cabecera de la cama.

➤ Pregúntele al médico sobre el uso de antiácidos u otros medicamentos.

Insomnio

Después de los primeros meses de embarazo, es posible que tenga dificultad para dormir por la noche. A medida que crece el abdomen, puede ser que sea difícil encontrar una posición cómoda. Estas sugerencias pueden ayudarle a obtener el descanso que necesita:

➤ Báñese con agua tibia en una regadera (ducha) o tina (bañera) antes de acostarse.

➤ Practique los consejos de relajación que aprendió en las clases de alumbramiento.

➤ Acuéstese de costado con una almohada debajo del abdomen y otra entre las piernas.

➤ Limite el descanso durante el día.

Dolor en la parte inferior del vientre

A medida que el útero se agranda, los ligamentos redondos (bandas de tejido que sostienen el útero en ambos lados) se extienden y estiran. Este estiramiento puede percibirse como un dolor sordo o agudo en un lado del vientre. Los dolores son más comunes entre las semanas 18 y 24 de embarazo.

Siga estos pasos para evitar y aliviar estos dolores:

➤ Evite cambiar rápidamente de posición.

➤ No gire la cintura bruscamente.

➤ Cuando sienta dolor, inclínese sobre el área del dolor para aliviarlo.

➤ Descanse o cambie de posición.

Si el dolor abdominal no se le quita o empeora, llame al médico. Puede ser la señal de algún problema.

Fatiga

La mayoría de las mujeres se sienten muy cansadas cuando están embarazadas, principalmente durante las primeras y últimas semanas de embarazo. Su cuerpo está trabajando arduamente para crear y apoyar la nueva vida. La progesterona, una de las hormonas del embarazo, también puede hacerle sentirse cansada.

No es mucho lo que puede hacer para la fatiga, aparte de descansar lo más que pueda. Hacer ejercicios y llevar una dieta sana también puede darle un impulso de energía.

Náuseas y vómitos

Las náuseas y los vómitos son comunes durante el embarazo, especialmente

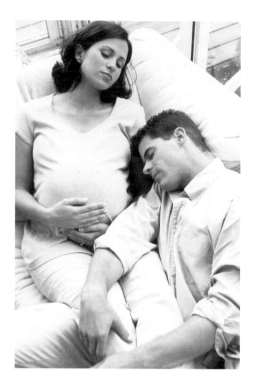

Lo síntomas de náuseas y los vómitos deben aliviarse aproximadamente para la semana 14 de embarazo. Mientras tenga estos síntomas, hay ciertas medidas que puede tomar para tratar de sentirse mejor:

➤ Tome un suplemento con vitamina B_6.

➤ Por la mañana, siéntese en el borde la cama por unos minutos y después levántese lentamente.

➤ Coma pan tostado o galletas saladas antes de levantarse de la cama.

➤ Salga mucho al aire fresco. Dé una caminata corta o duerma con una ventana abierta.

➤ Beba líquidos con frecuencia durante el día. Las bebidas frías dulces o con efervescencia pueden ayudar.

durante las primeras semanas. A menudo se les llama "náuseas matutinas", aunque pueden ocurrir a cualquier hora del día. Aunque nadie sabe con certeza lo que causa las náuseas y los vómitos, es posible que los niveles incrementados de hormonas durante el embarazo desempeñen alguna función.

Tal vez tenga que batallar contra las náuseas provocadas por ciertos olores de alimentos durante los primeros meses de embarazo. Puede que también tenga dificultad para mantener los alimentos en el estómago que acaba de ingerir. La mayoría de los casos leves de náuseas y vómitos no perjudican la salud del bebé. Tener náuseas matutinas no quiere decir que el bebé está enfermo.

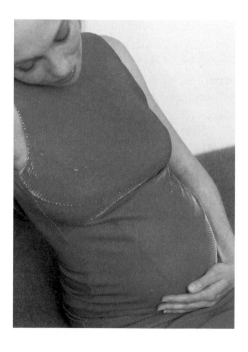

➤ Coma cinco o seis comidas pequeñas todos los días. Trate de no permitir que el estómago esté vacío, y siéntese con la espalda recta después de comer.

➤ Evite los olores que le perturban.

➤ Consuma alimentos bajos en grasa y fáciles de digerir. Una dieta rica en plátanos o guineos, arroz, puré de manzanas, pan tostado y té puede ser útil. Ésta ofrece nutrientes vitales para reponer los que ha perdido.

Las vitaminas prenatales y el hierro pueden causar náuseas a algunas mujeres. Tal vez pueda ser útil tomar una vitamina masticable para niños que contenga folato (ácido fólico) al final del día. La acupresión, el jengibre, las muñequeras contra los mareos o la hipnosis podrían ser útiles. Hable con el médico antes de tomar un medicamento o probar algún tratamiento.

Las náuseas matutinas pueden convertirse en un problema más grave si vomita gran cantidad de los alimentos y bebidas que consume y comienza a perder peso. Si los síntomas de náuseas y vómitos son muy intensos, llame al médico. Es posible que tenga un padecimiento denominado *hiperemesis gravídica*, que puede causar la pérdida de peso y fluidos corporales.

Si las náuseas y los vómitos son muy intensos, podría necesitar recibir tratamiento médico. Si tiene hiperemesis gravídica, es posible que necesite estar hospitalizada por un tiempo. En el hospital, le administrarán líquidos por vía intravenosa. También podría recibir tratamiento con medicamentos para combatir las náuseas. En la mayoría de los casos, no le permitirán consumir ningún tipo de alimento hasta que deje de vomitar. Puede encontrar alivio descansando en una habitación privada, con poca luz y en silencio. Este tipo de tratamiento en el hospital con frecuencia alivia los síntomas.

Entumecimiento y sensación de hormigueo

Algunas mujeres sienten dolor, entumecimiento u hormigueo en ciertas partes de sus cuerpos durante el embarazo. Los diversos cambios que suceden en el cuerpo pueden causar estas sensaciones.

A medida que crece el útero, ejerce presión sobre los nervios que conectan las piernas con la médula espinal. Al hacerlo, se podría producir dolor crónico de cadera o muslo (ciática).

Los nervios podrían también quedar presionados si las piernas se hinchan durante el embarazo (consulte "Hinchazón"). Esta presión puede causar una sensación de hormigueo o entumecimiento en las piernas y los dedos de los pies. La mayoría de las veces, estos síntomas son leves y desaparecen cuando nace el bebé.

Puede que sienta hormigueo en los brazos y las manos a consecuencia de la hinchazón. Por ejemplo, un padecimiento denominado *síndrome del túnel carpiano* se manifiesta comúnmente en las mujeres embarazadas. Este síndrome causa ardor y sensación de hormigueo en una o ambas manos. También puede entumecer los dedos. Puede que sea útil usar una tablilla especial para la muñeca para aliviar este padecimiento.

Otra causa de entumecimiento y hormigueo en algunas mujeres es la hiperventilación (respiración excesiva). Puede que sienta que le falta el aliento, ya sea por ansiedad o simplemente por el embarazo (consulte "Dificultad para respirar"). Esta falta de aliento la hace respirar más rápido y profundamente para obtener más aire. La hiperventilación puede causar sudor, mareos y producir palpitaciones fuertes. Si presenta estos síntomas, respire dentro de una bolsa de papel durante aproximadamente 1 minuto. De esta forma restablecerá el equilibrio de oxígeno y dióxido de carbono en el cuerpo.

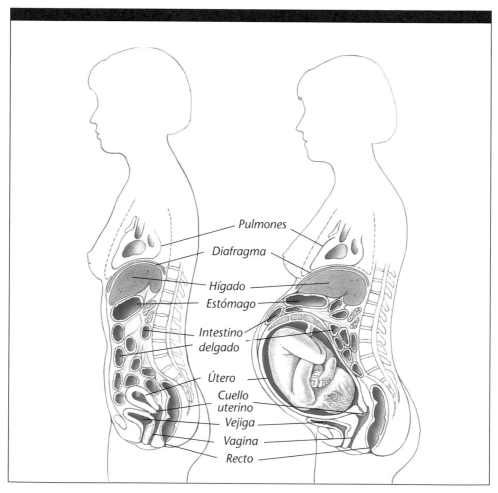

Pulmones
Diafragma
Hígado
Estómago
Intestino delgado
Útero
Cuello uterino
Vejiga
Vagina
Recto

A medida que crece el útero desde el comienzo (*izquierda*) hasta el final (*derecha*) del embarazo, ocupa más espacio en el abdomen. Al hacerlo, presiona los órganos digestivos y empuja el diafragma hacia arriba donde están los pulmones.

Dificultad para respirar

Durante las primeras semanas de embarazo, puede que tenga dificultad para respirar debido al aumento de progesterona en el cuerpo. Esta sensación podría dejar de presentarse una vez que se acostumbre a la progesterona.

Posteriormente en el embarazo, ocurre una nueva causa de dificultad para respirar. El útero comienza a ocupar más espacio en el abdomen. Cerca de las semanas 31 a la 34 de embarazo, el útero es tan grande que ejerce presión sobre el estómago y diafragma (un músculo plano y fuerte que ayuda en la respiración) y hacia arriba sobre los pulmones. Aunque tuviera dificultad para respirar, esto no quiere decir que su bebé no está recibiendo suficiente oxígeno. Los siguientes consejos pueden ayudarle a respirar mejor:

➤ Muévase más lentamente. Los movimientos más lentos no exigen mucho esfuerzo del corazón y los pulmones.

➤ Siéntese (o póngase de pie) con la espalda recta. Así los pulmones tendrán más espacio para expandirse.

➤ Duerma con la cabeza elevada. De esta forma los pulmones tendrán más espacio.

Cambios en la piel y el cabello

Durante el embarazo el cuerpo produce más melanina, el pigmento que da color a la piel y el cabello. El aumento de pigmentación es el motivo por el cual los pezones se oscurecen, por ejemplo. Pero los cambios son temporales y no causan daño alguno.

También puede notar otros cambios en el cabello y la piel:

➤ *Acné*. Algunas mujeres encuentran que tienen más granos en la cara durante el embarazo. Para dar tratamiento a los granos, lávese la cara varias veces al día con un producto limpiador suave. También puede probar una buena base para la cara a base de agua. Algunos productos para el acné no son seguros durante el embarazo. El Accutane (isotretinoína) causa defectos congénitos y por ello las mujeres embarazadas no deben usarlo. La tetracilina tampoco debe usarse. La tretinoína (Retin-A) y el peróxido de benzoílo (Benzamycin), que vienen en formas de gel o loción, son algunos de los tratamientos con receta médica que pueden usarse sin riesgo durante el embarazo.

➤ *Cloasma*. Esta "máscara del embarazo" produce marcas con tonos morenos alrededor de los ojos y en la nariz y las mejillas de algunas mujeres. El aumento en la pigmentación por la melanina que produce el cuerpo es responsable de este cambio. Pasar tiempo afuera en el sol puede empeorar el cloasma. Protéjase de la luz solar. Use un sombrero de ala ancha y bloqueador solar. Limite el tiempo bajo el sol, especialmente entre las 10 de la mañana y las 2 de la tarde. Estas marcas perderán su color después del parto, cuando los niveles de hormonas se restablecen a un nivel normal. Mientras tanto, puede usar maquillaje para cubrir el cloasma.

➤ *Línea negra*. En muchas mujeres, la pigmentación adicional que se produce en el embarazo causa que se oscurezca la línea de color pálido que desciende del ombligo al vello púbico. La línea siempre ha estado presente, pero antes del embarazo tenía el mismo color de la piel adyacente. Esta línea perderá su color después del parto.

➤ *Palmas de las manos enrojecidas y venas de araña*. Posiblemente tenga las palmas de las manos rojas y con comezón (picazón) y también venas rojas diminutas que aparecen debajo de la piel del rostro o las piernas. Nuevamente, el enrojecimiento desaparecerá después del parto.

➤ *Pólipos cutáneos*. Los pólipos cutáneos son pequeñas proyecciones de piel que pueden aparecer en los senos, el cuello o las axilas durante el embarazo. Los pólipos cutáneos no desaparecen después de que nace el bebé, pero pueden extraerse fácilmente.

➤ *Estrías en la piel*. A medida que crecen el vientre y los senos, se vuelven estriados con líneas rojas. Estas estrías se producen cuando la piel se estira rápidamente para sostener al feto en crecimiento. No desperdicie su dinero en ninguna crema o loción "milagrosa" para evitar la formación de estrías. Es poco lo que puede hacer para que éstas no aparezcan o desaparezcan. Una vez que haya nacido el bebé, las estrías rojas perderán el color gradualmente. Algunas estrías podrían permanecer en la piel.

➤ *Cabello más espeso*. El espesor de su cabello podría aumentar, y podría tener vello nuevo en lugares donde nunca había tenido, por lo general en el rostro, los brazos o a veces en el vientre. Es

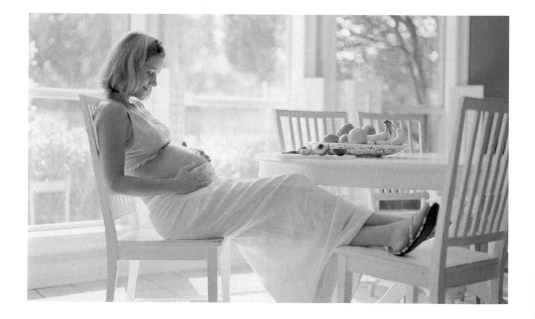

muy probable que el espesor del cabello disminuya después de que nazca el bebé. Su cabello debe regresar a su estado normal en 3 a 6 meses.

Hinchazón

Es normal tener algo de hinchazón (denominada **edema**) en las manos, el rostro, las piernas, los tobillos y los pies durante el embarazo. El líquido adicional en el cuerpo causa esta hinchazón la cual tiende a empeorar en las últimas semanas de embarazo y durante el verano.

Para obtener alivio, eleve los pies a menudo y duerma con las piernas elevadas sobre almohadas. De esta forma evita que el líquido se acumule en la parte inferior del cuerpo. Además, sumergirse de pie en una piscina por 30 minutos al día de manera que el nivel del agua le llegue al cuello puede reducir la hinchazón en las piernas. No tome píldoras para eliminar los líquidos ni ningún otro medicamento para reducir la hinchazón sin la autorización de su médico.

Dígale al médico si se encuentra muy hinchada o si presenta hinchazón repentina en el rostro o en las manos (consejo: sus anillos no deben quedar demasiado ajustados). Esto puede ser una señal de un problema, como presión arterial alta.

Secreciones vaginales

Las secreciones vaginales a menudo aumentan durante el embarazo. Las secreciones pegajosas, transparentes o blancas son normales y no deben preocuparle. Infórmele al médico si la secreción tiene sangre, es aguada, huele mal o ha cambiado de su estado normal. Además, dígale al médico si siente dolor, inflamación o comezón (picazón) en el área de la vagina. Nunca use productos para el lavado vaginal mientras esté embarazada.

Várices

El peso que ejerce el útero sobre una vena principal puede reducir el flujo sanguíneo hacia la parte inferior del cuerpo. Por consiguiente, se pueden producir protuberancias de color azul que causan dolor y comezón (picazón) denominadas várices. Estas venas también aparecen cerca de la vagina y el recto (consulte "Hemorroides"). En la mayoría de los casos, las várices no son ningún problema.

Su probabilidad de tener várices será mayor si alguien en su familia las ha tenido. No es posible evitar la formación de várices. Sin embargo, puede tomar estas medidas para ayudar a reducir la hinchazón y el dolor y evitar que las várices empeoren:

➤ Si debe estar sentada o de pie por períodos prolongados, asegúrese de moverse de vez en cuando.

➤ No se siente con las piernas cruzadas.

➤ Eleve las piernas, ya sea en su escritorio, sofá, silla o banquillo, tan a menudo como pueda.

➤ Ejercítese—camine, nade o corra en bicicleta estacionaria.

➤ Use medias que le apoyen las piernas.

➤ No use medias ni calcetines con bandas elásticas que le aprieten las piernas.

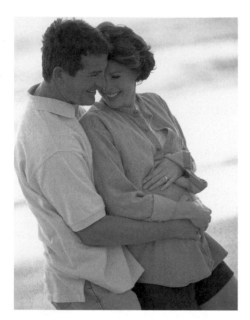

Cambios emocionales

Si bien su cuerpo está atravesando por cambios drásticos en estos momentos, también lo hacen sus emociones. No se culpe si se siente triste o cambia su estado de ánimo. Las emociones que siente— buenas o malas—son normales. Pídales apoyo a sus seres queridos y sea paciente. Descanse y relájese tanto como pueda. Tanto su estado emocional como físico se sentirá mejor si lo hace.

Sentimientos y preocupaciones

Las mujeres embarazadas y sus parejas a menudo sienten temor por el embarazo, trabajo de parto y el parto, el efecto que tendrá el niño en sus vidas y si serán buenos padres. Algunas personas tienen sueños extraños o atemorizantes durante el embarazo. Esto es normal.

La mayoría de las veces, esto no es motivo de preocupación. Aun así, hay medidas que puede tomar para tranquilizarse. A continuación se señalan algunos temores comunes y qué puede hacer para contrarrestarlos:

➤ *"Me preocupa que el bebé tenga algo malo"*. Tenga en cuenta que la mayoría de los bebés nacen saludables. Calme sus temores haciendo todo lo que esté en sus manos para garantizar que su bebé esté sano: aliméntese bien, haga ejercicios, evite comportamientos arriesgados y reciba atención prenatal desde el comienzo y periódicamente. Si fuma, deje de fumar.

➤ *"Nunca he dado a luz. Le temo al dolor y que no pueda aguantarlo".* Infórmese de lo que debe esperar durante el trabajo de parto y el parto. Tome una clase de educación del parto para aprender métodos de relajación, formas para aliviar el dolor del trabajo de parto y las opciones que tiene a su disposición para aliviar el dolor. Por ejemplo, si tiene en mente usar el método de parto sin alivio del dolor, recuerde que usted no "fracasará" si decide que necesita algún alivio. Los medicamentos con frecuencia ayudan a la mujer a relajarse lo suficiente para ayudar el proceso del trabajo de parto.

➤ *"Me preocupa que olvidaré las técnicas para controlar el dolor que aprendí en las clases"*. La práctica hace al maestro. Practique los métodos que le enseñaron en las clases de educación del parto hasta que sean algo natural para usted. Tenga en cuenta también que su equipo de atención médica estará presente para apoyarla.

➤ *"Tengo el presentimiento de que algo malo va a suceder en la sala de partos".* Recuerde que tener un bebé es un proceso natural. Aun si el parto no se realiza como se prevé, es probable que usted y su bebé estarán bien.

➤ *"No sé cómo cuidar a un bebé".* Alimentar, bañar, cambiar los pañales y vestir a un bebé son tareas fáciles de aprender. Puede que se sienta mejor preparada si toma una clase de atención de recién nacidos antes de la fecha probable del parto. Muchos hospitales ofrecen estos cursos de 1 ó 2 días. Además, lea sobre la atención de los bebés antes de que nazca su bebé. Para obtener algunas ideas, pase tiempo con una amiga o miembro de la familia que haya tenido recientemente un bebé. Después de que nazca el bebé, pida a las enfermeras del hospital que la ayuden con las tareas básicas del cuidado del bebé antes de que la den de alta. Una vez que esté en su hogar, pida consejos a su familia y amistades. Hay varios libros buenos en las bibliotecas y librerías que ofrecen consejos sobre cómo atender a un niño recién nacido. Hable con su médico o el médico del bebé para que le sugiera un libro.

➤ *"Mi vida nunca será como antes".* Eso es cierto—pero no tiene que ser algo negativo. Tener un bebé significa que ocurrirán cambios importantes. Sus relaciones cambiarán. Pasar tiempo con amistades o a solas con su pareja será más difícil. Sus intereses podrían cambiar. Tener un bebé no significa

que necesita renunciar a todo lo que disfruta hacer. Usted puede hacer todavía muchas de las mismas cosas que antes hacía. Sólo tiene que modificarlas para incluir a su bebé. Tenga en cuenta también que se abrirán las puertas de un mundo totalmente nuevo—con gente nueva, lugares nuevos y nuevas cosas por hacer.

La imagen del cuerpo

Muchos de los sentimientos sobre el cuerpo embarazado son normales. Su cuerpo en crecimiento es la señal de la nueva vida que se desarrolla dentro de usted. Pero siempre habrá días en que se sienta gorda y se pregunte si su cuerpo regresará al estado de antes.

Llevar una dieta sana y hacer ejercicios le ayudará a echar a un lado estos sentimientos. Las rutinas de ejercicios regulares le ayudarán a sentirse mejor sobre su aspecto físico. Alimentarse bien y mantener un peso saludable constituyen una parte importante de su salud. Si está en buen estado físico y no aumenta más del peso sugerido durante el embarazo, se le hará más fácil bajar de peso después del embarazo.

Otros embarazos

Las mujeres que están embarazadas por segunda vez (o por tercera o cuarta vez) saben lo que se debe esperar durante el transcurso del embarazo, el trabajo de parto y el parto. Aun así, este embarazo podría no ser igual al anterior.

Tenga en cuenta también que de la misma manera que todos los embarazos son distintos, también lo son los bebés. Este hijo podría no parecerse en nada al primero. Los trucos y consejos que funcionaron la primera vez puede que no funcionen con este bebé.

Diferencias físicas

Es posible que no haya padecido de náuseas durante el primer embarazo. Tal vez sea diferente ahora. Puede que haya estado activa justamente hasta el final, pero esta vez se sienta cansada todo el tiempo. No hay forma de saber de antemano cómo será el segundo (o el próximo) embarazo.

Algo que casi siempre ocurre con los embarazos posteriores es que se sentirá más cansada que con el primero. Hay varias razones que explican este hecho. Usted es mayor ahora que cuando tuvo su primer embarazo. Tal vez nunca tuvo la oportunidad de volver al estado físico que tenía antes de dar a luz. Además, tiene un hijo que necesita su atención.

También mostrará señales de estar embarazada más temprano esta vez. De hecho, es posible que necesite usar ropa de maternidad antes del cuarto mes de embarazo. Esto se debe a que los músculos abdominales se estiraron con el embarazo anterior. Es posible que no hayan vuelto a recuperar la fortaleza que tenían. Por consiguiente, estos músculos no sostendrán hacia adentro y hacia arriba el útero en crecimiento tan bien como lo hicieron durante el primer embarazo.

Es probable que sienta los movimientos de este bebé antes que con el primero. Realmente el feto no se mueve antes, sino que usted está más percatada esta vez. También puede que esta vez note las **contracciones de Braxton Hicks** antes que la primera vez. Estas contracciones de "práctica" pueden aparecer durante el segundo trimestre en lugar del tercero, por ejemplo.

Es posible que las mujeres que han amamantado a un bebé anteriormente no noten los cambios en los senos que las madres primerizas observan. Esto se debe a que gran parte del trabajo necesario para prepararse para la lactancia materna ya ocurrió. También es posible que los senos que han amamantado anteriormente también comiencen a secretar líquidos antes en el embarazo. Es posible que los senos no estén tan sensibles ni crezcan tanto como la primera vez.

Sin embargo, algunas mujeres encuentran que los senos crecen aún más y descienden más en el segundo embarazo. El motivo de esto es que el tejido que apoya los senos se ha estirado debido al crecimiento y el proceso de lactancia anteriores.

Su primer bebé probablemente descendió a la pelvis varias semanas antes de dar a luz. Esta vez, sin embargo, la liviandad puede que no ocurra hasta el día del parto. Se desconoce por qué esto sucede.

Aunque las mujeres embarazadas por segunda vez saben más o menos qué paso es el siguiente, todavía es vital que presten atención a las señales de sus cuerpos. Si hay algo que no parece estar bien, hable con el médico.

Sus otros hijos

Los niños pueden tener reacciones muy distintas a su embarazo y al nuevo bebé en la familia. Los niños pequeños pueden tener muchas preguntas sobre de dónde vienen los bebés, o es posible que no deseen decir nada sobre el bebé. Algunos niños se sienten entusiasmados de ser el hermano o hermana mayor. Otros resienten perder su papel central al nuevo bebé. Un adolescente, ocupado con su propia vida, puede que muestre poco interés en el bebé. También puede que se sienta avergonzado de su embarazo.

¿Cuándo debe darles la noticia? Eso depende de su hijo. Dígaselo a sus hijos de edad escolar antes de decírselo a alguien fuera de la familia. Si no lo hace, podrían resentir ser los últimos en saberlo. Con los niños pequeños, es buena idea esperar hasta que pregunten sobre los cambios en su cuerpo. La idea de un bebé que crece dentro de usted puede que sea muy difícil de entender para un niño antes de que vean el vientre expandido.

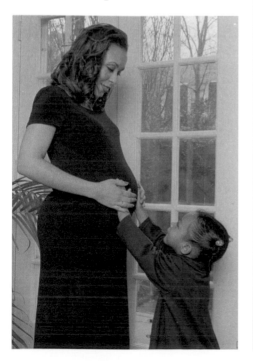

No importa cómo reaccionen sus hijos ante la noticia del bebé, asegúrese de recordarles que usted los quiere y que siempre estará presente en sus vidas. Además, asegúreles a sus hijos que dar a luz al bebé no le causará daño a usted. Dígales que aunque estará en el hospital no quiere decir que esté enferma.

Para evitar que los niños se sientan ignorados, invítelos a participar en su embarazo tanto como pueda. Pídales a sus hijos que le ayuden a prepararse para el nacimiento del bebé. Llévelos de compras y déjelos que escojan las cosas del nuevo hermano o la nueva hermana. Permítales ayudarla a seleccionar las prendas de segunda mano para el bebé. Déjelos que voten por el nombre que más les agrada. La relación entre los hermanos es una de las más largas e importantes de la vida. Aquí hay unos consejos para promover este vínculo desde el comienzo:

➤ Dígale al niño la función que puede desempeñar para guiar y enseñar al nuevo bebé.

➤ Lean libros juntos sobre el embarazo, alumbramiento, los bebés y los hermanos y hermanas mayores.

➤ Si se ofrecen clases de "preparación para hermanos" en su localidad, inscriba al niño en una de ellas.

➤ Deje que el niño sienta al bebé moverse.

➤ Lleve a su niño a las visitas prenatales y déjelo que oiga el latido del corazón del bebé.

➤ Lleve al niño en una excursión por el hospital donde dará a luz.

➤ Muéstrele al niño retratos y vídeos de cuando él o ella era recién nacido. Use los retratos en los que usted y su pareja aparecen cuidando de él o ella para hablar sobre el tipo de atención que el nuevo bebé necesitará.

➤ Prepare el lugar donde dormirá el bebé con mucha anticipación. De esta manera, su hijo no se sentirá desplazado si tiene que compartir su habitación con el bebé o ceder su cuna.

Algunas familias incluso invitan a sus hijos a estar presentes en la sala de partos para que vean el nacimiento de un hermano. Sólo usted puede determinar si esta opción es adecuada para su hijo—o para usted. Si desea que el nacimiento del niño sea un acontecimiento familiar, hable con el médico primero. Además, pregunte cuál es la política del hospital sobre los hermanos durante el nacimiento. Gestione para que un adulto cuide de su hijo durante el parto. Aunque el niño no esté con usted durante el nacimiento, no hay razón para que no se reúna con su nuevo hermano al poco tiempo del nacimiento.

Una mirada hacia el futuro

Su embarazo está por concluir y su bebé está por nacer. Con la fecha del parto cerca, los cambios diarios del embarazo pronto pronto serán apenas un recuerdo.

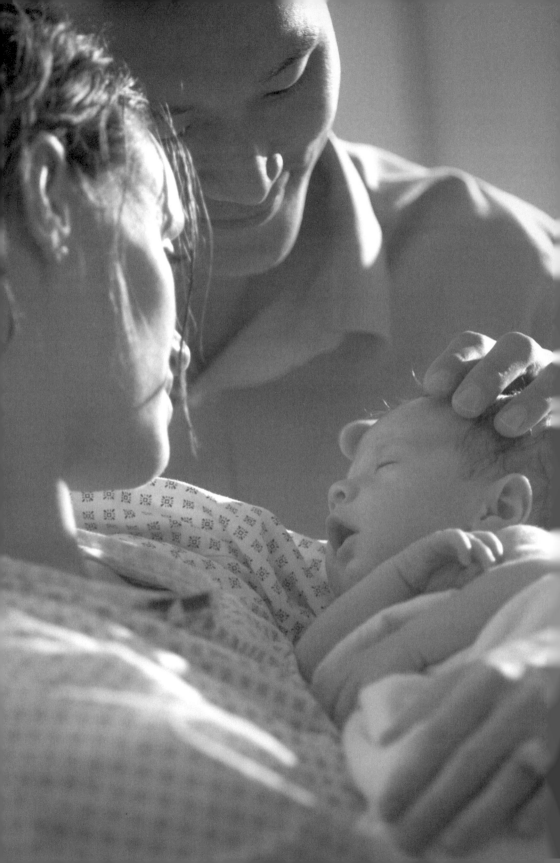

EL TRABAJO DE PARTO, EL PARTO Y EL POSPARTO

Durante las últimas 40 semanas, su cuerpo ha ido cambiando a medida que crece el bebé. Ahora, en la etapa final del embarazo, espera ilusionada conocer a su nuevo bebé.

No obstante, tal vez se sienta nerviosa al mirar hacia el futuro y se pregunte cómo será su vida después del nacimiento del bebé. También podría sentirse ansiosa sobre el trabajo de parto y el parto. Seguramente éste sea el caso si nunca antes ha dado a luz.

La mejor forma de enfrentar el trabajo de parto, el parto y el período de posparto es estar informada. Saber qué debe esperar y estar preparada para la experiencia le ayudará a derivar la mayor satisfacción del nacimiento del bebé y de convertirse en una nueva madre.

CAPÍTULO 8

El trabajo de parto

Su cuerpo ha experimentado cambios muy grandes durante las últimas 40 semanas. Continuará experimentando más cambios a medida que se acerca el parto. A veces es difícil determinar si el trabajo de parto está comenzando o simplemente se trata de una falsa alarma. Podría haber momentos en los que se pregunte, "¿Será éste el momento?"

No se preocupe. Cuando el trabajo de parto comience, usted lo sabrá. Muchas mujeres piensan que ya iniciaron el trabajo de parto cuando aún no es así. Sin embargo, son muy pocas las mujeres que creen que no ha comenzado el trabajo de parto cuando en realidad sí ha comenzado.

Una vez que el trabajo de parto comience realmente, los demás procesos ocurrirán más rápidamente. Las membranas se romperán (rompimiento de fuente), sus contracciones serán más seguidas y más frecuentes y el bebé nacerá en unas horas. Mientras más conocimientos tenga de antemano sobre lo que debe esperar durante el trabajo de parto, mejor preparada estará para el momento más feliz.

Consideraciones al preparase

El trabajo de parto procederá mejor si planifica con antelación. Practique los ejercicios de las clases de parto, como respiración, relajación, estiramiento o meditación. Prepare una lista de números telefónicos de las personas a quienes usted y su pareja llamarán después de que nazca el bebé. Mientras más detalles gestione por anticipado, más relajada estará cuando el trabajo de parto comience.

La planificación del viaje al hospital

Para el viaje al hospital, planifique la ruta que tomará para determinar el tiempo que le tomará. Trace en un mapa una ruta de contingencia que puede ser útil si hay alguna demora. Estudie las siguientes consideraciones con tiempo para asegurarse de que el viaje al hospital se realice sin inconvenientes:

➤ *Transporte.* ¿Quién la llevará allí? ¿Es confiable su automóvil? (Asegúrese de mantener lleno el tanque de gasolina). ¿Puede alguien llevarla? ¿Hay alguien que pueda llevarla a cualquier hora del día o de la noche? ¿Cómo puede comunicarse con su pareja a distintas horas del día?

➤ *Distancia.* ¿Cuánto tiempo toma conducir al hospital? Haga un viaje de práctica para determinar el tiempo que toma llegar desde su hogar o lugar de empleo.

Preparativos para el parto

Para prepararse para el nacimiento del bebé, asegúrese de tener las respuestas a las siguientes preguntas mucho antes del día del parto:

➤ ¿A qué número debo llamar si tengo una emergencia durante el embarazo?

➤ ¿Qué beneficios de maternidad ofrece mi empleo?

➤ ¿He llenado todos los documentos necesarios para que comience mi ausencia autorizada por maternidad y para recibir sueldo por discapacidad?

➤ ¿Necesito inscribirme en el hospital antes de dirigirme al área de partos? Si es así, ¿ya lo hice?

➤ ¿Hay algo en especial que debo—o no debo—hacer si creo que el trabajo de parto ha comenzado?

➤ ¿Cuándo debo llamar al consultorio del médico si creo que el trabajo de parto ha comenzado?

➤ ¿A qué número debo llamar cuando empiece el trabajo de parto?

➤ ¿En qué momento durante el trabajo de parto debo salir para el hospital?

➤ ¿Debo dirigirme directamente al hospital o llamar primero al consultorio del médico?

➤ ¿Quién me llevará al hospital?

➤ ¿Cómo me pondré en contacto con la persona que me llevará al hospital cuando esté lista para salir?

➤ ¿Dónde puedo estacionar el automóvil?

➤ ¿Puede grabarse en vídeo el parto?

➤ ¿Cuándo pueden visitarme mi familia y amistades?

➤ *Hora del día.* Determine cuánto tiempo tomará el viaje a distintas horas del día, como durante las horas pico

➤ *Época del año.* No olvide tomar en cuenta el mal tiempo. El viaje al hospital podría tomar más tiempo en una tormenta de nieve que en un día en la primavera.

➤ *Otras consideraciones.* ¿Tiene hijos que necesita llevar al hogar de alguna amistad o miembro de la familia? ¿Necesita que alguien cuide de alguna mascota mientras usted se encuentre en el hospital? ¿Hay algo más que necesite hacer por anticipado?

Empaque la maleta para el hospital

Lo que menos necesita cuando comience el trabajo de parto es tener que echar cosas en una maleta en estado de pánico. Para evitarlo, empaque su maleta varias semanas antes de la fecha probable de parto. Guárdela en un lugar accesible, como un armario en el pasillo o la cajuela (baúl) del carro.

No es posible empacar todo por anticipado ya que necesitará algunos artículos mientras tanto, como sus anteojos y chinelas. Prepare una lista de estos artículos de última hora que necesiten empacarse antes de salir para el hospital y péguela con cinta adhesiva a la maleta como recordatorio.

Es buena idea empacar dos maletas: una pequeña con los artículos que desea tener durante el trabajo de parto y otra

más grande para la estancia en el hospital (consulte el cuadro). Puede tomar la maleta pequeña de camino al hospital. Después de que nazca el bebé, alguien puede llevarle la maleta más grande.

No se preocupe si se le olvida algo. El hospital tendrá la mayoría de los artículos que necesita. Para determinar lo que proporciona el hospital, llame a la educadora de parto o a la estación de enfermeras en el departamento de trabajo de parto y parto.

El trabajo de parto

Ciertos cambios en su cuerpo señalan que el trabajo de parto está por comenzar (consulte la Tabla 8–1). Pero algunas mujeres no presentan ninguna de estos signos antes del comienzo del trabajo de parto.

La mayoría de la gente piensa en el "trabajo de parto" como el período en que la madre tiene contracciones en el útero y el cuello uterino cambia antes de que nazca el bebé. De hecho, el término médico "trabajo de parto" incluye ese período más el nacimiento del bebé y la expulsión de la placenta.

La primera etapa del trabajo de parto comienza cuando el cuello uterino empieza a adelgazarse (borramiento) y a abrirse (dilatación). También sentirá las primeras contracciones del útero durante esta etapa. Durante las contracciones, es posible que sienta dolor o presión que comienza en la espalda y se traslada a la parte inferior del abdomen. Cuando esto sucede, el vientre se siente apretado y

Artículos que debe empacar

Artículos para el parto:

___ La tarjeta de seguro médico, su identificación y los formularios de inscripción del hospital

___ Loción o aceites para masajes

___ El retrato de un objeto entrañable para usar como punto de enfoque durante las contracciones

___ Un camisón o una camisa de dormir vieja (si no desea usar la bata del hospital)

___ Su almohada predilecta

___ Una bata de baño

___ Chinelas o pantuflas

___ Calcetines o medias

___ Una diadema o broche para sujetar el pelo hacia atrás

___ Anteojos, si los usa (es posible que no le permitan usar lentes de contacto)

___ Paletas o caramelos duros para mantener humedecida la boca

___ Un cassette o tocador de discos compactos y música suave

___ Una cámara con películas y baterías debidamente cargadas, si desea tomar fotos (consulte las normas del hospital por adelantado si desea usar una cámara de vídeo durante el parto)

Artículos para la estancia en el hospital:

___ Dos o tres camisas de dormir (asegúrese de que las camisas se abran al frente si va a amamantar)

___ Dos o tres sostenes (brassieres) de lactancia y más o menos una docena de almohadillas de lactancia

___ Varios pares de calcetines (medias) y calzones (bragas, panties)

___ Champú, loción, desodorante, ungüento para labios y otros artículos de uso personal

___ Cepillo y pasta de dientes

___ Cepillo para el pelo o peine (peinilla)

___ Sujetadores para el cabello

___ Lentes de contacto, si los usa

___ Libreta y bolígrafo

___ Teléfono celular o tarjeta para llamadas de larga distancia

___ Monedas para las máquinas vendedoras automáticas

___ Números telefónicos de la gente que desea llamar después del alumbramiento

___ Revistas u otros materiales de lectura

___ Frazada (manta) pequeña y ropa para llevar al recién nacido a casa

___ Ropa holgada para usar de regreso a casa

___ Asiento de seguridad (Consulte "El asiento de seguridad" en el Capítulo 11)

Tabla 8-1. Signos de que se aproxima el trabajo de parto

Signo	Qué significa	Cuándo sucede
Sensación de que el bebé ha descendido más abajo en el vientre	*Liviandad*. La cabeza del bebé ha descendido a la pelvis.	Desde unas pocas semanas (para madres primerizas) a unas pocas horas (para partos posteriores) antes del comienzo del trabajo de parto
Secreción vaginal (transparente, rosada o teñida con sangre)	*Indicación*. La mucosidad densa que sella el cuello uterino durante el embarazo. Cuando el cuello uterino comienza a abrirse, el tapón de mucosidad se desprende y cae en la vagina.	En cualquier momento a partir de varios días antes del comienzo o al comenzar el trabajo de parto
Líquido que gotea o fluye a chorros de la vagina	Ruptura de membranas (o rompimiento de fuente). Se rompe el saco amniótico lleno de líquido que rodea al bebé durante el embarazo.	Al comienzo del trabajo de parto o durante el mismo
Dolores fuertes y periódicos semejantes a un dolor menstrual fuerte	Contracciones. El útero se contrae y relaja. Estas contracciones abren el cuello uterino y ayudan a empujar al bebé por el canal de parto.	Al comienzo del trabajo de parto (aunque los dolores de espalda o las contracciones de Braxton-Hicks—"trabajo de parto falso"— pueden ocurrir varias semanas o incluso meses antes del comienzo del trabajo de parto)

duro. Entremedio de las contracciones, el útero se relaja y el vientre se ablanda.

Estas contracciones realizan una labor esencial. Sus efectos abren (dilatan) el cuello uterino. También ayudan a empujar al bebé más abajo hacia la pelvis. A medida que procede el trabajo de parto, las contracciones duran más tiempo, se intensifican y ocurren más seguidas. El médico podría examinarla para determinar en qué medida está lista para el parto. Hay ciertos cambios físicos que son signos clave de la evolución al parto.

La primera etapa del trabajo de parto es casi siempre la más larga. Para las mujeres embarazadas con el primer bebé, el "promedio" de la primera etapa de trabajo de parto es de 6 a 12 horas. En los partos posteriores, la primera etapa de trabajo de parto es a menudo mucho más corta—unas 4 a 8 horas en promedio.

La primera etapa del trabajo de parto tiene dos fases: 1) el preparto (a veces denominado "trabajo de parto latente"), cuando el cuello uterino se dilata hasta los 4 centímetros; y 2) el trabajo de parto activo, cuando el cuello uterino se dilata de 4 a 10 centímetros. Al final de esta etapa de trabajo de parto, el cuerpo está

La primera etapa del trabajo de parto

La primera etapa del trabajo de parto, antes del parto, tiene dos fases distintas:

Preparto (el cuello uterino se dilata de 0 a 4 centímetros)

Qué sucede:

➤ Comienzan las contracciones leves. El intervalo de tiempo entre las contracciones es de 5 a 15 minutos y cada contracción dura entre 60 y 90 segundos.

➤ Se reduce el intervalo de tiempo entre las contracciones gradualmente. Hacia el final del preparto, el intervalo entre las contracciones es de menos de 5 minutos.

Cuánto tiempo dura:

➤ La duración del preparto puede variar mucho. Para algunas mujeres, es de sólo unas horas. Para otras, puede ser de un día o más. Pero el promedio para las madres primerizas es de 6 a 12 horas.

Qué puede hacer:

➤ Camine con su pareja o ayudante de parto.

➤ Báñese (siempre y cuando no haya roto fuente).

➤ Trate de descansar y relajarse.

➤ Practique los ejercicios de relajación o meditación.

➤ Si puede, duérmase.

Qué sucede:

➤ Las contracciones son más intensas. Ocurren con una

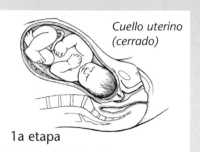

Cuello uterino (cerrado)

1a etapa

Trabajo de parto activo (el cuello uterino se dilata de 4 a 10 centímetros)

frecuencia de aproximadamente cada 3 minutos y cada una dura alrededor de 45 segundos.

➤ Podría romper fuente. Si esto sucede, las contracciones serán mucho más intensas.

➤ Sangrará un poco por la vagina a medida que se abre el cuello uterino.

➤ Si el bebé presiona contra la columna vertebral durante las contracciones, tendrá dolor de espalda.

➤ Puede que tenga calambres en las piernas.

➤ Puede que se sienta ansiosa y cansada.

➤ Las piernas le podrían temblar y puede tener náuseas o vómitos.

➤ Puede que sienta la necesidad de pujar.

Cuánto tiempo dura:

➤ De 4 a 8 horas en promedio

La primera etapa del trabajo de parto (continuación)

Qué puede hacer:

➤ Si desea hacerlo y el médico lo autoriza, camine por los pasillos.

➤ Orine con frecuencia. Cuando la vejiga está vacía el bebé tiene más espacio para descender.

➤ Colabore con su ayudante de parto en cada contracción.

➤ Trate cada contracción individualmente. Manténgase enfocada en la respiración.

➤ Trate de relajarse entre las contracciones y no piense en la próxima.

➤ Use los métodos para el control del dolor que aprendió en la clase de parto.

➤ Pídale a alguien que le dé un masaje en la espalda.

➤ Si tiene calambres en las piernas, pida que le flexionen los pies.

➤ Trate distintas posiciones para encontrar la que sea mejor para usted.

➤ Si desea acostarse, acuéstese de costado. Estar boca arriba producirá más dolor y reducirá el oxígeno que recibe el bebé.

➤ Pida alivio para el dolor si lo desea.

➤ Si siente la necesidad urgente de pujar, dígaselo al médico. No ceda todavía a esta necesidad—el cuello uterino no se ha dilatado completamente. Trate de jadear o soplar para evitar la sensación urgente de pujar.

listo para el nacimiento del bebé y usted comenzará a pujar.

El trabajo de parto verdadero y el falso

Durante los últimos dos meses de embarazo, muchas mujeres pueden tener períodos de trabajo de parto "falso". Estos dolores se denominan contracciones de Braxton-Hicks y tienden a ocurrir más a menudo a medida que se acerca su fecha prevista de parto—durante el último mes de embarazo.

A veces las contracciones de Braxton-Hicks son muy leves y apenas se pueden sentir, o tal vez se perciban como una sensación de tirantez leve en el abdomen. Otras veces, pueden ser dolorosas. Estas contracciones ayudan a preparar el cuerpo para el parto, pero no hacen mucho por abrir el cuello uterino. Las contracciones de Braxton-Hicks a menudo ocurren en la tarde o la noche, después de alguna actividad física y tener relaciones sexuales. También están propensas a ocurrir cuando la mujer está cansada o deshidratada. Asegúrese de beber suficientes líquidos para mantenerse hidratada.

Si tiene contracciones, lleve un registro de ellas. Anote el intervalo de tiempo desde el comienzo de una contracción y

Vocabulario usado durante el trabajo de parto

Hay cuatro términos que se usan para medir la evolución de la mujer antes y durante el trabajo de parto:

Maduración—proceso mediante el cual el cuello uterino se ablanda. Es necesario que el cuello uterino madure antes de que comience a adelgazarse o abrirse.

Borramiento—proceso mediante el cual el cuello uterino se adelgaza. Se mide en porcentajes, desde 0% (ausencia de borramiento) a 100% (borramiento total).

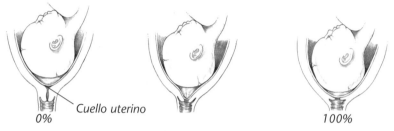

0%   Cuello uterino   100%

Dilatación—medida que indica cuánto se ha abierto el cuello uterino. Se mide en centímetros, desde 0 centímetros (ausencia de dilatación) a 10 centímetros (dilatación total).

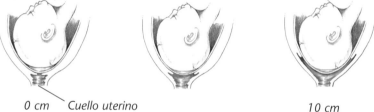

0 cm   Cuello uterino   10 cm

Estación—la posición de la cabeza del bebé en relación con las **espinas ciáticas,** huesos que sobresalen a cada lado de la pelvis. Durante el examen pélvico, el médico o enfermera palpará la posición de la cabeza del bebé con respecto a estas espinas que sobresalen de las paredes pélvicas. La estación se mide en números, desde -5 (la cabeza del bebé se encuentra más arriba del plano de la pelvis) a 0 (la cabeza del bebé ha descendido a la pelvis) a +5 (la cabeza del bebé está en posición de **coronamiento** en la abertura de la vagina).

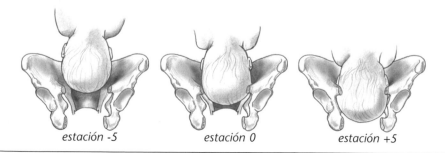

estación -5   estación 0   estación +5

el comienzo de la próxima. Mantenga un registro durante una hora. También anote cómo se sienten las contracciones. Puede caminar o hacer tareas domésticas mientras lleva el registro de las contracciones. El intervalo de tiempo entre las contracciones le indicará si se trata de trabajo de parto verdadero o trabajo de parto falso (consulte la Tabla 8–2).

Las contracciones dolorosas no siempre señalan con certeza el comienzo del verdadero trabajo de parto. Las contracciones que no provocan dolor no siempre significan trabajo de parto falso tampoco. Cada mujer siente dolor de forma diferente, y éste puede variar de un embarazo al otro.

Es fácil sentirse confundida con el trabajo de parto falso. Aun los médicos, las enfermeras parteras (comadronas) o las enfermeras tienen dificultad para distinguir entre el trabajo de parto falso y el verdadero. Es posible que necesiten observarla por varias horas para

determinarlo. También le harán un examen vaginal para determinar si se está abriendo el cuello uterino.

No importa lo que indique su reloj con respecto al intervalo entre contracciones, es mejor precaver que tener que remediar. Si cree que ha entrado en trabajo de parto, llame al consultorio del médico o de la enfermera partera (comadrona), o bien al hospital. A continuación se indican otros signos que ameritan hacer la llamada:

➤ Tiene síntomas de trabajo de parto antes de la semana 37 de embarazo.

➤ Se rompen las membranas o rompe fuente (salida del líquido del saco amniótico que rodea al bebé durante el embarazo).

➤ Tiene sangrado vaginal.

➤ Siente dolor constante e intenso que no se alivia entremedio de las contracciones.

Tabla 8–2. ¿Tiene realmente trabajo de parto?

Indicios	Trabajo de parto falso	Trabajo de parto verdadero
Medida de tiempo de las contracciones	Las contracciones a menudo son irregulares; no se vuelven más seguidas con el paso del tiempo.	Las contracciones se producen a intervalos regulares y cada vez son más seguidas. Duran entre 30 y 90 segundos.
Cambios con movimientos	Las contracciones podrían detenerse al caminar, descansar o cambiar de posición.	Las contracciones continúan sin importar lo que haga.
Intensidad de las contracciones	Las contracciones a menudo son débiles y tienden a mantenerse así; o a contracciones más intensas les siguen otras más débiles.	Las contracciones continúan aumentando en intensidad progresivamente.
Dolor por las contracciones	El dolor por lo general sólo se siente al frente.	El dolor por lo general comienza atrás y se traslada hacia el frente.

➤ Tiene fiebre (calentura) o escalofríos.

➤ El bebé parece moverse menos.

El ingreso al hospital

Una vez que entre en trabajo de parto, deberá ingresar al hospital. Cada hospital tiene sus propios procedimientos. Después de haber ingresado, los próximos pasos pueden variar. Esto es lo que sucede en la mayoría de los casos:

➤ *Formulario de consentimiento.* Estos formularios varían, pero la mayoría de ellos explica quién la atenderá, por qué se practica un procedimiento y los riesgos que acarrea. Lea este formulario y asegúrese de plantear las preguntas que tenga si algo no está claro. Firmar el consentimiento significa que usted comprende su

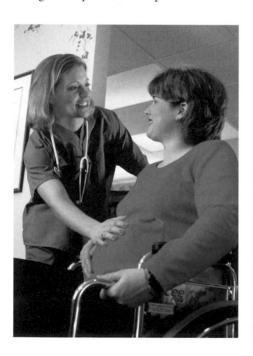

estado médico y acepta la atención descrita. Es posible que necesite firmar consentimientos separados para la anestesia y el parto por cesárea.

➤ *Asignación de la habitación.* La llevarán a una habitación del hospital. En algunos hospitales permanecerá en la misma habitación durante el trabajo de parto y el parto. Otros hospitales tienen una sala de partos separada.

➤ *Cambio de ropa.* Le pedirán que se ponga una bata hospitalaria. Si prefiere usar su propio camisón o camisa de dormir, pregúnteles para determinar si es posible. No obstante, puede que se manche o arruine.

➤ *Signos vitales.* Le tomarán el pulso y le medirán la presión arterial y la temperatura.

➤ *Pruebas de laboratorio.* Es posible que tomen una muestra de orina o sangre.

➤ *Examen físico.* Posteriormente le harán un examen vaginal para determinar la dilatación del cuello uterino.

➤ *Vía intravenosa.* Le podrían colocar una vía intravenosa en el brazo o muñeca. Para hacerlo, se introduce una aguja en la vena y luego se pasa un tubo plástico estrecho sobre la aguja. Posteriormente, se extrae la aguja. Los medicamentos y líquidos necesarios se administrarán por vía intravenosa. No obstante, la vía intravenosa puede restringir un poco su actividad durante el trabajo de parto. Si prefiere que no se la coloquen, pregúntele al médico o enfermera partera (comadrona). Tal vez ellos podrían esperar para determinar si la necesita.

> **Control del feto**. Le podrían conectar a un **monitor electrónico fetal** para medir sus contracciones y vigilar el ritmo cardíaco del bebé.

Una vez que se encuentre en la habitación del hospital, una enfermera de la sala de partos vendrá a verla de vez en cuando hasta que nazca el bebé. (Si el trabajo de parto dura mucho tiempo o si hay un cambio de turno a mediados del trabajo de parto, es posible que la atienda más de una enfermera). Estas enfermeras están bien capacitadas para ayudar a las mujeres a sobrellevar las exigencias físicas y emocionales del trabajo de parto. En los hospitales de enseñanza, un médico residente, estudiante de enfermería o estudiante de medicina podría formar parte del equipo de parto.

Su propio médico o enfermera partera (comadrona) podría estar presente desde el comienzo hasta el final, o podría llegar poco antes del parto. Aun si estuvieran presentes sólo mientras usted está dando a luz, ellos estarán informándose constantemente por teléfono sobre la evolución de su trabajo de parto. Éstos son los parámetros que su médico, enfermera partera o enfermera seguirá de cerca antes del parto:

> *Su ritmo cardíaco y presión arterial*. Estas medidas indicarán cómo está respondiendo su cuerpo con la tensión del trabajo de parto.

> *Sus contracciones*. La frecuencia y la duración de las contracciones ayudarán a controlar la evolución del trabajo de parto.

> *Dilatación del cuello uterino*. De vez en cuando el médico, enfermera partera o enfermera examinará el cuello uterino para determinar si se ha dilatado.

> *Ritmo cardíaco del feto*. Si no se ha colocado un monitor electrónico fetal, la enfermera usará un estetoscopio especial denominado **fetoscopio** para escuchar con frecuencia los latidos cardíacos del bebé durante el trabajo de parto (consulte la sección "Métodos de control").

Si todavía no lo ha hecho, hable con el médico, enfermera partera o enfermera sobre el tipo de parto que desearía tener y las opciones disponibles (consulte el Capítulo 2). Estos profesionales están disponibles para responder a sus preguntas. Usted ya ha aprendido mucho sobre el trabajo de parto y el parto durante la atención prenatal y las clases de parto. Aun así, puede que surjan muchas preguntas nuevas ahora. Plantéelas en este momento.

Formas para estimular el trabajo de parto

A veces el cuerpo necesita un poco de ayuda para que comience el trabajo de parto. El uso de medicamentos u otros métodos para estimular el trabajo de parto se denomina **inducción del trabajo de parto**. Si continuar con el embarazo es más arriesgado que dar a luz al bebé, el médico podría inducir el trabajo de parto. Algunos de los métodos de inducción pueden aligerar el trabajo de parto que no evoluciona de la forma que debe. El trabajo de parto puede inducirse si:

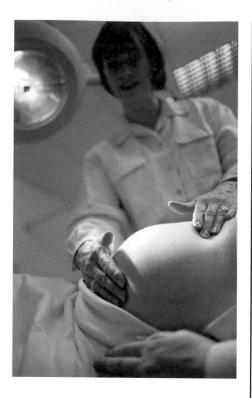

➤ Se rompieron las membranas (rompió fuente).

➤ Su embarazo es posmaduro (tiene más de 42 semanas).

➤ Tiene presión arterial alta provocada por el embarazo.

➤ Tiene problemas médicos, como diabetes, que podrían afectar al bebé.

➤ Tiene *corioamnioitis* (una infección del útero).

➤ El bebé tiene problemas de desarrollo.

La inducción del trabajo de parto acarrea ciertos riesgos, especialmente si el cuello uterino no ha comenzado a dilatarse o borrarse. Por ello, se usará el monitor electrónico fetal si se induce el trabajo de parto (consulte la sección "Métodos de control").

Hay cuatro métodos para inducir el trabajo de parto:

1. *Despegamiento de membranas.* El médico introduce un dedo enguantado a través del cuello uterino. Posteriormente, separa con el dedo las membranas finas que conectan el saco amniótico a la pared uterina. Puede que sienta dolor intenso y tenga manchas de sangre al hacerle este procedimiento. El despegamiento de membranas causa que el cuerpo libere **prostaglandinas.** Estas hormonas maduran el cuello uterino y pueden causar contracciones.

2. *Maduración o dilatación del cuello uterino.* Si el cuello uterino no está listo para el trabajo de parto, el médico podría darle un medicamento o introducir un instrumento en el útero para ayudar a ablandar y estirar el cuello uterino para el trabajo de parto. Este procedimiento se denomina maduración del cuello uterino. El medicamento puede administrarse por vía intravenosa o colocando una tableta, gel o instrumento que administra el medicamento en la vagina.

3. *Ruptura del saco amniótico (rompimiento de fuente).* Si no ha roto fuente aún, provocar el rompimiento del saco amniótico puede iniciar las contracciones o hacerlas más intensas. Su médico podría hacer un pequeño agujero en el saco amniótico. Este procedimiento

se denomina amniotomía. Puede que sienta algunas molestias ya que esto se realiza con un instrumento especial. Por lo general, sentirá una sensación tibia cuando el líquido fluya hacia afuera. La mayoría de las mujeres comienza a tener el trabajo de parto al cabo de unas horas de romperse el saco amniótico. Si el trabajo de parto no comienza, se podría usar otro método para provocar las contracciones ya que usted y su bebé corren riesgo de contraer una infección una vez que el saco amniótico se ha roto.

4. *Administración de **oxitocina**.* La oxitocina es una hormona que provoca las contracciones o las hace más intensas. Si el médico decide usar oxitocina, se administrará por vía intravenosa en el brazo. La vía intravenosa tiene conectada una bomba que controla la cantidad de medicamento que recibe.

Métodos de control

Para determinar el estado del bebé durante el trabajo de parto, el médico o enfermera medirá el ritmo cardíaco con frecuencia. Un ritmo cardíaco fetal normal debe estar entre 110 y 160 latidos por minutos. Si el ritmo cardíaco no está dentro de ese límite, podría ser señal de algún problema.

Los métodos de control no pueden evitar que suceda un problema, pero pueden alertar al médico o enfermera de ciertas señales de advertencia. Al hacerlo, es posible tomar medidas para ayudar al bebé. Estas medidas pueden incluir, entre otras, las siguientes:

➤ Pedirle que cambie de posición

➤ Administrarle oxígeno por una mascarilla

➤ Administrarle líquidos intravenosos.

➤ Suspender el uso de oxitocina

➤ Administrar más líquidos alrededor del bebé

➤ Administrarle medicamentos para debilitar las contracciones y relajar el útero

El control fetal se realiza por medio de *auscultación* o con un monitor electrónico fetal. A veces la auscultación y el monitor electrónico fetal se usan juntos. El método usado depende de lo siguiente:

➤ El equipo disponible

➤ El número de enfermeras de turno

➤ Las normas del hospital

➤ El riesgo que corre de presentar problemas

➤ El estado del trabajo de parto

La auscultación

La auscultación significa escuchar los latidos cardíacos del bebé en momentos determinados durante el trabajo de parto. La frecuencia depende del estado del trabajo de parto y si existen factores de riesgo. El médico o enfermera colocará las manos sobre su abdomen para sentir las contracciones. La auscultación no conlleva riesgo alguno y dos instrumentos pueden usarse para detectar el latido cardíaco: un fetoscopio o el método de ecografía por *Doppler.*

1. El fetoscopio es un tipo de estetoscopio. El médico o enfermera presiona un extremo del fetoscopio sobre su vientre y escucha los latidos cardíacos del bebé por los audífonos.

2. La ecografía por Doppler es un instrumento de mano pequeño que se coloca sobre su vientre. Este instrumento usa ondas sonoras para crear una señal de los latidos del corazón del bebé (consulte "La ecografía" en el Capítulo 3).

El control con monitor electrónico fetal

El otro tipo de control mide el ritmo cardíaco del bebé con un equipo electrónico. Este equipo da un registro continuo y se usa a menudo en los embarazos de alto riesgo. Por lo general, le pedirán mantenerse acostada cuando se use este tipo de control electrónico.

El control electrónico fetal puede realizarse desde afuera (control externo), desde adentro (control interno) o de ambas maneras:

➤ *Control externo.* Dos correas se amarran alrededor del vientre. Cada correa sujeta en su lugar un pequeño instrumento. Uno usa la ecografía para detectar el ritmo cardíaco fetal. El otro mide la duración de las contracciones y el intervalo de tiempo entre ellas.

➤ Control interno. El control interno puede hacerse solamente después de la ruptura de la membrana del saco amniótico. Un pequeño instrumento denominado **electrodo** se introduce por la vagina y se coloca sobre el cuero cabelludo del bebé. El electrodo registra el ritmo cardíaco fetal. También podría introducirse un tubo delgado llamado **catéter** dentro del útero para medir la intensidad de las contracciones. La mayoría de las mujeres notifican sólo un poco de dolor cuando se introducen los instrumentos y dicen que es más o menos igual al que sienten durante un examen pélvico rutinario.

➤ Control interno y externo combinados: A veces se usan ambos métodos. El electrodo interno se usa para registrar el ritmo cardíaco fetal. En este proceso se coloca una correa alrededor del vientre para registrar las contracciones.

Independientemente del tipo de control electrónico que se use, la información registrada se enviará a una máquina en donde una aguja se encarga de trazar cómo el ritmo cardíaco fetal reacciona a las contracciones.

Hay ventajas y desventajas con cada tipo de control electrónico. Una ventaja del control externo es que el saco amniótico alrededor del feto se deja intacto. Otra es que puede usarse aun si el cuello uterino no ha dilatado. El control interno tiene la ventaja de proporcionar una imagen levemente más precisa del estado del bebé además de dar una medida real de la intensidad de las contracciones. No obstante, hay un riesgo leve con el control interno de lesionar o infectar el punto de la cabeza del bebé donde se coloca el electrodo. Esto ocurre en raras ocasiones.

Métodos de control

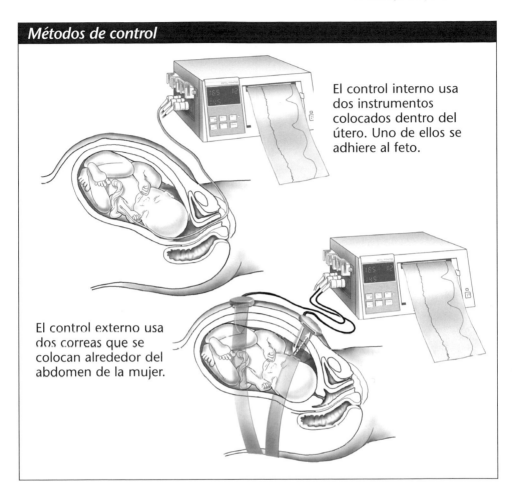

El control interno usa dos instrumentos colocados dentro del útero. Uno de ellos se adhiere al feto.

El control externo usa dos correas que se colocan alrededor del abdomen de la mujer.

La función de la persona que ofrece apoyo

Su pareja durante el parto que acudió con usted a las clases de parto le ofrecerá tanto ayuda emocional como física durante el trabajo de parto. Él o ella puede ayudarle a usar los métodos de relajación y de control del dolor que aprendió en las clases. Esta persona puede animarla durante los momentos difíciles.

A continuación se señalan algunas de las ayudas que puede brindar la persona que ofrece apoyo durante el trabajo de parto:

➤ Ayudar a distraerla en las primeras etapas del trabajo de parto: jugar barajas u otros juegos con usted, hacerle cuentos, leer en voz alta y dar caminatas cortas con usted

➤ Mantener el cuarto acogedor reduciendo la luz y manteniendo bajo el nivel de ruido

➤ Masajearle la espalda y hombros, si eso le ayuda a relajarse

➤ Llevar un registro de sus contracciones

➤ Animarla y darle instrucciones durante las contracciones

➤ Actuar como punto de enfoque durante las contracciones

➤ Guiarla durante los ejercicios de respiración o relajación

➤ Ayudarla a cambiar de posición durante el trabajo de parto

➤ Ofrecer consuelo y apoyo

Algunas madres contratan a una ayudante profesional de parto, denominada doula. Una doula es una mujer que ofrece apoyo físico y emocional a las mujeres y sus parejas durante el trabajo de parto y el parto. La doula ofrece ayuda y consejos sobre cómo respirar, relajarse y colocarse en la mejor posición. Las doulas están presentes para apoyarla. No diagnostican padecimientos médicos, dan consejos médicos ni realizan tareas clínicas, como exámenes vaginales ni determinan el ritmo cardíaco fetal.

Si surge una emergencia durante el trabajo de parto o parto, es posible que la persona que la apoya tenga que salirse de la habitación. El personal del hospital no siempre tiene tiempo de explicar por qué esto es necesario. Si le piden a su pareja retirarse de la habitación, debe hacerlo inmediatamente. Esto se hace por el bienestar suyo y el de su bebé.

Cómo aliviar las molestias

A continuación se señalan algunas formas de aliviar las molestias que pueda sentir durante el trabajo de parto:

➤ Practique las técnicas de relajación y respiración que le enseñaron en la clase de parto.

➤ Pídale a su pareja que le dé un masaje o presione firmemente sobre la parte baja de la espalda.

➤ Cambie de posición con frecuencia.

➤ Báñese, si está permitido.

➤ Coloque una compresa de hielo en la espalda.

➤ Use pelotas de tenis para el masaje.

➤ Cuando las contracciones sean más seguidas y se hagan más intensas, descanse entre cada una de ellas y respire lenta y profundamente.

➤ Si tiene calor o suda, refrésquese con paños humedecidos y fríos.

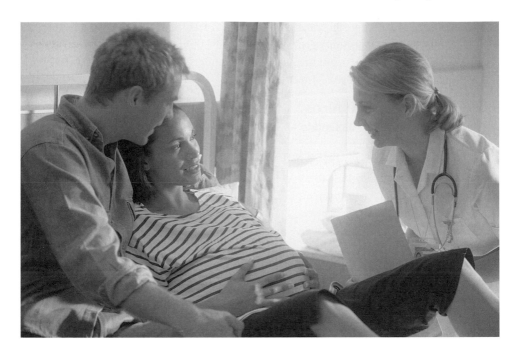

El alivio del dolor durante el trabajo de parto

El trabajo de parto de cada mujer es distinto. La intesidad de dolor que una mujer siente durante el trabajo de parto puede ser distinta a la que siente otra mujer. El dolor depende de muchos factores, como el tamaño y la posición del bebé, y la intensidad de las contracciones.

Algunas mujeres toman cursos para aprender técnicas de respiración y relajación para ayudarlas a enfrentar el dolor durante el parto. Otras podrían encontrar útiles estas técnicas junto con medicamentos para el dolor.

Hay dos tipos de medicamentos para el dolor—los *analgésicos* y los *anesté-sicos*. La analgesia es el alivio del dolor sin la pérdida total de la sensación ni del movimiento muscular. Los analgésicos no siempre alivian completamente el dolor, pero lo mitigan.

La anestesia es el bloqueo de toda sensación, entre otras, el dolor, así como el bloqueo de movimientos musculares. Algunas formas de anestesia, como la *anestesia general*, le causan perder el conocimiento. Otras formas, como la anestesia regional, bloquean todo tipo de sensación de dolor en ciertas partes del cuerpo mientras está consciente. En la mayoría de los casos, la analgesia se ofrece a la mujer en trabajo de parto o después de una cirugía o parto, mientras que la anestesia se usa durante y justamente después de un procedimiento quirúrgico, como el *parto por cesárea*.

No todos los hospitales pueden ofrecer todos los tipos de medicamentos para aliviar el dolor. Sin embargo, en la mayoría de los hospitales, el *anestesiólogo* colaborará con su equipo de atención médica para elegir el mejor método para usted.

Los analgésicos sistémicos

Los *analgésicos sistémicos* a menudo se administran como inyecciones en un músculo o una vena. Se usa para aliviar el dolor pero no causan pérdida total del conocimiento. Estos medicamentos surten efecto sobre el sistema nervioso entero en lugar de un área específica. A veces se administran otros medicamentos con los analgésicos para aliviar la tensión o las náuseas que pueden producirse por el uso de estos tipos de medicamentos para el dolor.

Al igual que otros tipos de fármacos, estos medicamentos para el dolor producen efectos secundarios. La mayoría son leves, como somnolencia o dificultad para concentrarse. Los analgésicos sistémicos no se administran justamente antes del parto ya que pueden reducir los reflejos y el ritmo de respiración del bebé durante el parto.

La anestesia local

La *anestesia local* entumece y causa pérdida de la sensación en un área pequeña. Sin embargo, no reduce el dolor de las contracciones.

El médico puede realizar un procedimiento denominado *episiotomía* (corte para ampliar la abertura de la vía del parto) antes del parto. La anestesia local es útil cuando es necesario realizar una episiotomía o cuando se reparan desgarros vaginales que ocurrieron durante el parto.

La anestesia local rara vez afecta al bebé y por lo general no produce efectos secundarios cuando deja de actuar.

La analgesia regional

La analgesia regional tiende a ser el método más eficaz para aliviar el dolor durante el trabajo de parto y produce pocos efectos secundarios. La analgesia epidural, los bloqueos raquídeos (de la médula espinal) y los bloqueos raquídeos y epidurales combinados, son tipos de analgesia regional que se usan para mitigar el dolor del trabajo de parto.

La analgesia epidural

La analgesia epidural, denominada a veces *bloqueo epidural*, causa una pérdida reducida de sensación en la parte inferior del cuerpo de la mujer, no obstante ella permanece despierta y alerta. El bloqueo epidural puede administrase al poco tiempo de que comiencen las contracciones, o más tarde a medida que evoluciona el trabajo de parto. El bloqueo epidural con medicamentos adicionales o más fuertes (anestesia, no analgesia) puede usarse para el parto por cesárea o si el parto vaginal requiere la ayuda de *fórceps* o *extracción al vacío*. El anestesiólogo y el obstetra colaborarán para determinar el momento adecuado para administrar el bloqueo epidural.

El bloqueo epidural se administra en la parte inferior de la espalda en un área pequeña (el espacio epidural) debajo de la médula espinal. Durante el procedimiento, le pedirán que se siente o acueste de costado con la espalda encorvada hacia afuera. Al finalizar el

Efectos secundarios y riesgos

Aunque la mayoría de las mujeres no tienen problemas con el bloqueo epidural, este método para aliviar el dolor tiene ciertas desventajas:

➤ El bloqueo epidural puede reducir la presión arterial. Al hacerlo, el ritmo cardíaco del bebé podría disminuir. Para evitarlo, le administrarán líquidos por vía intravenosa antes de inyectar el medicamento. También puede que necesite acostarse de costado para aumentar el flujo sanguíneo.

➤ Después del parto, podría tener dolor de espalda debido a la inyección por unos días. Sin embargo, el bloqueo epidural no causa dolor de espalda a largo plazo.

➤ Si se perfora el recubrimiento de la médula espinal, usted podría sufrir un intenso dolor de cabeza. Si no recibe tratamiento, el dolor de cabeza podría durar varios días. Esto ocurre en raras ocasiones.

➤ Cuando se administra el bloqueo epidural ya avanzado el trabajo de parto o se usa mucho anestésico, puede que sea difícil sentir la sensación de empujar al bebé a través del canal de parto. Si no tiene suficiente sensación para pujar al momento en que tiene que hacerlo, el anestesiólogo podría ajustar la dosis.

En muy raras ocasiones ocurren complicaciones graves:

➤ Si el medicamento penetra en una vena, podría sentirse mareada o, en raras ocasiones, tener una convulsión.

➤ Si el anestésico penetra en el líquido raquídeo, se podrían afectar adversamente los músculos del pecho y dificultar la respiración.

Cuando un anestesiólogo experto y capacitado administra la analgesia o anestesia, la probabilidad de que surjan problemas es muy baja. Si cree que el bloqueo regional es la mejor opción en su caso, plantéele sus dudas o preguntas al médico.

procedimiento, podrá moverse pero es posible que no le permitan caminar.

Antes de realizar el bloqueo, se limpia la piel y se administra anestesia local para adormecer un área de la parte inferior de la espalda. Después de colocar la aguja epidural, por lo general se introduce un tubo pequeño (catéter) a través de ella y luego se extrae la aguja. De esta forma es posible administrar pequeñas dosis del medicamento a través del tubo para reducir las molestias del trabajo de parto. El medicamento también puede administrarse continuamente sin necesidad de otra sin la necesidad de dar otra inyección. Se usan dosis reducidas ya que son menos propensas a causar efectos secundarios en la madre y el bebé. En algunos casos, el catéter podría tocar un nervio. Al hacerlo, podría sentir una sensación breve de hormigueo que desciende por una pierna.

Dado que el medicamento necesita absorberse dentro de varias neuronas, puede ser que se demore un poco en surtir efecto. El alivio del dolor comenzará a los 10 a 20 minutos de la inyección del medicamento.

Aunque el bloqueo epidural permite que la mujer sienta menos molestias, todavía estará consciente de sus contracciones. También podrá sentir los exámenes del médico a medida que evoluciona el trabajo de parto. El anestesiólogo ajustará el grado de entumecimiento para su comodidad y para ayudar en el trabajo de parto y el parto. El medicamento podría causar un leve entumecimiento temporal, sensación de pesadez o debilidad en las piernas.

Las complicaciones o efectos secundarios, como reducción de la presión arterial o dolores de cabeza, aunque ocurren raras veces, pueden presentarse. Para ayudar a prevenir un descenso de la presión arterial, se administrarán líquidos por la vena a través de un tubo en el brazo. Al hacerlo, puede aumentar el riesgo de tener escalofríos. Sin embargo, una mujer puede tener escalofríos durante el trabajo de parto y el parto aun si no se administra el bloqueo epidural. Mantenerse abrigada a menudo ayuda a quitar los escalofríos.

Algunas mujeres (menos de 1 en 100) pueden tener dolores de cabeza después del procedimiento. Para reducir el riesgo de dolores de cabeza, es necesario mantenerse tan inmóvil como sea posible cuando se introduzca la aguja. Si tiene dolor de cabeza, a menudo se alivia en unos pocos días. Si los dolores de cabeza no se alivian o empeoran, puede que sea

necesario realizar un tratamiento sencillo en el que se introduce otra aguja epidural y se inyecta la propia sangre de la persona.

Las venas ubicadas en el espacio epidural se hinchan durante el embarazo. Existe el riesgo de que el medicamento anestésico se inyecte en una de ellas. Las señales que alertan que esto ha ocurrido son, entre otras, mareos, latidos cardíacos acelerados, sabor peculiar o entumecimiento alrededor de la boca cuando se administra el bloqueo epidural. Si esto sucede, infórmeselo de inmediato al médico.

El bloqueo raquídeo

El *bloqueo raquídeo* (de la médula espinal)—al igual que el bloqueo epidural, es una inyección administrada en la parte inferior de la espalda. Para este procedimiento, la mujer tiene que estar sentada o acostada de costado en la cama mientras se le inyecta una pequeña cantidad de medicamento en el líquido raquídeo para adormecer la parte inferior del cuerpo. Este método alivia el dolor y comienza a surtir efecto rápidamente, pero sólo dura una o dos horas.

El bloqueo raquídeo puede administrarse con una aguja mucho más delgada en el mismo lugar de la espalda donde se administra el bloqueo epidural. El bloqueo raquídeo usa una dosis mucho más pequeña de medicamento y se inyecta en la bolsa de líquido raquídeo que se encuentra por debajo del nivel de la médula. Una vez que se inyecta el medicamento, se alivia el dolor rápidamente.

El bloqueo raquídeo por lo general se administra sólo una vez durante el trabajo de parto, por lo tanto está indicado para aliviar el dolor durante el parto. El bloqueo raquídeo con medicamentos más fuertes (anestesia, no analgesia) a menudo se usa para el parto por cesárea. También se administra en el parto vaginal si el bebé necesita ayuda para salir del canal de parto mediante fórceps o extracción por vacío. El bloqueo raquídeo puede causar los mismos efectos secundarios que el bloqueo epidural. Estos efectos secundarios se tratan de la misma manera.

El bloqueo raquídeo y epidural combinados

La combinación del bloqueo raquídeo y el epidural ofrece las ventajas de ambos tipos de alivio del dolor. El raquídeo ayuda a aliviar el dolor inmediatamente. Los medicamentos administrados por el bloqueo epidural ofrecen alivio del dolor durante el trabajo de parto. Este tipo de alivio del dolor se inyecta en el líquido espinal y en el espacio debajo de la médula espinal. Algunas mujeres pueden caminar después de administrar esta anestesia. Por este motivo, este método se llama a veces el "bloqueo epidural que permite caminar". En algunos casos, otros métodos, como el bloqueo epidural o el raquídeo, pueden usarse también para permitirle a la mujer caminar durante el trabajo de parto.

La anestesia general

Los anestésicos generales son medicamentos que causan que la mujer pierda el conocimiento. Con la anestesia general, la mujer no está despierta ni siente dolor. La anestesia general a menudo se usa cuando no es posible administrar un anestésico de bloqueo regional o en los casos en que dicho bloqueo no es la mejor opción por razones médicas o de otra índole. Puede administrarse rápidamente y causa que la persona pierda de inmediato el conocimiento. Por lo tanto, con frecuencia se usa cuando el parto es urgente (vaginal o por cesárea).

Uno de los principales riesgos durante la anestesia general se debe a la presencia de alimentos o líquidos en el estómago de la mujer. El trabajo de parto por lo general causa que los alimentos que no se han digerido permanezcan en el estómago. Durante el período de inconciencia, estos alimentos podrían trasladarse a la boca y entrar en los pulmones, donde podrían ser perjudiciales. Para evitar que esto suceda, no está permitido comer ni beber nada una vez que el trabajo de parto haya comenzado. En algunos casos, el anestesiólogo podría introducir una sonda respiratoria por la boca y tráquea después de que la mujer se encuentre dormida. Durante el parto por cesárea, se podría administrar un antiácido para reducir el ácido estomacal. En algunos casos, está permitido beber pequeños sorbos de agua o comer trozos pequeños de hielo durante el trabajo de parto. Hable con el médico para determinar qué es lo indicado para usted.

La anestesia para los partos por cesárea

La decisión de si tendrá anestesia general, raquídea o epidural para un parto por cesárea dependerá de su salud y la del bebé, así como el motivo por el cual se practica el parto por cesárea. En los casos de emergencia o cuando ocurre sangrado, la anestesia general podría ser necesaria.

Si le han colocado un catéter epidural y posteriormente necesita tener el parto por cesárea, la mayoría de las veces el anestesiólogo puede inyectar un medicamento mucho más fuerte por el mismo catéter para aliviar mejor el dolor. Al hacerlo, se adormecerá el abdomen completo para la cirugía. Aunque no se produce dolor, puede que sienta presión.

Muchas mujeres se preocupan de que recibir alivio del dolor durante el trabajo de parto hará que la experiencia sea menos "natural". Lo cierto es que, no hay dos trabajos de parto iguales ni hay dos mujeres que sientan la misma intensidad de dolor. Algunas mujeres necesitan muy poco o ningún alivio del dolor y otras

encuentran que el alivio del dolor les permite tener un mejor control del trabajo de parto y el parto. Hable con su médico sobre sus opciones. En algunos casos, el médico podría hacer arreglos para que conozca al anestesiólogo antes del trabajo de parto y el parto. Manténgase flexible y no dude en pedir alivio del dolor si lo necesita.

La recompensa del trabajo de parto

Aunque no es posible pronosticar cuándo comenzará el trabajo de parto, comprender los signos y los síntomas que produce puede ayudarle a lidiar mejor con el trabajo de parto. Saber lo que sucede durante el trabajo de parto le facilitará relajarse, hacer lo que sea necesario para ayudar a que evolucione el proceso y mantenerse enfocada en la llegada del bebé cuando sea el momento indicado.

CAPÍTULO 9

El parto

Muchas mujeres se sienten nerviosas con el prospecto de dar a luz. En muchos casos, el nacimiento de un bebé ocurre sin ningún problema. Sin embargo, si corre peligro la salud del bebé, es necesario realizar ciertos procedimientos especiales. Por ejemplo, si el bebé tiene dificultad para salir por el canal de parto, puede que sea necesario practicar una cesárea. Tenga en cuenta que independientemente de cómo evolucione el parto, la meta principal es dar a luz a un bebé saludable.

El nacimiento

La segunda etapa del trabajo de parto, como se denomina la etapa de naci-miento del bebé, comienza cuando el cuello uterino se dilata completa-mente—a 10 centímetros. Durante esa fase, notará un cambio en la forma en que percibe las contracciones. Con cada contracción, tendrá la necesidad urgente de pujar. Esta necesidad puede ser seme-jante a la necesidad de evacuar, pero mucho más fuerte.

Dígale al médico o enfermera tan pronto sienta la necesidad de pujar. Él o ella examinará el cuello uterino para determinar si se ha dilatado completa-mente. (Si comienza a pujar cuando no está completamente dilatada, podría lesionar el cuello uterino y agotarse completamente).

Si el médico le indica que evite pujar, controlar la respiración puede ayudar. Dar pequeños soplos de aire, por ejemplo, detiene la necesidad de pujar en muchas mujeres. Si tomó una clase de parto, es posible que haya aprendido métodos de respiración controlada. Si no, la enfermera la guiará a través de los ejercicios de respiración.

Si ha estado en una sala convencional de trabajo de parto, la trasladarán a una sala de partos. Si está en una sala de trabajo de parto, parto y recuperación, el médico y la enfermera la ayudarán a colocarse en una posición adecuada para el parto.

Muchas mujeres dan a luz a sus bebés casi sentadas, con el respaldar de la cama elevado y los pies colocados en apoyapiés.

La segunda etapa del trabajo de parto

Una vez que el cuello uterino se haya dilatado totalmente, podrá comenzar a pujar para que salga el bebé. Después de que nazca el bebé, expulsará la placenta.

La segunda etapa

Qué sucede:

➤ Las contracciones pueden ser más lentas, ocurren cada 2 a 5 minutos y duran entre 60 y 90 segundos.

➤ Las contracciones por lo general son regulares.

➤ Siente la necesidad urgente de empujar o pujar con cada contracción.

➤ Siente mucha presión sobre el recto que proviene de la cabeza del bebé.

➤ Siente presión y punzadas en la vagina a medida que desciende la cabeza del bebé.

➤ Aparece la cabeza del bebé.

➤ El médico guía los hombros y el cuerpo del bebé fuera del canal de parto.

Cuánto tiempo dura:

➤ 20 minutos a 3 horas o más

Qué puede hacer:

➤ Pida un espejo para que observe cuando nazca el bebé.

➤ Busque una posición para pujar que funcione para usted.

➤ Si se siente incómoda o ha dejado de pujar, cambie de posición.

➤ Puje cuando sienta la necesidad o cuando se lo indiquen.

➤ Descanse entre las contracciones.

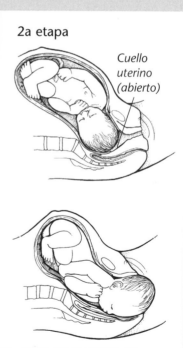

2a etapa

Cuello uterino (abierto)

➤ Pídale a la enfermera que sostenga un paño tibio en el perineo. De esta manera se mantendrá enfocada en sus esfuerzos por pujar y ayudará a que se estire la piel.

La tercera etapa del trabajo de parto: el parto y las secundinas

La tercera etapa

Qué sucede:

➤ Las contracciones continúan, pero son menos dolorosas.

➤ La placenta se desprende de la pared del útero.

➤ La placenta y el saco amniótico se empujan hacia afuera por la vagina.

➤ Las contracciones causan que el útero disminuya de tamaño.

➤ El médico o su ayudante de parto corta el cordón umbilical.

➤ Si le practicaron una episiotomía o tuvo un desgarre, se cerrará con suturas.

➤ Puede que tiemble y tenga escalofríos.

Cuánto tiempo dura:

➤ Desde sólo unos minutos hasta alrededor de 20 minutos

Qué puede hacer:

➤ Puje cuando sienta la necesidad o cuando se lo indiquen. Al hacerlo, ayudará a expulsar la placenta y el saco amniótico.

➤ Pida una frazada o manta tibia si tiene frío.

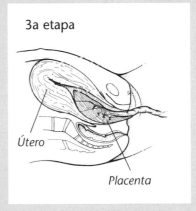

3a etapa

Útero

Placenta

También hay otras posiciones de parto (acostada de costado, por ejemplo) que puede probar, siempre y cuando lo apruebe el médico. Hay diversas técnicas que se usan para dar más comodidad durante el trabajo de parto y el parto (consulte el cuadro).

Indíquele a su ayudante de parto dónde desea que él o ella se encuentre. Si se encuentra al nivel de sus hombros, esta persona podría ofrecerle apoyo emocional y físico a medida que puja al bebé hacia el mundo. En este lugar, su ayudante podrá ver lo mismo que usted durante el nacimiento del bebé. A menudo las normas del hospital son las que permiten o no la presencia de otras personas en la sala de partos y el uso de cintas de vídeo.

Opciones para el trabajo de parto y parto

A continuación se señalan algunas opciones que podrían estar disponibles en su hospital o centro de partos:

➤ *Cama de parto/Silla de parto.* Una cama que puede ajustarse a diversas posiciones para la madre, por ejemplo, le permite ponerse en cuclillas, sentarse en el borde con los pies apoyados o acostarse de lado.

➤ *Banquillo de parto.* Una estructura que le permite a la madre ponerse en cuclillas mientras la estabiliza y apoya.

➤ *Pelota de parto.* Una pelota de goma grande en donde la mujer puede sentarse durante el trabajo de parto. Esta pelota le permite a la mujer mecerse hacia atrás y hacia adelante sobre una superficie blanda.

➤ *Barra para ponerse en cuclillas.* La madre se pone en cuclillas mientras se sujeta de una barra bien afianzada a la cama.

➤ *Piscina/bañera o tina de parto.* Durante el trabajo de parto, la madre se sumerge en una tina (bañera) o piscina grande con agua a temperatura ambiente. El tamaño de la tina es lo suficientemente grande para la madre y la pareja de parto, si lo desea. No se recomienda dar a luz en el agua.

Una vez que el médico se lo autorice, puje con cada contracción o cuando se lo indiquen. A medida que el bebé desciende por el canal de parto, el médico controlará el progreso y le indicará formas para ayudar al bebé a nacer. La vagina es un órgano sumamente elástico. Puede fácilmente estirarse para dar cabida a un recién nacido de 7 libras o incluso a uno de 10 libras.

A veces, basta con unas pocas empujadas fuertes para que nazca el bebé. Otras veces, puede tomar varias horas antes de que esto ocurra.

Cuando la cabeza del bebé aparece en la abertura de la vagina, sentirá una sensación de ardor o punzada en el área a medida que el **perineo** se estira y sobresale. Esta sensación es normal. A veces la cabeza del bebé tiene dificultad para pasar sin desgarrar la piel en la abertura de la vagina.

Para evitar estos desgarros, el médico podría realizar una episiotomía (consulte el cuadro). En la episiotomía se hace un corte pequeño para ampliar la abertura de la vagina. El médico también podría hacer una episiotomía si es necesario extraer al bebé rápidamente. La administración de un anestésico local permitirá adormecer el área antes de hacer el corte. (Las episiotomías duelen a medida que se cicatrizan). Sin embargo, la mayoría de las mujeres no necesitan episiotomías.

Después de la presentación de la cabeza por el canal de parto, el cuerpo del bebé gira. Primero sale un hombro y luego el otro. Después de haber salido ambos hombros, saldrá rápidamente el resto del cuerpo del bebé.

Las secundinas

Después de salir el recién nacido, todavía falta una parte adicional del parto. La expulsión de la placenta (a menudo denominada secundinas) se denomina la tercera etapa del parto. Esta última etapa es la más corta de todas. Lo más probable es que dure de sólo unos minutos a alrededor de 20 minutos.

Durante esta etapa, todavía tendrá contracciones, las cuales serán más seguidas que las que tuvo cuando pujaba al bebé, pero por lo general son menos dolorosas.

Estas contracciones ayudan a separar la placenta de la pared del útero. Posterior-mente, las contracciones desplazan la placenta hacia abajo por el canal de parto. Una vez que está allí, podrá expulsarse de la vagina pujando una o dos veces.

Estas contracciones también ayudan a que el útero vuelva a disminuir en tamaño. A medida que el útero se encoge, se sellarán los vasos sanguíneos que proporcionaron nutrientes y oxígeno a la placenta y descartaron los productos de desecho. De esta forma se controla la pérdida de sangre.

La extracción por fórceps o por extracción al vacío

Nadie puede pronosticar cómo procederá el nacimiento de un bebé. Algunas veces el nacimiento del bebé ocurre bastante rápido y sin ningún problema. No obstante, en algunos partos, la mujer podría pujar por horas sin que haya mucho progreso.

En algunos casos, el médico podría necesitar ayudar el parto mediante el uso de fórceps o de extracción al vacío. Estos procedimientos se realizan en aproxima-damente 1 de cada 10 partos vaginales por diversas razones. El latido cardíaco del bebé podría reducirse o ser errático, o la mujer podría sentirse demasiado agotada para pujar, o bien, si la posición del bebé dificulta el parto.

Los fórceps se asemejan a un par de cucharas grandes. Primero el médico los introduce en la vagina y luego los coloca alrededor de las mejillas y la quijada del bebé (el tejido graso en esa área ofrece un cojín). El médico entonces usa los fórceps para guiar suavemente la cabeza del bebé hacia afuera por el canal de parto.

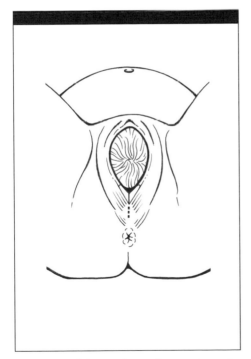

En una episiotomía, se hace un corte en la vagina y perineo para ampliar la abertura de la vagina.

Extracción por fórceps y extracción al vacío

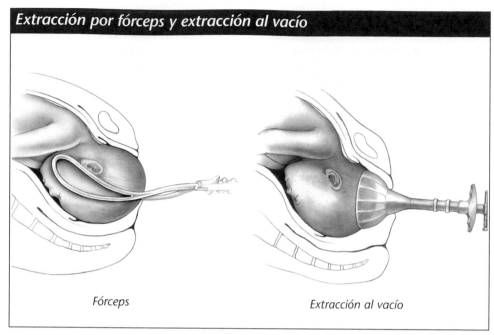

Fórceps

Extracción al vacío

La extracción al vacío es otro método que el médico podría usar para ayudar el parto del bebé. Para ello, el médico introduce una copa de succión especial en la vagina y la presiona contra la cabeza del bebé. La succión sostiene la copa en su lugar. Esta copa tiene un mango que permite al médico ayudar al bebé a atravesar el canal de parto mientras la mujer continúa pujando.

En la mayoría de los casos, el uso de instrumentos especiales para ayudar el parto no causa problemas significativos. Pero existe el riesgo de que los fórceps o la extracción al vacío provoquen moretones en la cabeza del bebé o desgarren la vagina o el cuello uterino.

El parto por cesárea

La mayoría de los bebés llega al mundo a través del canal de parto. Sin embargo, en aproximadamente 1 de cada 4 casos, el bebé nace por cesárea. En este procedimiento se extrae al bebé mediante una incisión en el abdomen y útero de la madre.

El parto por cesárea podría programarse por anticipado si existen ciertos problemas. Además, puede que surjan problemas durante el parto que hagan del parto por cesárea una opción más segura que el parto vaginal.

El parto por cesárea podría ser necesario en las siguientes situaciones:

➤ *Parto previo por cesárea.* Si tuvo un parto por cesárea anteriormente es posible que necesite dar a luz de esa manera nuevamente. No obstante, algunas mujeres que han tenido partos por cesárea pueden intentar dar a luz por vía vaginal. (Para obtener los detalles, consulte "El parto vaginal después de un parto por cesárea").

El parto 141

➤ *Algunos padecimientos médicos.* Si hay una infección activa de herpes genital, por ejemplo, podría ser arriesgado dar a luz por vía vaginal, pero es posible que la mayoría de las mujeres con estas afecciones no necesiten dar a luz por cesárea.

➤ *Embarazos múltiples.* Muchas mujeres embarazadas con gemelos pueden tener partos vaginales. El riesgo que acarrea el parto vaginal aumenta con el número de fetos. Por consiguiente, las mujeres embarazadas con más de dos bebés por lo general dan a luz por cesárea.

➤ *Bebé de gran tamaño o pelvis pequeña.* A veces, el bebé es demasiado grande para pasar sin riesgo por la pelvis y vagina de la mujer. Este estado se denomina **desproporción cefalopélvica.**

➤ *Presentación de nalgas.* Si en el parto, el bebé tiene **presentación de nalgas** (con las nalgas o los pies más cercanos a la vagina), el médico podría considerar que el parto por cesárea es la forma más segura de dar a luz al bebé (consulte el cuadro). Si el bebé esta en posición transversal (acostado de lado en el útero en lugar de con la cabeza hacia abajo), el parto por cesárea es la única opción.

➤ *Problemas con el cordón umbilical.* A veces, el cordón umbilical podría quedar aplastado o comprimido. Si esto sucede, es posible que el bebé no reciba suficiente oxígeno y sería necesario practicar un parto por cesárea de emergencia.

➤ *Problemas con la placenta.* Placenta previa es el estado clínico en que la placenta se encuentra debajo del bebé y cubre parte o todo el cuello uterino. Al hacerlo, bloquea la salida del bebé del útero. Este estado puede causar la pérdida de una cantidad grande de sangre.

➤ *El trabajo de parto no evoluciona.* Aproximadamente 1 de cada 3 partos por cesárea se realiza debido a que el parto se demora o detiene. Es posible que tenga contracciones, pero éstas no abren el cuello uterino lo suficiente para que el bebé descienda por la vagina, por ejemplo. Si los medicamentos no aligeran el trabajo de parto (consulte "Formas para estimular el trabajo de parto" en el Capítulo 8), podría ser necesario dar a luz por cesárea.

➤ *El trabajo de parto es muy estresante para el bebé.* Los partos por cesárea a menudo son necesarios en los casos en que el control fetal detecta señales de que hay problemas.

A veces se programan los partos por cesárea y en otras ocasiones se podrían realizar rápidamente si surge algún problema. El proceso puede variar según la causa a que obedece. En la mayoría de los casos, los partos por cesárea proceden de la siguiente manera:

1. Para bloquear el dolor durante la cirugía, se administrará bloqueo epidural, bloqueo raquídeo o anestesia general. El anestesiólogo hablará con la mujer sobre las opciones que tiene para aliviar el dolor y tomará en cuenta sus deseos. (Para obtener más información sobre el alivio del dolor, consulte el Capítulo 8).

Presentación de nalgas

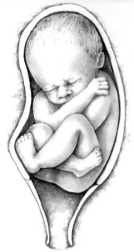

Presentación de nalgas completa: Las nalgas están hacia abajo y las piernas están cruzadas con las rodillas dobladas. Los pies están cerca de las nalgas.

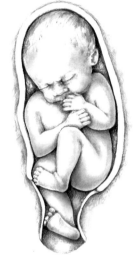

Presentación de nalgas incompleta: Una o ambas piernas del bebé están extendidas y apuntan hacia abajo.

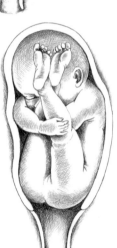

Presentación franca: Las nalgas del bebé están en la parte superior del canal de parto, las piernas están extendidas frente a su cuerpo y los pies están hacia arriba, cerca de la cabeza.

2. Se vigilará la respiración, ritmo cardíaco y presión arterial de la mujer. La nariz y boca estarán cubiertas por una mascarilla de oxígeno o se colocará una sonda por los orificios nasales para garantizar que la mujer reciba suficiente oxígeno durante la cirugía.

3. El ayudante de parto se pondrá una mascarilla y bata limpia para permanecer al lado de la mujer en la sala de operaciones. (Si el parto por cesárea es de emergencia, lo más probable es que no le permitan a la pareja estar con ella).

4. Una enfermera se encargará de preparar a la mujer para la cirugía. Le lavarán el abdomen y, si fuera necesario, recortarán el vello entre el pubis y el ombligo. Se introducirá un catéter en la vejiga. Esto se hace para mantener vacía la vejiga y evitar lesionarla durante la cirugía. Se limpiará el abdomen con un antiséptico y se colocarán sábanas quirúrgicas estériles alrededor del área de la incisión.

5. Se hará una incisión de 4 a 6 pulgadas a través de la piel y la pared del abdomen. Este corte por lo general se hace de lado a lado, justamente encima del nacimiento del vello púbico (transversalmente).

6. El médico separará suavemente los músculos abdominales y cortará a través del recubrimiento de la cavidad abdominal. Por lo general, los músculos abdominales no se cortan.

7. Cuando el médico llegue al útero, hará otro corte en la pared uterina. Este corte puede hacerse de forma transversal o vertical. En la mayoría de los casos, se hace una incisión transversal. Este tipo de corte se hace en la parte inferior y más delgada del útero debido a que causa menos sangrado y forma una cicatriz más fuerte. Podría ser necesario hacer una incisión vertical si la mujer tiene placenta previa o si el bebé está en una posición distinta a la acostumbrada. Las mujeres deben preguntar a los médicos el tipo de

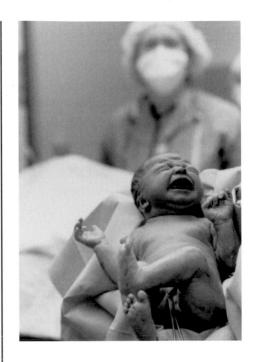

incisión que se hizo en el útero. De esta forma sabrán si es posible dar a luz al próximo bebé por vía vaginal.

8. El médico extrae al bebé a través de las incisiones, y después de cortar el cordón umbilical le entrega el bebé a la enfermera. Posteriormente, se extrae la placenta del útero.

9. Las paredes uterinas y abdominales se reparan por medio de suturas que se disuelven en el cuerpo. La incisión de la piel se cierra con puntos o grapas quirúrgicas. Se colocará un vendaje sobre la incisión.

Al igual que con las demás cirugías, el parto por cesárea acarrea ciertos riesgos. Aunque los siguientes riesgos pueden ocurrir con cualquier tipo de parto, el parto por cesárea puede implicar algunos riesgos adicionales, tales como:

➤ Infección del útero, los órganos pélvicos o de la incisión abdominal

➤ Pérdida de sangre, pero en raras ocasiones amerita transfundir sangre

➤ Formación de coágulos de sangre en las piernas, órganos pélvicos o pulmones

➤ Lesión en los intestinos o vejiga

El parto vaginal después de un parto por cesárea

Algunas mujeres que han tenido partos por cesárea pueden dar a luz por vía vaginal durante un embarazo posterior. Esto se denomina parto vaginal después de cesárea (PVDC). Este tipo de parto no es la opción indicada para todas las mujeres y conlleva ciertos riesgos.

Entre las mujeres que intentan el PVDC, un 60 a 80% de ellas lo logra y dan a luz por vía vaginal. El índice de éxito varía según el motivo del parto por cesárea previo. Otras mujeres ntentan pero luego se ven obligadas a someterse a una cesárea. Hay varias razones que explican por qué una mujer podría querer intentar el PVDC en lugar del parto por cesárea:

➤ No implica cirugía abdominal

➤ Se reduce la estancia hospitalaria

➤ Menor riesgo de infección

➤ Menor pérdida de sangre

➤ Necesidad menor de transfundir sangre

Los riesgos del PVDC

El PVDC conlleva ciertos riesgos pero ofrece ciertas ventajas. No obstante, tener más de un parto por cesárea conlleva ciertos riesgos también. Con el PVDC, hay un riesgo muy pequeño, pero importante, de causar la ruptura del útero. Aunque no sucede a menudo, la ruptura del útero puede ser perjudicial para usted o su bebé. Su médico le informará si el PVDC es una opción en su caso.

A veces, cuando una mujer elige el PVDC, que deba optar por una cesárea durante el trabajo de parto. Esta situación puede presentarse si surgen problemas o dichos problemas empeoran durante el alumbramiento. El hospital o centro donde vaya a dar a luz al bebé debe estar equipado para practicar partos por cesárea de emergencia si surgiera la necesidad. Hay un riesgo mayor de infección para la madre y el bebé si la madre desea intentar el PVDC y luego da a luz por cesárea.

¿Está el PVDC indicado en su caso?

Al decidir si el PVDC es una opción, un factor clave es el tipo de incisión que se hizo en el útero durante el parto por cesárea previo. Algunos tipos son más propensos a desgarrarse que otros.

En el parto por cesárea, se hace una incisión en el abdomen y otra en el útero. Todas las incisiones forman cicatrices. No es posible determinar el tipo de incisión que se hizo en el útero con sólo mirar la cicatriz en la piel. Su médico debe poder determinar el tipo de incisión que se hizo consultando sus expedientes médicos. Hay tres tipos de incisiones:

1. *Transversal baja*—Una incisión de lado a lado que se hace en la parte inferior y más delgada del útero

2. *Vertical baja*—Un corte desde arriba hacia abajo que se hace en la parte inferior y más delgada del útero

3. *Vertical alta* (también denominada "clásica")—Un corte desde arriba hacia abajo que se hace en la parte superior del útero

Las mujeres con incisiones verticales altas corren un riesgo mayor de ruptura. Las mujeres que han tenido más de un parto

por cesárea previamente también corren un riesgo mayor de ruptura. Las mujeres que han tenido por lo menos un parto vaginal, además de un parto previo por cesárea, tienen una mayor probabilidad de lograr el PVDC.

Otros factores para tomar en cuenta

Hay otros factores que podrían influir en la decisión de si el PVDC es una opción. Entre estos factores figuran problemas con la placenta, problemas con el bebé o ciertos padecimientos médicos durante el embarazo.

Por ejemplo, una mujer puede siempre intentar el PVDC cuando el embarazo es posmaduro (el embarazo continúa después de la fecha prevista de parto). Pero el PVDC puede que no sea una buena opción si el médico decide que hay necesidad de inducir el trabajo de parto

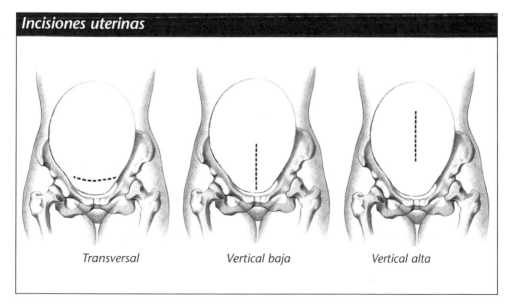

Incisiones uterinas

Transversal   Vertical baja   Vertical alta

(usar medicamentos para estimular el comienzo del trabajo de parto). En algunos casos, el PVDC puede ser una opción para las mujeres embarazadas con gemelos. El PVDC no se practica en algunos hospitales ya que no están equipados para los partos por cesárea de emergencia. Hable con su médico para determinar cuál es la mejor opción en su caso.

Después del parto

Una vez que el bebé haya nacido, el médico y la enfermera llevarán un control de ambos para asegurarse de que no haya problemas. El equipo de atención médica atenderá al bebé después del parto vaginal de la siguiente manera:

➤ Sujetarán al bebé con la cabeza hacia abajo para evitar que le penetre líquido en los pulmones. Podrían colocarlo en la parte inferior de su abdomen mientras drenan estos líquidos.

➤ Limpiarán el líquido de la boca y nariz del bebé aspirándolo con una pera de goma.

➤ El médico colocará una abrazadera en el cordón umbilical cerca del abdomen del bebé y luego cortará el cordón umbilical. Si desea almacenar o donar la sangre del cordón umbilical, se extraerá la sangre en este momento (consulte el cuadro).

➤ En la mayoría de los casos, le entregarán al bebé para que lo tenga en sus brazos

La donación de sangre del cordón umbilical

La sangre del cordón umbilical del bebé contiene células madre. Estas células pueden trasplantarse a personas con genes compatibles para tratar enfermedades como la leucemia y otros tipos de cáncer. La sangre del cordón umbilical se extrae después de que nace el bebé y se ha restringido con abrazadera el cordón umbilical.

Hay dos tipos de bancos de sangre de cordón umbilical: privados y públicos. Al donar la sangre del cordón umbilical a un banco público, ésa aparece listada en un registro para los pacientes alrededor del mundo que buscan genes compatibles. Nunca se divulga la identidad del donante. Tampoco se cobra por la donación a un banco público de sangre de cordón umbilical.

Cuando la sangre del cordón umbilical se almacena en un banco privado, estará destinada al uso privado de su familia solamente. Los bancos privados de sangre de cordón umbilical almacenan sangre por un cargo anual. Es muy improbable que su niño necesite en algún momento células madre (1 en 1,000 y 1 en 200,000 para la edad de 18 años), y el costo de almacenar sangre es significativo. Podría considerar la posibilidad de almacenar sangre de cordón umbilical si un miembro de su familia tiene en la actualidad o podría tener alguna necesidad de recibir un trasplante de células madre.

El uso de sangre de cordón umbilical en los trasplantes de células madre es un campo nuevo de la medicina. Hay muchos factores desconocidos y algunas interrogantes. Hable con el médico si tiene alguna duda.

y se establezca el vínculo entre madre e hijo. El contacto físico cercano también ayuda a mantener la temperatura corporal adecuada que necesita el bebé. Si va a amamantar, coloque al bebé al seno. (El Capítulo 10 cubre la lactancia materna con más detalle).

➤ Al cabo de un minuto del parto, se examinará el *puntaje Apgar* del bebé (consulte el Capítulo 11 para obtener información sobre el puntaje Apgar). Esta medida se usa para evaluar la salud del recién nacido y determinar si es necesario proveer atención adicional. La prueba se repite a los 5 minutos del parto.

➤ Cuando esté lista para separarse de su nuevo bebé, la enfermera pesará y medirá al bebé, lo bañará y le colocará bandas de identificación alrededor del tobillo y la muñeca y tal vez tome las huellas de las manos y pies del bebé.

➤ Al cabo de unas horas, se examinará al bebé de pies a cabeza y se realizarán los procedimientos acostumbrados para evaluar la salud del recién nacido.

También la examinarán a usted para asegurarse de que no haya problemas. Si el parto fue por vía vaginal, se tomarán las siguientes medidas:

➤ El médico examinará la vagina, cuello uterino y perineo para asegurarse de que todo esté en estado normal.

➤ Si se le practicó una episiotomía o tuvo un desgarre, se reparará con suturas. Estas suturas se disolverán por su cuenta y no es necesario extraerlas.

➤ Una enfermera le medirá la presión arterial, pulso y temperatura a menudo y dará masajes al útero. La enfermera también la examinará para determinar si el sangrado vaginal es fuerte o tiene signos de infección.

Si el parto fue por cesárea, la trasladarán a una sala de recuperación o la llevarán directamente a la habitación en el hospital. Allí, las enfermeras harán lo siguiente:

➤ Le darán medicamentos para aliviar el dolor o las náuseas (el anestésico que se usa en la cirugía puede causar náuseas)

➤ Examinarán su incisión, presión arterial, pulso, respiración y temperatura

➤ Le traerán al bebé para que lo tenga en brazos y lo amamante

➤ Extraerán la vía intravenosa cuando esté lista para comer y beber nuevamente

➤ Si no se siente lo suficientemente bien como para estar con su recién nacido de inmediato, puede esperar un poco. Infórmele al médico o la enfermera si siente alguna molestia.

Su estancia en el hospital

Las atenciones que brindan los hospitales a las madres y los bebés después del parto pueden variar. Si dio a luz por vía vaginal, debe caminar—con la ayuda de la enfermera—tanto pronto como pueda hacerlo.

El bebé podría permanecer en la habitación con usted hasta que se vaya del

La recuperación tras un parto por cesárea

Si dio a luz por cesárea, es posible que transcurran unos días antes de que se sienta completamente bien. No sólo se tiene que recuperar del trabajo de parto y el parto, sino de una cirugía mayor.

Además de todas las molestias y dolores normales posteriores al parto (consulte el Capítulo 12), tendrá otros síntomas que requerirán atención. A continuación se señala lo que debe esperar después de un parto por cesárea:

➤ Podría sentirse cansada. ¿Por qué? Perdió sangre durante la cirugía. Cuando esto ocurre, puede quedarse sin energía por varios días o semanas. Tal vez se sienta aún más cansada si el trabajo de parto duró varias horas antes de que comenzara la cirugía.

➤ Necesita guardar cama durante al menos varias horas después de la cirugía. Cuando esté lista para levantarse, necesitará ayuda.

➤ El dolor de la incisión del abdomen es muy intenso durante los primeros días o incluso durante semanas. El médico puede darle un medicamento para aliviar el dolor. (Puede tomar medicamentos para aliviar el dolor de venta sin receta médica, aun si está amamantando. Pero siempre debe tomar estos medicamentos de la forma indicada). Es posible que necesite amamantar al bebé recostada de un costado. Evite levantar objetos pesados y conducir por varias semanas también. De esta manera evitará ejercer presión excesiva sobre la incisión mientras se cicatriza.

➤ Es posible que tenga gases que causen dolor y estreñimiento. La anestesia y la cirugía causan retrasos en la digestión. Por lo tanto, los intestinos tienden a inflarse debido a los gases atrapados de los alimentos. Caminar le ayudará a movilizar el sistema digestivo nuevamente.

➤ Podría permanecer en el hospital por 3 ó 4 días tras el parto por cesárea. Aun después de regresar a casa, deberá tomar las cosas con calma por un tiempo. Necesitará ayuda adicional en la casa por unas semanas. Pídale a alguien que le traiga al bebé para amamantarlo y que la ayude a cambiarle el pañal. También pídales a sus amistades y familiares que la ayuden a cocinar, limpiar, hacer mandados o cuidar a los niños mayores.

➤ Debe estar alerta por si le diera fiebre o si empeora el dolor de la incisión. Ambas podrían ser signos de una infección.

El vínculo con el bebé

Para muchas mujeres, el amor no llega a primera vista. Es posible que retiren al bebé del lado de la mujer poco después del nacimiento para administrarle cuidados especiales. La mujer podría sentirse cansada tras horas de trabajo de parto, aturdida por los medicamentos para el dolor o estar lidiando con los efectos de un parto por cesárea. Muchas madres nuevas se sienten demasiado abrumadas por la responsabilidad que se les acaba de colocar en sus brazos para sentir alguna emoción. Este comportamiento es normal y no significa que nunca vaya a crear un vínculo maternal con su bebé.

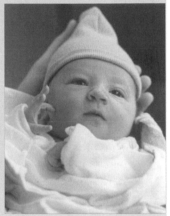
Jane Levine

Si tiene deseos de hacerlo, tome unos momentos después del nacimiento para sostener a su recién nacido. No se sienta culpable si sus primeros momentos o incluso días con el bebé no son tan íntimos como se había imaginado.

La formación del vínculo entre la madre y el bebé toma meses, no minutos. Deje que pase un poco de tiempo para sentirse más cerca de su bebé. Es posible que se tarde un poco en conectarse con él o ella, pero esta conexión será lo suficientemente fuerte para durar toda una vida.

hospital. Ésta es una buena forma de conocer a su nuevo bebé. También es la mejor forma de comenzar a amamantar. De otra forma, podrían traer al bebé a la habitación cuando tenga que alimentarlo. Muchos hospitales también permiten que su pareja se quede con usted en la habitación.

Si no se siente confiada con sus destrezas de atención del recién nacido (como sucede con muchos padres y madres primerizas se sienten), éste es el momento perfecto para obtener sugerencias y consejos del personal del hospital. Pídale a la enfermera que la ayude a amamantar, le enseñe las mejores formas de sujetar al bebé y de consolarlo o que le muestre cómo

cambiar el pañal del recién nacido—en fin, pida los consejos que necesite. Las enfermeras de maternidad son expertas en la atención de los bebés. Ésta es una buena oportunidad de aprender de ellas.

Antes de dar a luz, tal vez se imaginaba que estaría meciendo en sus brazos a un niño rollizo con mejillas rosadas. El aspecto de su recién nacido podría sorprenderla—el cuerpo del bebé está encogido, la cabeza es larga y puntiaguda, los genitales parecen demasiado grandes para un cuerpo tan pequeño y la piel está cubierta de una capa grasosa y blancuzca, denominada vernix. También el bebé podría estar teñido de sangre y otras sustancias. Eso no significa que hay algún problema con el bebé. Sin embargo, si hay algo que le preocupa del

¿Está lista para regresar a casa?

Debe responder de forma afirmativa a estas preguntas antes de salir del hospital:

_____   ¿Sabe cómo sostener, bañar, cambiar el pañal y vestir a su bebé?

_____   ¿Sabe cuáles son las mejores formas de acostar al bebé para dormir?

_____   ¿Sabe cómo cuidar del fragmento que sobresale del ombligo del bebé?

_____   Si circuncidaron al bebé, ¿sabe cómo cuidar del pene?

_____   Si está amamantando, ¿se ha acoplado al seno y ha lactado bien el bebé por lo menos dos veces?

_____   ¿Sabe cómo determinar si el bebé recibe suficiente leche?

_____   ¿Sabe cómo ponerse en contacto con una asesora de lactancia (experta en lactancia materna) si tiene algún problema?

_____   Si alimenta con biberón, ¿se ha tomado el bebé por lo menos dos biberones?

_____   ¿Ha orinado y evacuado el bebé?

_____   Si saldrá del hospital a las 48 horas de dar a luz, ¿ha hecho los arreglos para la visita a domicilio que debe realizarse en los próximos dos días?

_____   ¿Le han hecho al recién nacido todas las pruebas y procedimientos y ha recibido todas las vacunas?

_____   ¿Sabe cómo percatarse si existen signos de problemas comunes, como ictericia?

_____   ¿Conoce las señales de advertencia que indican que debe llamar al médico del bebé?

_____   ¿Ha programado la primera visita del recién nacido con el pediatra que debe realizarse al cabo de unas semanas del nacimiento?

(continúa)

¿Está lista para regresar a casa? (continuación)

_____ ¿Ha llenado los documentos necesarios para recibir el acta de nacimiento del bebé y la tarjeta de Seguro Social?

_____ ¿Ha instalado correctamente en el asiento trasero de su automóvil un asiento de seguridad para bebés orientado hacia atrás?

_____ ¿Sabe cómo atender sus propias necesidades (tales como mantener limpias las suturas y controlar el dolor)?

_____ ¿Está normalizada su presión arterial?

_____ ¿Ha orinado?

_____ ¿Puede caminar sin ayuda?

_____ ¿Puede comer y beber sin ninguna dificultad?

_____ ¿Conoce cuáles son los signos de advertencia que indican cuándo es necesario llamar al médico?

_____ ¿Le ha preguntado al médico cuándo puede volver a tener relaciones sexuales?

Jane Levine

_____ ¿Ha seleccionado un método anticonceptivo? (Consulte el Capítulo 12 para obtener los detalles del control de la natalidad posterior al parto).

_____ ¿Ha programado su cita posterior al parto (casi siempre a las 4 ó 6 semanas después del parto)?

_____ ¿Tiene ayuda programada (de su pareja, familia, amistades, doula de posparto o enfermera de bebés) durante los primeros días en la casa?

La atención a domicilio

Las enfermeras a domicilio pueden brindar los siguientes cuidados:

➤ Realizarle a usted y a su bebé un examen médico riguroso para garantizar que ambos estén bien

➤ Determinar cómo se recupera del parto y detectar si hay signos de infección

➤ Examinar al bebé para determinar si tiene algún padecimiento médico, como ictericia del recién nacido, que a menudo no se presenta hasta que han transcurrido varios días del alumbramiento

➤ Asegurarse de que los senos produzcan leche si está amamantando y que el bebé se acople bien al seno y amamanta adecuadamente

➤ Determinar sus conocimientos con respecto a los cuidados básicos de la atención del recién nacido y preguntar cómo se están ajustando usted y el bebé

Si tiene la opción de recibir los cuidados de una enfermera a domicilio, aproveche esta oportunidad, aun si todo parece que marcha bien.

aspecto o de la forma de actuar del bebé, asegúrese de preguntar al personal sobre ello. Los médicos y las enfermeras del hospital pueden responder a sus preguntas y tranquilizarla.

La ley federal titulada Ley para la Protección de la Salud de los Recién Nacidos y las Madres (Newborn´s and Mother´s Health Protection Act) exige que los planes de atención administrada y las aseguradoras ofrezcan cobertura de parto en un hospital y que paguen por lo menos 48 horas de atención hospitalaria tras un parto vaginal y por lo menos 96 horas tras un parto por cesárea. El período de 48 ó 96 horas se asignará independientemente a las mujeres y a sus recién nacidos. La duración de la estancia de la madre puede que no sea igual a la de su hijo. El período que la madre y el bebé necesitarán permanecer en el hospital lo determina el médico en consulta con la

madre. Es posible que algunas mujeres necesiten quedarse por más tiempo si surgen problemas durante el parto o después del mismo.

Si le dan de alta antes de lo previsto, su compañía de seguros podría pagar por la atención de seguimiento a domicilio. Muchos planes de seguro médico pagan para que una enfermera la visite en su hogar al cabo de uno o dos días del alta hospitalaria.

Las visitas de hijos mayores

Si tiene hijos mayores, estarán ansiosos de conocer a su nuevo hermano o hermana. Los niños pueden visitarla a usted y al bebé en el hospital. Mientras más participación tengan los hermanos, mejor responderán al nuevo bebé.

Antes de la visita de un hijo mayor, determine cuáles son las normas del hospital para visitantes y las horas de visita.

Asegúrese de que el niño esté preparado para la visita de las siguientes formas:

➤ El niño no ha estado expuesto a un virus determinado, como varicela.

➤ El niño está saludable. Si tiene fiebre, tos u otros síntomas, espere a que se sienta mejor antes de que conozca al nuevo bebé.

➤ Su pareja o un miembro de la familia ha hablado con el niño sobre la visita y le ha dicho cómo debe comportarse y qué debe esperar.

➤ Debe haber un adulto presente para atender al niño durante la visita.

Las visitas de las amistades

Recibir visitantes puede ser agotador. Está bien que la visiten sus hijos y otros familiares allegados. Pero tal vez no deba permitir otras visitas para que tenga tiempo de descansar y conocer a su bebé.

Más tarde habrá suficiente tiempo para que las personas vengan a saludarla y a ver al nuevo bebé cuando usted ya esté en su casa. Es posible que sea bueno sugerir a los demás visitantes que esperen para verla en su casa después de unas semanas.

El regreso al hogar

La idea de salir del hospital después del nacimiento de su bebé puede que le cause sentirse un poco nerviosa. Infórmele al personal del hospital si realmente no está lista para regresar a casa o si está preocupada por el bebé. Usted puede (y debe) llamar a su médico, a la sala de recién nacidos del hospital o al médico de su bebé si le ha surgido alguna pregunta. Antes de regresar a casa, debe estar prepa-rada para atender sus necesidades y las de su bebé.

Si el bebé necesita quedarse en el hospital

Si el bebé tiene problemas médicos, es posible que necesite quedarse en el hospital después de que le hayan dado de alta a usted. Puede que sea difícil dejar su niño recién nacido. Tenga en cuenta que éste es el mejor lugar para la atención del bebé hasta que mejore su salud.

En la mayoría de los casos, podrá pasar gran parte del día en la sala de recién nacidos del hospital. Si está amamantando, las enfermeras de la sala pueden darle una bomba sacaleche y enseñarle cómo usarla para que pueda dejar leche al bebé antes de regresar a casa.

Algunos hospitales podrían permitir que usted se quede con su bebé recién nacido todo el tiempo después de haber sido dada de alta. Si su bebé necesita permanecer en el hospital por un tiempo, pregunte qué puede hacer para estar con él o ella.

Su nueva familia

El nacimiento de su bebé puede ser el momento más emocionante de su embarazo. Pero también puede ser la parte más retadora. Tenga en cuenta que dispone de apoyo—por parte del personal del hospital, su médico, el médico del bebé, sus amistades y familiares—si lo necesita. Tan pronto vea a su nuevo bebé, se dará cuenta de que todo el trabajo y los esfuerzos valieron la pena.

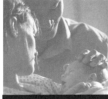

CAPÍTULO 10

La lactancia materna

La lactancia materna es la mejor forma de alimentar a su nuevo bebé. La leche materna protege de muchas enfermedades. También crea un vínculo entre la madre y el bebé y ofrece la mejor nutrición para su bebé. Uno de los momentos más especiales en la vida de una madre es cuando se encuentra amamantando a su bebé.

Para ayudarla a decidir cómo debe alimentar al bebé, hable con su médico, el médico del bebé, su pareja, los miembros de su familia y las amigas que han amamantando a sus bebés. También puede resultarle útil hablar con una *especialista en lactancia*. Estas personas pueden informarle mejor sobre los distintos métodos para amamantar y cómo extraer la leche. Puede encontrar a una de estas expertas en lactancia a través de su médico u hospital. Además, investigue si el hospital o centro de recursos para los padres de su localidad ofrecen clases de lactancia materna para las madres futuras.

Cómo alimentar a su recién nacido es una decisión personal. No obstante, aun si no está segura si amamantar (también denominado lactar) es la mejor opción para usted, considere intentarlo. Más tarde puede cambiar a la alimentación con fórmula si fuera necesario. Los bebés alimentados con biberón pueden estar bien nutridos, y la combinación de alimentar con biberón y con el pecho funciona bien para algunas madres. Sin embargo, muchas mujeres que no estaban seguras si iban a amamantar encuentran que, una vez que nace el bebé, disfrutan mucho la sensación de intimidad que esta experiencia les brinda.

Beneficios

La leche materna es el alimento perfecto de la naturaleza para el bebé. Su leche tiene los nutrientes adecuados, justamente en las cantidades adecuadas, para satisfacer completamente las necesidades alimenticias del bebé. El cuerpo del bebé puede usar mejor las proteínas y la grasa de la leche materna que las proteínas y la grasa de la fórmula.

La leche materna tiene hormonas, proteínas y otros nutrientes que promueven el crecimiento y desarrollo adecuado del bebé. A medida que crece el bebé, la leche materna cambia para suplir las necesidades del bebé en esa etapa de la vida. La leche materna tiene anticuerpos que ayudan a que el *sistema inmunológico* combata las enfermedades. Los niños amamantados son menos propensos a presentar lo siguiente:

➤ Infecciones de oídos

➤ Alergias

➤ Diarrea

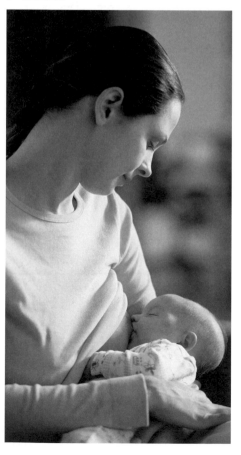

➤ Pulmonía, respiración sibilante e infecciones respiratorias

➤ Meningitis

La leche materna es más fácil de digerir que la fórmula. Los bebés amamantados producen menos gases, tienen menos problemas con la alimentación y a menudo menos estreñimiento que los niños que reciben fórmula. Algunos estudios han demostrado que la lactancia materna puede reducir la probabilidad de que el bebé presente el síndrome de muerte súbita del lactante (SMSL) y diabetes. La lactancia materna puede también ayudar al desarrollo del cerebro del bebé.

La lactancia materna no sólo es buena para los bebés, sino que también es buena para las mujeres. La lactancia materna ofrece las siguientes ventajas:

➤ Permite la liberación de la hormona oxitocina, que estimula la contracción del útero. Al hacerlo, el útero vuelve a adoptar su tamaño normal más rápidamente y reduce el sangrado después del parto.

➤ Quema calorías. Usted tiene una mayor probabilidad de regresar más pronto al peso que tenía antes del embarazo que si alimenta con biberón.

➤ Ha estado asociada con un menor riesgo de presentar cáncer ovárico y cáncer del seno.

➤ Es más fácil y menos costosa que la alimentación con biberón. No necesita ir a la tienda de comestibles para buscar fórmula ni adquirir biberones y chupones. Tampoco necesita calentar

Su sistema de apoyo

El apoyo de su pareja es importante para amamantar exitosamente. Para promover este apoyo, hable con su pareja sobre las razones por las que desea amamantar. Explíquele que es bueno para la salud del bebé.

Además, pídale a su pareja que acuda con usted a las clases de lactancia materna prenatales. Mientras más él o ella conozca los beneficios (y retos) de la lactancia, mayor será la probabilidad de que apoye sus esfuerzos.

¿Qué debe hacer si su pareja está de acuerdo, pero algunas de sus amistades o miembros de la familia no están de acuerdo con su decisión de amamantar? Simplemente dígales que el médico dice que es lo mejor para el bebé.

Para amamantar exitosamente, es necesario que sienta que tiene el apoyo de los demás. Si sus seres queridos no proveen este apoyo, búsquelo en otro lugar. Pídale al médico algunas sugerencias. Únase a un grupo de nuevas mamás que incluya a muchas madres lactantes. Busque grupos de apoyo para la lactancia, como su grupo local de la Liga de la Leche.

un biberón cuando el bebé está hambriento ni mantener fríos los biberones cuando sale durante el día.

➤ Ayuda a establecer un vínculo entre usted y su bebé. Cuando amamanta, usted sostiene al bebé cerca y tiene contacto con su piel. También aprende a comprender y responder a las señales del bebé. Ambos factores ayudan a fortalecer el vínculo entre ambos.

Datos sobre la lactancia materna

Después del parto, los senos producen inicialmente calostro, un líquido fino y amarillento. Éste es el mismo líquido que sale de los senos en algunas mujeres durante el embarazo. El calostro que producen los senos durante los primeros días después del parto, ayuda al desarrollo y funcionamiento del sistema digestivo del recién nacido. Tiene abundantes proteínas y es todo lo que su bebé necesita durante sus primeros días de vida. Es especialmente alto en ingredientes que ayudan a que el bebé desarrolle inmunidad contra las enfermedades.

Al cabo de 3 ó 4 días, su cuerpo envía una señal a los senos para que comiencen a producir leche. Al principio, esta leche es rala, acuosa y dulce. Satisface la sed del bebé y proporciona azúcares, proteínas, minerales y el líquido que necesita. Con el tiempo, esta leche cambia. Se vuelve densa y cremosa. Esta leche le quitará el hambre al bebé y le dará los nutrientes que necesita para crecer.

Preguntas comunes sobre la lactancia

Las mujeres embarazadas a menudo tienen muchas preguntas sobre la lactancia. A continuación se señalan algunas respuestas a las preguntas más comunes. Si tiene alguna pregunta que no se trata en esta sección, asegúrese de hacérsela al médico o especialista en lactancia.

¿Son mis senos demasiado pequeños para amamantar?

Puede que parezca lógico que las mujeres bien dotadas produzcan más leche que las que no comparten esta característica. Sin embargo, el tamaño de los senos no tiene nada que ver con la lactancia. La cantidad de leche que producen sus senos está relacionada con su salud y la forma en que se estimulan los senos. La lactancia no tiene nada que ver con el tamaño ni la forma de los senos.

¿Causará la lactancia que mis senos se caigan?

La lactancia por sí misma no causa que los senos se caigan. El factor responsable es mayormente la edad. Sus senos pesarán más durante el embarazo y la lactancia a medida que se agrandan y producen leche. Este peso adicional puede estirar los ligamentos que los apoyan. Le vendrá bien usar un buen sostén que ofrezca apoyo.

¿Cómo me preparo para lactar a mi bebé?

No necesita hacer nada para prepararse. Si le preocupan sus pezones o senos, hable sobre ello con su médico o con la asesora de lactancia.

¿Produciré suficiente leche?

En la mayoría de los casos, producir suficiente leche para nutrir al bebé es simplemente un asunto de oferta y demanda. En otras palabras, su cuerpo suple la cantidad que el bebé exija. Lacte con la frecuencia necesaria para cumplir con las necesidades de su bebé y durante el tiempo que el bebé lo desee. Su cuerpo responderá produciendo una cantidad adecuada de leche. También puede evitar que se reduzca la producción de leche ingiriendo cantidades abundantes de líquidos todos los días, alimentándose bien y descansando el tiempo suficiente. Usar fórmula para compensar alguna deficiencia puede causar que deje de producir suficiente leche. Esto se debe a que saltar sesiones de lactancia le indicará al cuerpo que debe reducir la producción de leche.

¿Qué sucede si no pude amamantar la última vez?

Si ha dado a luz anteriormente y tuvo dificultad para amamantar, eso no quiere decir que no podrá hacerlo ahora. Es muy probable que lo que causó el problema la última vez no vuelva a suceder nuevamente. Aun si sucede, obtener ayuda de un experto temprano en el proceso aumentará su probabilidad de tener éxito esta vez. Para evitar problemas, hable con su médico, educadora de parto, especialista en lactancia y otras madres lactantes sobre lo que sucedió anteriormente. A veces un cambio de técnica es todo lo que se necesita para resolver el problema.

Cuando el bebé mama, los nervios en los pezones envían un mensaje al cerebro. En respuesta a ello, el cerebro libera hormonas que les indican a los conductos de los senos que "bajen leche" para que fluya a través de los pezones. Esta acción se denomina **reflejo de bajada de leche**. Algunas mujeres apenas perciben cuando les baja la leche. Otras sienten leves punzadas en los senos a los 2 ó 3 minutos de que comience el bebé a amamantar.

Algunas veces, el reflejo de bajada de leche se demora si siente algún dolor o está ansiosa o estresada. Otras veces, este efecto se produce simplemente al mirar al bebé, pensar en el bebé o escuchar al bebé llorar. Para algunas mujeres, escuchar el llanto de cualquier bebé causa el reflejo de bajada de leche.

Cuando baja la leche, los senos se sienten llenos y querrá amamantar cuanto antes. (Consulte "Congestión de los senos" para obtener los detalles sobre qué puede hacer si sus senos están tan llenos que tiene dificultad para amamantar o si los senos permanecen llenos y sensibles).

Muchas madres lactantes aprenden a extraerse la leche manualmente. Ésta es una buena destreza para todas las madres lactantes. No obstante, a la mayoría de las mujeres se les hace más fácil usar una bomba sacaleche para vaciar los senos y guardar leche. Esto es aún más el caso para las madres que trabajan fuera del hogar y que necesitan extraerse leche varias veces durante el día.

Hay varias docenas de bombas sacaleche en el mercado, y muchas opciones para elegir. ¿Cómo puede

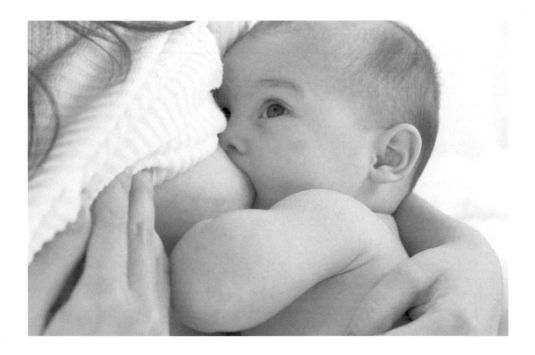

Cómo elegir una bomba sacaleches

Hable con su médico o especialista en lactancia antes de alquilar o comprar una bomba. Algunas sugerencias:

➤ Si planifica extraerse leche por un período breve, es posible que lo mejor sea alquilar. Puede alquilar una bomba sacaleches de alta calidad en una tienda de suministros médicos u hospital por sólo $1 al día. Algunos programas también prestan bombas sacaleches. Si la alquila, necesitará comprar un equipo de tubos para la bomba, copas que se adapten a sus senos y botellas para guardar la leche.

➤ Si cree que se extraerá leche por más de sólo unos meses, es buena idea comprar una bomba sacaleches. Compare el costo de alquiler con el precio de compra antes de tomar la decisión.

➤ Si el costo de alquilar o comprar una bomba parece muy alto, piense en todo el dinero que ahorrará por no tener que comprar fórmula ni otros artículos. También ayudará a mantener la salud de su bebé.

➤ Elija una bomba que tenga dos tubos y dos equipos. De esta forma reducirá el tiempo de bombeo permitiéndole extraer leche de ambos senos a la vez.

➤ Tal vez desee escoger una bomba con regulación cíclica automática. Esta bomba imita mejor el ritmo natural de succión del bebé a medida que extrae leche de los senos. También significa que no necesita continuar oprimiendo un botón ni pasar un dedo hacia adelante y hacia atrás por un agujero, como lo requieren las bombas semiautomáticas.

➤ Busque las que tienen tiempos rápidos de regulación cíclica. Mientras más ciclos (o succiones) tenga la bomba, menor será el tiempo que se tomará en vaciar los senos y mayor será la cantidad de leche que obtiene. Los tiempos cíclicos fluctúan de 12 a 60 ciclos por minuto.

➤ Elija una bomba que le permita ajustar el nivel de succión. De lo contrario, podría sentir que la succión es tan fuerte que le provoca dolor en lo senos o tan débil que no pueda extraer mucha leche.

➤ Busque un modelo liviano y portátil si va a usarla cuando vaya en viajes del trabajo o si necesita llevar la bomba a casa todas las noches.

➤ Si desea usar una bomba manual en la casa, evite el tipo que tiene una pera de goma en un extremo. La leche podría retroceder hacia la pera de goma. Este tipo de bomba es difícil de limpiar y alberga bacterias.

determinar la que debe comprar? Eso depende de sus necesidades. Si planifica quedarse en casa con el bebé hasta destetarlo, tal vez sólo necesite una bomba manual. Si va a regresar a trabajar a tiempo completo al poco tiempo del nacimiento del bebé, es posible que una bomba eléctrica sea la mejor opción.

Consideraciones al lactar

La lactancia materna es la forma natural de alimentar al recién nacido. Aun así, no a todas las madres se les hace fácil desde el principio. Es necesario aprender la técnica, practicar y tener paciencia para dominar esta destreza. Las siguientes sugerencias le permitirán tener un buen comienzo.

Prepárese

Tome una clase de lactancia materna antes de que nazca el bebé. Muchos hospitales y centros para padres ofrecen estas clases. La clase de lactancia materna le enseñará lo que necesita saber para comenzar. También le ayuda a prevenir algunos problemas comunes.

Hable con su médico

Durante su embarazo, dígale al médico si planifica amamantar al bebé. Él o ella puede darle consejos y responder a sus preguntas. Cuando llegue al hospital, recuérdeles al médico y a las enfermeras que desea amamantar. Ellos pueden ayudarle a comenzar a hacerlo inmediatamente después del parto.

Amamante al bebé justamente después de que nazca

Alguien en la sala de partos puede ayudarle a encontrar una buena posición y colocarle al bebé en el seno. Ésta es una forma maravillosa para saludar a su nuevo bebé. También es el momento en que el bebé estará más alerta y listo para mamar. Más tarde es posible que el bebé esté muy soñoliento para mamar bien.

Si ha asumido la posición adecuada al amamantar, podrá sostener al bebé por un tiempo sin sentirse incómoda ni entumecida. Además, el bebé podrá acoplarse bien al seno. No importa la posición que asuma, asegúrese de que el cuerpo entero del bebé (no sólo su cara) se encuentre orientado hacia usted. Para evitar sentir tensión en la espalda y el cuello, use almohadas o mantas dobladas para colocar al bebé al nivel del seno. Colóquese almohadas detrás de la espalda, debajo de los brazos y en el regazo (si está sentada) para tener más apoyo. Es posible que desee elevar los pies en un banquillo para subir las rodillas y así acercar el bebé al seno.

Acople al bebé al seno

Los bebés nacen con el instinto que necesitan para mamar. Por ejemplo, el reflejo de búsqueda es el instinto natural del bebé de volverse hacia el pezón, abrir la boca y mamar. Cuando usted y su bebé estén listos para amamantar, sostenga el seno con su mano y roce el pezón contra el labio inferior del bebé. Al hacerlo, el bebé abrirá bien la boca (como lo hace al bostezar). Introduzca rápidamente el pezón en el centro de la boca del bebé,

Buenas posiciones para amamantar

Encontrar una buena posición ayudará a que el bebé se acople al seno. También le permitirá relajarse y sentirse cómoda. Use almohadas o mantas dobladas para ayudar a apoyar al bebé.

Posición de cuna. Siéntese con la espalda lo más erguida posible y sostenga al bebé acostado en sus brazos. El cuerpo del bebé deberá estar orientado hacia usted, y su barriga debe tocar la suya. Sostenga la cabeza del bebé en el pliegue del codo de manera que su cara quede de frente al seno.

Posición de cuna cruzada. Al igual que en la posición de cuna, coloque al bebé de manera que su barriga toque la suya. Sosténgalo con el brazo que no usa para amamantar. Por ejemplo, si el bebé mama del seno derecho, sosténgalo con el brazo izquierdo. Coloque el trasero del bebé en el pliegue del codo izquierdo y sostenga la cabeza y el cuello del bebé con la mano izquierda. Esta posición le permite controlar mejor la cabeza del bebé. Es una buena posición para un recién nacido que tiene dificultad para amamantar.

Posición de balón de fútbol. Coloque al bebé debajo de su brazo como una pelota de fútbol. Sostenga al bebé a su lado, al mismo nivel de su cintura, de manera que quede frente a usted. Apoye la espalda del bebé con su antebrazo y sujete la cabeza al nivel de su seno. La posición de balón de fútbol es buena para amamantar gemelos. También es adecuada si dio a luz por cesárea debido a que el bebé no se recuesta sobre su abdomen.

Posición de lado. Acuéstese de lado y acerque al bebé junto a usted. Coloque sus dedos debajo del seno y levántelo para ayudar a que el bebé alcance el seno. Esta posición es buena para amamantar de noche. También es adecuada para las mujeres que han dado a luz por cesárea ya que el peso del bebé está alejado de la incisión. Recueste su cabeza en la parte inferior de su brazo. Es posible que desee colocar una almohada detrás de su espalda para sostenerla mejor.

asegurándose de que la lengua quede abajo, y acerque el cuerpo del bebé hacia el suyo. Es necesario que lleve al bebe al seno, y no el seno al bebé.

Verifique la técnica del bebé

Si el bebé está acoplado al seno adecuadamente, tendrá todo el pezón y una buena parte de la aréola (el área oscura alrededor del pezón) en su boca. La nariz del bebé deberá estar tocando el seno. Los labios del bebé deberán estar hacia afuera, rodeando el seno. El bebé deberá estar mamando levemente, con un movimiento uniforme. Debe poder escucharlo mientras traga. Es posible que sienta estirones leves en los senos. También puede que sienta un poco de molestias durante los primeros días, pero no deberá sentir dolor intenso.

Continúe intentándolo

Comience nuevamente si sucede lo siguiente:

➤ La boca del bebé está acoplada sólo al pezón.

➤ El bebé tiene los labios hacia dentro de la boca.

➤ Usted oye chasquidos mientras mama el bebé.

➤ Siente dolor al amamantar.

Los recién nacidos que no se acoplen bien al seno no se alimentarán bien. Para interrumpir la succión, introduzca suavemente uno de sus dedos (asegúrese de que esté limpio) entre el seno y las encías del bebé. Cuando oiga un ruido de destape, retire cuidadosamente el seno de las encías del bebé. Trate de amamantar nuevamente y continúe intentándolo hasta que el bebé se haya acoplado bien.

No mire el reloj

Los expertos solían pensar que los recién nacidos debían amamantar durante sólo unos minutos en cada seno. Ahora se sabe que el hacerlo puede causar que los bebés dejen de alimentarse antes de sentirse llenos. Reducir el tiempo para amamantar puede hacer que los senos no produzcan suficiente leche. Permítale al bebé establecer su propio programa al amamantar. Muchos recién nacidos lactan por 10 a 20 minutos en cada seno. (Un bebé que desee amamantar por mucho tiempo, es decir, 30 minutos en cada lado, podría estar teniendo dificultad para obtener suficiente leche. Si esto sucede cada vez que lacte al bebé, dígaselo al médico). Cuando el bebé se sienta lleno, se despegará del seno. Si no lo hace, interrumpa suavemente la succión.

Cambie de lado

Cuando el bebé vacíe un seno, ofrézcale el otro. No se preocupe si él o ella no se acopla a dicho seno. No es necesario amamantar con ambos senos cada vez que lacte. Tal vez desee colocarse un imperdible (gancho de ropa) del tirante del sostén para marcar el último lado donde amamantó al bebé. La próxima vez que lacte, ofrézcale el otro seno primero.

Amamante cuando el bebé lo pida

Cuando su bebé tiene hambre, él o ella acariciará su seno con la nariz, hará movimientos para mamar o se meterá las manos a la boca. Llorar es una señal tardía de hambre. (Quedarse con el bebé todo el tiempo en la habitación del hospital le ayudará a percatarse de estas señales). Esté atenta a las señales de su bebé—no al reloj. Seguir un horario de alimentación privará al bebé de nutrientes y le indicará a su cuerpo que debe producir menos leche. Durante las primeras semanas, el bebé debe alimentarse por lo menos de 8 a 12 veces en 24 horas (cada 2 a 3 horas). Algunos recién nacidos se sienten satisfechos sin mamar por 3 horas. Otros necesitan mamar una vez cada hora durante las primeras semanas. Con el tiempo, usted y su bebé fijarán su propio horario de alimentación.

No suplemente la leche

El calostro que producen los senos durante los primeros días después del parto es todo lo que necesita su bebé en este momento. Su recién nacido tiene depósitos adicionales de grasa y líquidos corporales para suplementar su alimentación hasta que salga la leche. Aun si planifica combinar la leche materna y la fórmula cuando el bebé sea mayor, lacte sin suplementar por lo menos durante las primeras 6 semanas de vida del bebé si es posible. Al hacerlo, se asegurará de producir suficiente leche. También ayudará a que el bebé se acostumbre a mamar el seno. Mamar de un biberón no es lo mismo que mamar del seno. Si el bebé se acostumbra a los chupones del biberón, podría olvidar cómo extraer leche de sus pezones. Por el mismo motivo, puede que sea mejor no darle al bebé un chupete hasta que se acostumbre a mamar.

Cuando el bebé que amamanta tiene alrededor de 2 meses de vida, puede comenzar a recibir un suplemento con vitamina D. Cuando tenga 6 meses, debe comenzar gradualmente a agregar alimentos sólidos fortalecidos con hierro a la dieta de la leche materna. Algunos bebés pueden necesitar tomar un suplemento con hierro antes de esta edad. Los bebés no deben beber leche de vaca hasta que tengan más de 12 meses. Hable con el médico del bebé para determinar qué es lo mejor para usted y su bebé.

Retos especiales

Muchas mujeres pueden amamantar con apoyo e instrucción. Es posible que se pregunte si ciertos padecimientos médicos, cirugías previas o el tipo de seno que tiene no le permitan amamantar. Hable con su médico sobre estas preguntas.

Las enfermedades crónicas

En la mayoría de los casos, puede amamantar aunque tenga un padecimiento crónico (para enterarse de las excepciones, consulte "Cuándo las mujeres no deben amamantar"). A veces no es la enfermedad propiamente lo que sería preocupante, sino los medicamentos que usa la mujer para dar tratamiento al problema médico.

Ciertos medicamentos con receta y sin receta médica pueden transferirse a través de la leche materna y perjudicar al bebé. En tales casos, su médico podría aconsejarle que cambie de medicamento, tome el medicamento inmediatamente después de amamantar o use una dosis reducida hasta que el bebé deje de mamar. La mayoría de las veces, los medicamentos no son perjudiciales.

¿Cómo puedo obtener ayuda?

Si usted y su bebé tienen dificultad para amamantar, no se dé por vencida— procure recibir ayuda. Pídales a las enfermeras del hospital que la ayuden con las posiciones para lactar o para que el bebé se acople al pecho. Infórmele al médico si está preocupada de que el bebé no esté recibiendo suficiente alimento. Además, busque ayuda si siente dolor al amamantar. La lactancia materna puede ser un poco incómoda al principio, pero nunca debe doler.

Investigue si el hospital o la oficina de su pediatra emplea a una especialista en lactancia certificada y diplomada. Estas expertas en lactancia ofrecen consejos por teléfono o ayuda personal por un cargo reducido (algunas compañías aseguradoras cubren estos cargos).

Aun si todo parece marchar bien al amamantar, no abandone el hospital sin tener un número telefónico con el que se pueda comunicar para recibir ayuda con la lactancia. Si se olvida, hay organizaciones que pueden ayudarla:

➤ The International Lactation Consultant Association (Asociación Internacional de Consultoras de Lactancia) al 919-787-5181 ó www.ilca.org. Este grupo puede dirigirla a una especialista en lactancia certificada en su localidad.

➤ La Leche League International (Liga Internacional de la Leche) al 800-525-3243 ó www.lalecheleague.org. Esta red de apoyo para madres lactantes puede ayudarle con sus preguntas y dudas. Las líderes de grupos locales ofrecen consejos gratuitos por teléfono y dirigen grupos de apoyo para madres lactantes.

➤ El programa federal Women, Infants, and Children (Mujeres, Bebés y Niños, WIC) al 703-305-2746 ó 2286 ó www.fns.usda.gov/wic. WIC ayuda a las mujeres embarazadas y lactantes de bajos recursos que corren riesgo de presentar deficiencias nutricionales durante el embarazo y hasta 1 año después del alumbramiento. Una de cada cuatro madres nuevas participa en WIC.

Hay ciertos medicamentos que no debe usar mientras esté amamantando. Los medicamentos con receta médica que pueden transferirse a la leche materna y afectar adversamente al bebé son, entre otros, ergotamina (para tratar migrañas), litio (para tratar enfermedades mentales), algunos medicamentos para tratar la presión arterial alta y los medicamentos de la quimioterapia (para el tratamiento de cáncer). Asegúrese de que los médicos que le dan tratamiento sepan que usted amamanta a su bebé. Si tiene una enfermedad crónica o toma medicamentos para una afección médica en curso, antes de que nazca el bebé hable sobre la lactancia con su médico. Además, si necesita recibir tratamiento por alguna enfermedad o afección médica después de dar a luz, asegúrese de decirle al médico que está amamantando.

El parto por cesárea

Aunque haya dado a luz por cesárea, puede amamantar. No obstante, es posible que se enfrente a ciertos retos. A veces después de un parto por cesárea es posible que haya una demora para amamantar. La madre podría estar soñolienta o adolorida, por ejemplo. Asegúrese de que las enfermeras del hospital sepan que usted desea amamantar tan pronto como sea posible.

Después de dar a luz por cesárea, algunas posiciones para amamantar puede que sean más cómodas que otras. A continuación se señalan algunas posiciones que puede probar:

➤ Siéntese erguida y acueste al bebé sobre una o dos almohadas. De esta forma ayudará a proteger su incisión.

➤ Acuéstese de lado con el bebé frente a usted.

➤ Use la "posición de balón de fútbol" (consulte el cuadro).

Sentirse cómoda le ayudará a relajarse y al hacerlo podrá amamantar exitosamente.

Las cirugías del seno

Las cirugías que se practican para extraer quistes y otras masas benignas del seno rara vez causan problemas para amamantar en el futuro. Si tuvo una cirugía en los senos, hable con el obstetra-ginecólogo o cirujano antes de la fecha del parto para ayudarle a planificar la lactancia del bebé.

Muchas mujeres que han tenido cirugías para agrandar los senos pueden amamantar a sus bebés. Pero algunas mujeres con *implantes de seno* pueden tener problemas si se produce una ruptura en los implantes. Las rupturas pueden causar la formación de tejido cicatrizante que afecta adversamente la producción y liberación de leche. Si está preocupada por los implantes en sus senos, hable con el médico.

Asimismo, las mujeres que han tenido cirugías para reducir el tamaño de sus senos pueden tener problemas para amamantar. Esto se debe a que la cirugía de reducción del seno puede cortar las glándulas mamarias y evitar que la madre lactante produzca suficiente leche. Si se sometió a esta cirugía, hable con el médico para asegurarse de que los pezones, las aréolas y las glándulas mamarias estén intactas.

Los pezones invertidos o lisos

Es común para una mujer tener uno o ambos pezones que no sobresalen completamente. En la mayoría de los casos, las mujeres con pezones lisos o invertidos pueden amamantar.

Durante las primeras alimentaciones después del parto es probablemente cuando los pezones invertidos o lisos presenten problemas. Esto se debe a que es posible que el bebé tenga dificultad para acoplarse al seno inicialmente. Pida la ayuda del médico o de la experta en lactancia. Es posible que le aconsejen usar una bomba sacaleche justamente antes de amamantar o estimular de otras maneras el pezón. La lactancia será más fácil cuando el bebé esté más grande y fuerte.

Los bebés prematuros

Los bebés que nacen antes de tiempo se beneficiarán de la leche materna. Esta leche es más alta en proteínas y otros nutrientes necesarios para el bebé prematuro que la leche producida cuando el bebé nace a término. Si su bebé nace prematuramente, asegúrese de decirle al médico que desea amamantar. Las enfermeras o la experta en lactancia del hospital le ayudarán con las alimentaciones de su bebé.

Es posible que un bebé prematuro no pueda abandonar la sala neonatal. Aun si puede estar con usted, su bebé podría ser demasiado pequeño para aprender a acoplarse a su seno. De cualquier forma, debe tratar de usar una bomba sacaleche poco tiempo después del parto si es posible. Use una bomba doble de alta calidad. Bombear ambos senos a la vez le ahorrará tiempo. Muchos hospitales tienen estas bombas disponibles para su uso. Si no es así, pídale al médico que le ayude a obtener una.

Necesitará usar la bomba cada 2 a 3 horas. De esta forma imitará las necesidades de alimentación de su bebé y producirá un suministro adecuado de leche.

Los embarazos múltiples

Aunque tenga más de un bebé puede amamantar. La lactancia materna funciona con los principios de oferta y demanda. Mientras más mamen sus bebés, más leche producirá su cuerpo. Es posible que no sea necesario usar fórmula para suplementar a gemelos o incluso trillizos. No obstante, por lo general es necesario suplementar la alimentación cuando hay cuatro o más.

Es posible que sea difícil amamantar a más de un bebé, pero lactar con biberón también sería difícil. Muchas madres de varios bebés dicen que es mucho más fácil amamantar ya que no es necesario

preparar el doble de la cantidad de biberones cada día.

Amamantar a ambos bebés a la vez puede darle más tiempo para descansar entre las alimentaciones. Una posición para probar es colocarse a ambos bebés sobre el regazo frente a usted de manera que las piernas de los bebés queden superpuestas. Otra posición es la de balón de fútbol. Asegúrese de que los cuerpos enteros de ambos bebés estén de cara a usted.

Algunos partos múltiples también son prematuros. (Consulte "Los bebés prematuros" para obtener más información sobre la lactancia en este caso).

¿Cuándo las mujeres no deben amamantar?

Aunque amamantar es sumamente beneficioso, no está indicado para todas las mujeres. Hay algunas situaciones en que la mujer no debe amamantar a su bebé.

Infecciones

Si ha contraído alguna infección, es posible que se transmita al bebé a través de la leche materna. No amamante si tiene el virus de inmunodeficiencia humana (VIH) o tiene un caso activo de tuberculosis (TB). Si recibe tratamiento para la tuberculosis y dicha enfermedad ya no es contagiosa, puede amamantar al bebé. Si tiene el virus de la hepatitis B, el bebé debe inmunizarse al cabo de unas horas del parto. (El Capítulo 17 tiene los detalles sobre las infecciones transmisibles a los bebés).

El hábito de fumar y el abuso de sustancias

Las madres que usan drogas ilegales, son alcohólicas o fuman no deben amamantar. Usar drogas y beber en exceso (más de dos tragos al día regularmente) puede ser perjudicial para usted y su bebé. Estas sustancias pueden transferirse al bebé a través de la leche materna.

Si fuma con regularidad, amamantar puede ser perjudicial para su bebé. Aun el humo de cigarrillos de otras personas puede hacerle daño al bebé. Por su propia salud y la de su bebé, pídale ayuda al médico para dejar de fumar y pídales a las personas cerca de usted que no fumen.

¿Recibe su bebé suficiente leche?

Cuando un bebé se alimenta con fórmula, es fácil determinar cuánta leche bebe. Lo único que necesita hacer es sumar los biberones vacíos. Éste no es el caso con la leche materna. Hay otras formas de determinar si su bebé está bien nutrido:

➤ Su bebé lacta con frecuencia. Un recién nacido debe amamantarse por lo menos 8 a 12 veces en 24 horas. Mientras mayor sea el tamaño del bebé, mayor será la capacidad de su estómago y menor será la frecuencia con que necesite amamantar. Aun así,

Signos de advertencia

Llame al médico de inmediato si su bebé:

➤ Tiene dificultad para acoplarse al pecho o mantenerse acoplado

➤ Llora cuando le ofrece el seno o al cabo de 1 ó 2 minutos de lactarlo

➤ Rechaza el seno

➤ Se queda dormido a menudo después de mamar por sólo unos minutos o con frecuencia está demasiado soñoliento como para lactar

➤ Moja menos de seis pañales y defeca menos de tres pañales al día

➤ Tiene heces de color verde oscuro o con mucosidad

➤ Tiene hundida la parte blanda en el extremo superior de la cabeza (esto puede ser señal de deshidratación)

➤ Se alimenta menos de seis veces en cada período de 24 horas durante el primer mes de vida

➤ La parte del cuerpo inferior al ombligo se ve amarillenta (ictericia) y el bebé parece aturdido

un recién nacido no debe estar sin amamantar por más de 3 horas (incluso por la noche). Cada sesión de lactancia debe durar entre 20 y 45 minutos.

➤ Su bebé se siente lleno después de haber lactado. Un bebé que se ha alimentado bien tendrá sueño y se sentirá contento.

➤ Los senos se llenan y vacían. Los senos deben sentirse llenos y firmes antes de amamantar. Después de ello, deben sentirse menos llenos y más blandos.

➤ El bebé usa muchos pañales. Después que le baje la leche, el bebé debe empapar por lo menos seis pañales al día. Su orina debe ser prácticamente transparente. Durante el primer mes, el bebé debe tener por lo menos tres evacuaciones al día. (De hecho, la mayoría de los bebés que amamantan tienen una evacuación después de cada alimentación). Las heces deben ser blandas y amarillas.

➤ Su bebé aumenta de peso. La mayoría de los recién nacidos pierden un poco de peso inicialmente. Al cabo de 2 semanas, su bebé debe haber aumentado hasta alcanzar su peso de nacimiento. El médico pesará al bebé en todas las visitas y le informará si está aumentando adecuadamente de peso. Si está preocupada de que el bebé no recibe suficiente leche, dígaselo al médico.

Qué debe ponerse

A diferencia de la lactancia con biberón, la lactancia materna requiere muy poco en lo que se trata de provisiones. Aun así, vale la pena comprarse varios sostenes de lactancia adecuados. Puede encontrar los sostenes de lactancia, las almohadillas y la ropa en tiendas de maternidad, tiendas de artículos de bebés y catálogos de pedido por correo. También puede ahorrar dinero tomando prestada la ropa de lactancia de sus amigas o familiares o comprando ropa usada en tiendas de intercambio o de artículos en segundas manos.

Los sostenes de lactancia tienen copas que se abren (con broches de cierre a presión, cierres de corchete o cierres que se desprenden de gancho y presilla) para tener fácil acceso a la hora de amamantar. Algunas copas se abren desde arriba. Otras se abren de lado.

No importa el estilo que elija, debe poder abrir las copas rápidamente con una sola mano (y con la otra mano sostener al bebé). Asegúrese de probar la copa del sostén antes de comprarlo.

Algunos sostenes de lactancia también tienen copas que pueden agrandarse o reducirse en tamaño. Estos sostenes permiten ajustar el tamaño de la copa cerrándola en un punto más alto o bajo. ¿Por qué? Sus senos se agrandarán y encogerán a medida que se llenan de leche y cuando el bebé los vacía. Los senos también se agrandarán durante las primeras semanas de lactancia, y se reducirán en tamaño una vez que los senos se adapten a la lactancia. Para el tercer mes de lactancia, es posible que cambien muy poco entre períodos de lactancia.

Es buena idea escoger un sostén de lactancia para la noche también. Estos sostenes apoyan un poco los senos

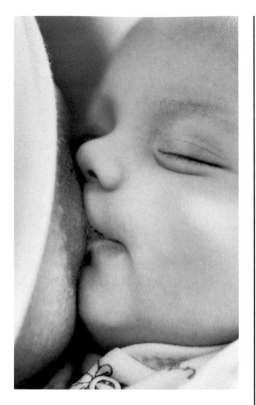

mientras duerme. Las copas pueden abrirse para amamantar.

Al elegir los sostenes de lactancia, compre muchas almohadillas de lactancia también. Muchas mujeres encuentran que sus senos filtran entre una lactancia y la otra. Uno de los senos podría gotear un poco de leche mientras el bebé lacta del otro lado. Las almohadillas colocadas dentro del sostén absorben el exceso de leche.

Puede ponerse cualquier prenda de vestir mientras amamante—siempre y cuando pueda levantarla o desabotonarla. La ropa diseñada para madres lactantes le ayudará a lactar al bebé rápidamente. Algunas de estas prendas de vestir tienen aberturas que puede separar para acoplar al bebé al pecho pero también cubren el

seno mientras amamanta al bebé. Las prendas de vestir de lactancia permiten que las madres lactantes se sientan más cómodas al lactar a sus bebés en restaurantes, centros comerciales, mientras viajan o en cualquier lugar.

Una dieta saludable

Cuando está embarazada, su cuerpo almacena nutrientes adicionales y grasa para prepararla para la lactancia. Aun así, una vez que nazca su bebé necesitará más nutrientes y alimentos de lo normal para estimular la producción de leche. No se asuste si su dieta no siempre parece ser perfecta. Su bebé aún puede recibir los nutrientes que necesita. Haga lo siguiente cuando esté amamantando:

➤ Coma más. Durante la lactancia, necesitará alrededor de 200 calorías más al día que las que necesitó durante el embarazo. Eso representa 500 calorías más que las que necesitó antes de quedar embarazada. (El programa gubernamental denominado Programa Especial de Alimentos Suplementarios para Mujeres, Bebés y Niños [Special Supplemental Food Program for Women, Infants, and Children], ofrece cupones para que las madres de bajos ingresos puedan obtener el alimento adicional que necesitan).

➤ Consuma una dieta bien balanceada. Coma una variedad de alimentos saludables, según aparecen señalados en la Pirámide Guía de Alimentos (consulte el Capítulo 6). Eso significa porciones diarias de frutas y verduras, panes y cereales integrales, leche y productos lácteos y alimentos altos en proteína como pescado, frijoles, carnes y aves.

➤ Obtenga los nutrientes adecuados. Las madres lactantes necesitan 1,000 mg de calcio al día, por ejemplo. Puede obtener esta cantidad consumiendo abundantes productos lácteos como leche, yogur y queso. Si no puede digerir los productos lácteos, pregúntele al médico se debe tomar un suplemento con calcio. Cuando amamanta, también necesita porciones adicionales de proteínas todos los días—cuatro porciones en lugar de las tres que necesitó durante el embarazo. Asegúrese de recibir ácido fólico todos los días también. Al hacerlo, ayudará a mantener en buen estado su salud y se asegurará de tener abundantes depósitos de ácido fólico. Su médico podría sugerirle tomar una vitamina prenatal diariamente hasta que el bebé se haya destetado. (El Capítulo 6 trata en detalle las necesidades alimenticias durante el embarazo).

➤ No consuma los alimentos que le hagan daño al bebé. Algunos bebés que amamantan son sensibles a ciertos alimentos en las dietas de sus madres. Si su bebé se muestra inquieto o presenta sarpullido, diarrea o congestión en un plazo de dos horas después de haber mamado, infórmeselo al médico del bebé. Éstos pueden ser signos de alergias a un alimento. Suspenda ese alimento por unos días y compruebe si el bebé parece sentirse mejor. Es posible que también desee llevar un diario de alimentos. De esta forma podrá determinar más fácilmente los vínculos que existen entre el alimento que comió y la reacción del bebé.

➤ Beba abundantes líquidos. La lactancia materna agota muchos de los líquidos ingeridos. Por este motivo, las madres lactantes se sienten sedientas a menudo. Necesita beber por lo menos ocho vasos de líquido todos los días. Si se deshidrata, podría afectarse su suministro de leche. Para evitarlo, asegúrese de tener una bebida fácilmente accesible cuando se siente a amamantar. Sin embargo, no se obligue a beber líquidos. Beber más no aumentará su suministro de leche si ya bebe lo suficiente para su uso normal y para reponer el líquido que el bebé toma.

➤ No se ponga a dieta. Tenga paciencia con perder el peso que tal vez aumentó durante el embarazo. Si consume una dicta bien balanceada, estará cerca de su peso normal en pocos meses. Comience una rutina de ejercicios una vez que el médico lo autorice. De esta forma mantendrá el tono muscular.

El control de la natalidad

La lactancia materna tiene ventajas y desventajas en lo que respecta a la vida sexual. Amamantar día y noche puede reducir su deseo sexual. Sin embargo, algunas mujeres que amamantan observan un aumento de este deseo.

En algunos casos, es posible que sienta deseos sexuales, pero prefiera evitar el contacto manual para proteger los senos adoloridos o que gotean leche.

La lactancia materna retrasa la ovulación, lo que significa que los niveles de estrógeno permanecerán bajos mientras amamanta. Por consiguiente, puede provocarse sequedad vaginal y dificultar el acto sexual. El uso de un lubricante de venta sin receta médica puede ayudar con estos problemas (Consulte el Capítulo 12 para obtener más consejos).

Cuando amamanta, tiene temporalmente una probabilidad menor de quedar embarazada. Es posible que no ovule ni tenga su período menstrual mientras amamante exclusivamente. Para quedar embarazada, es necesario ovular (liberar un óvulo para que se fertilice).

No es buena idea depender de la lactancia materna como método anticonceptivo. Los períodos menstruales de la mujer pueden regresar en momentos distintos después del parto. Por lo tanto, es difícil pronosticar cuándo comenzará a ovular nuevamente. Podría quedar embarazada antes de percatarse de que estaba fértil.

Debe pensar en un método anticonceptivo adicional y hablar sobre ello con su médico antes de que nazca el bebé. Posteriormente, revise su plan. Si su bebé tiene alrededor de 6 meses, ingiere otros alimentos o bebidas distintas a la leche materna, o si no amamanta frecuentemente durante cada período de 24 horas, podría quedar embarazada incluso antes de tener un período menstrual.

Si no está lista para tener otro bebé inmediatamente, hable con el médico para determinar el método anticonceptivo indicado para usted. Lo que usó antes del embarazo puede que no sea una buena opción ahora. Las píldoras anticonceptivas combinadas contienen la hormona estrógeno y **progestina**, una versión sintética de la hormona progesterona. El estrógeno puede reducir el suministro de leche. Por consiguiente, las píldoras combinadas no deben usarse hasta que tenga un flujo continuo de leche. Hasta esa fecha, use métodos anticonceptivos que contengan sólo progestina, como las minipíldoras o las inyecciones sin estrógeno, o bien, métodos de barrera como condones (profilácticos) o diafragmas con espermicida. (El Capítulo 12 tiene más información sobre el control de la natalidad después del parto).

El trabajo

Regresar a trabajar—ya sea al cabo de unas semanas o varios meses después del nacimiento del bebé—no necesariamente significa dejar de amamantar. Muchas madres continúan amamantando a sus bebés después de haber concluido el período de ausencia autorizada por maternidad.

Si desea seguir amamantando cuando regrese a trabajar, prepare un plan. ¿Se extraerá leche con una bomba para dejar al bebé cuando no se encuentre presente para alimentarlo? Si trabaja cerca de su hogar o del lugar donde cuidan al bebé, ¿podrá alimentar al bebé durante sus descansos u horas de almuerzo? Pídales sugerencias y consejos al médico, la asesora de lactancia y a otras mujeres que trabajan que han amamantado.

Si espera sacarse leche mientras se encuentre en el trabajo, use la bomba para practicar por unas semanas antes de regresar al trabajo. Extráigase la leche que le quede en los senos después de alimentar al bebé. Aliméntelo con esa leche usando un biberón. De esta forma el bebé se acostumbrará a obtener su leche de algo distinto a sus senos. (Puede que sea necesario pedirle a alguien que alimente al bebé con su leche usando un biberón. Los bebés que amamantan a menudo no quieren aceptar el biberón que les ofrecen sus madres). Además, guarde varios biberones de leche en el congelador para usarlos más tarde.

Si planea extraerse leche con una bomba mientras se encuentre en el trabajo, hable con su empleador sobre sus planes. Pregunte si hay un lugar limpio y privado para extraerse leche, tal como una sala de estar para madres, oficina desocupada o sala de reuniones que rara vez se usa. Alimentar a su bebé con leche

Cómo guardar la leche materna

La leche materna debe guardarse en botellas de vidrio o plástico, o en bolsas especiales para retener la leche. Guarde cantidades pequeñas (2 a 4 onzas) para evitar desperdiciarla. Marque las botellas o bolsas con la fecha en que se extrajo la leche. Si la va a congelar, debe quedar una pulgada de espacio en la parte superior del recipiente.

Puede guardar la leche materna en el refrigerador (40° F o menos) por un máximo de 2 días. No guarde la leche en la puerta del refrigerador—la temperatura puede variar en ese lugar. Si necesita guardar leche por más de 2 días, puede conservarla en el congelador (0° F o menos) por un máximo de 3 meses.

Si no dispone de un refrigerador en el trabajo, guarde la leche que se acaba de extraer en una nevera portátil pequeña con algunas compresas de hielo. No deje la leche materna a temperatura ambiente por más de 8 horas—las enzimas comenzarán a digerir la grasa.

Nunca descongele leche a temperatura ambiente. Para descongelar leche, sosténgala bajo un chorro de agua fría. Una vez que se haya empezado a descongelar, colóquela debajo de un chorro de agua tibia para terminar el proceso. También puede descongelar leche lentamente en el refrigerador. Una vez que esté descongelada, úsela en 24 horas. Nunca vuelva a congelar leche que haya sido descongelada.

Puede agregar leche recién extraída a la leche materna que se extrajo anteriormente. Enfríe siempre primero la leche más fresca.

Caliente (pero no en exceso) la leche materna fría colocándola en un tazón con agua muy tibia. No caliente botellas en la estufa ni en el horno de microondas. Si lo hace, se destruirán las cualidades que combaten enfermedades de la lecha materna.

materna puede incluso reducir ausencias futuras del trabajo. Esto se debe a que los bebés amamantados tienen menos enfermedades que los que se alimentan con fórmula. Por lo tanto, necesitará menos tiempo libre para cuidar un bebé enfermo o para llevarlo al médico.

Extráigase leche por lo menos dos veces al día. Podría tomarle un tiempo acostumbrarse a su nueva rutina. Tómelo con calma. Una vez que se acostumbre a la rutina y se acostumbre a extraerse leche durante su día laboral, todo será más fácil.

La salud de los senos

A medida que comienzan a amamantar, algunas mujeres pueden presentar problemas pequeños que en su mayoría son fáciles de solucionar. No obstante, si nota una masa en el seno que dura más de unos días, el médico la debe examinar. Puede que no sea un problema relacionado con la lactancia.

Congestión de los senos

La congestión de los senos puede ocurrir cuando se produce leche al cabo de unos días del parto. Lo senos congestionados se sienten llenos y sensibles. Es posible que incluso tenga fiebre. Si su temperatura sobrepasa 101° F o si tiene dolor intenso, llame a su médico. Si tiene los senos muy congestionados, puede que sea difícil para el bebé acoplarse a ellos.

Una vez que su cuerpo determine cuánta leche necesita el bebé, el problema a menudo desaparece al cabo de aproxi-madamente una semana. Mientras tanto, puede hacer lo siguiente:

➤ Aumente la frecuencia de la lactancia. Al hacerlo, ayudará a drenar los senos.

➤ Extraiga un poco de leche con una bomba o manualmente para ablandar los senos antes de amamantar.

➤ Antes de amamantar, masajee los senos, tome un baño caliente en la regadera (ducha) o aplique compresas calientes a los senos. De esta forma ayudará a que fluya la leche.

➤ Después de amamantar, aplique compresas frías a los senos para aliviar las molestias y reducir la hinchazón.

Pezones adoloridos

Es normal que los pezones se sientan un poco sensibles durante los primeros días que amamante. Sin embargo, si hacerlo le produce dolor o causa que los pezones se agrieten y sangren, obtenga ayuda de un experto. Pruebe los siguientes consejos para aliviar el dolor y evitar que empeore:

➤ Asegúrese de que el bebé tenga metido en su boca todo el pezón y gran parte de la aréola.

➤ Compruebe que los labios del bebé estén hacia afuera y rodeando el seno, y que la lengua esté debajo del pezón.

➤ Antes de extraer el seno de la boca del bebé, use su dedo para interrumpir la succión.

➤ Cambie de posición cada vez que amamante para que la boca del bebé no ejerza presión sobre la misma parte del pezón.

➤ Seque los senos con un paño limpio dando leves palmaditas a la piel después de amamantar. También puede exponerlos a aire y calor seco (como a un secador de pelo a temperatura baja o a la luz solar que entra por una ventana).

➤ Use sólo almohadillas de algodón para sostenes y cámbielas tan pronto se mojen.

➤ No lave los pezones con jabones fuertes ni use cremas perfumadas.

➤ Examine al bebé para determinar si tiene algodoncillo (afta). Algodoncillo es una infección en la boca causada por levadura que puede trasmitirse a los senos. Debe sospechar que el bebé está infectado si tiene sarpullido en el área del pañal y manchas blancas en la boca. Otras señales de algodoncillo son pezones agrietados y enrojecidos que causan comezón (picazón) y ardor o dolores punzantes en los senos durante o después de amamantar. En este caso, llame a su médico.

➤ Amamante con frecuencia. Su bebé mamará más fuerte si espera a que tenga mucha hambre. Al hacerlo, puede causar más dolor a los pezones adoloridos.

➤ Si un pezón está sensible, ofrezca primero el otro seno. Reserve el lado adolorido para cuando el bebé tenga menos hambre.

Conductos bloqueados

Si se bloquea un conducto con leche acumulada sin usar, se formará una masa dura y sensible en el seno. Llame al médico si la masa no desaparece al cabo de unos días o si tiene fiebre. Mientras tanto, haga lo siguiente para drenar el conducto:

➤ Permita que el bebé mame por mucho tiempo y a menudo del seno bloqueado.

➤ Ofrezca primero el seno con el conducto bloqueado.

➤ Si tiene leche restante en el seno después de amamantar, extráigala con una bomba o manualmente.

➤ Tome un baño caliente en la tina o ducha o aplique compresas calientes a la masa del seno antes de amamantar.

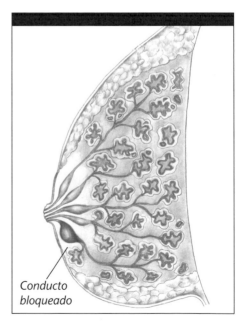

Conducto bloqueado

Mientras se encuentre amamantando, es común para una mujer tener un conducto mamario bloqueada en uno de los senos.

➤ Masajee la masa del seno mientras el bebé mama para ayudar a drenar la leche.

Mastitis

Si un conducto bloqueado no drena, podría inflamarse y causar una infección denominada mastitis.

Si el seno está hinchado, adolorido, tiene estrías rojas y se siente caliente al tacto, usted podría tener mastitis. Las mujeres con mastitis a menudo se sienten como si les estuviera dando la gripe (influenza). Tienen fiebre, se sienten cansadas y tienen el cuerpo adolorido.

Si cree que tiene mastitis, llame a su médico de inmediato. Él o ella podría recetarle un *antibiótico* para tratar la infección. Debe sentirse mejor en uno o dos días de haber comenzado el tratamiento, pero continúe con el medicamento hasta agotar todo el suministro.

Hasta ese momento, haga lo mismo que haría para tratar un conducto bloqueado. Descanse mucho y beba una cantidad abundante de líquidos. Su médico podría sugerir también que tome ibuprofeno para aliviar las molestias.

No deje de amamantar. Amamante con frecuencia al bebé para que la ayude a drenar el seno. (El bebé no puede contraer la infección). Si deja de amamantar, el conducto bloqueado podría inflamarse, se podría reducir su suministro de leche y la recuperación tardará más.

Cuándo dejar de amamantar

Puede amamantar todo el tiempo que usted y su bebé lo deseen. No importa el tiempo que lacte—incluso si es sólo unos días—será beneficioso para el bebé. Mientras más tiempo lo haga, mayores beneficios recibirá el bebé. Las mujeres deben tratar de amamantar a sus bebés durante al menos 6 meses.

La lactancia materna no tiene que ser una experiencia de todo o nada. Algunas mujeres alimentan a sus bebés con sólo leche materna durante las primeras semanas o meses y luego combinan la lactancia materna con la alimentación con biberón. No obstante, esto puede reducir su suministro de leche y puede que tenga dificultad para continuar amamantando.

Cuando desee dejar de amamantar, hay varias maneras de hacerlo. Algunas mujeres suspenden la lactancia gradualmente a medida que sus bebés ingieren alimentos sólidos y comienzan a beber de una taza. Este proceso puede ser bastante largo pero es un cambio gradual para ambos.

Otras mujeres deciden destetar al bebé cuando tiene cierta edad. En este caso, todavía es mejor hacerlo gradualmente. Suspender la lactancia abruptamente puede causarle dolor físico ya que los senos se llenarán con leche sin usar. También puede ser difícil para su bebé.

Una forma de hacerlo es reemplazar una sesión de lactancia con una alimentación con biberón o taza de leche cada cierto número de días. Comience a suspender las alimentaciones que su bebé parece que disfruta menos. Lentamente suspenda las más importantes. La mayoría de las veces, la lactancia antes de dormir por la noche es la última que se elimina—y la más difícil de dejar. A medida que reduce las sesiones de lactancia, su suministro de leche también se reducirá lentamente.

Un vínculo especial

La lactancia materna crea un vínculo especial entre usted y su niño. Aun si amamanta poco tiempo, sabrá que le dio a su bebé un comienzo saludable en la vida.

CAPÍTULO **11**

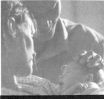

El bebé recién nacido

Nunca olvidará el momento en que ve a su bebé por primera vez. Durante 40 semanas, protegió y nutrió al bebé que se desarrollaba dentro de usted. Ahora, deberá aprender a cuidar de esta vida de una forma nueva. Su bebé, escondido y protegido en su útero por tanto tiempo, también deberá aprender a adaptarse.

Como madre nueva, es posible que tenga muchas preguntas sobre el aspecto y la forma en que actúa su recién nacido. Lo más probable es que también se pregunte cuál es la mejor forma de cuidar de él o ella.

Saber lo que es normal y qué debe esperar en este momento en la vida de su bebé, le ayudará a relajarse y disfrutar mientras lo observa crecer. Deléitese durante este momento especial de la vida de su bebé—antes de que se dé cuenta, ya habrá pasado.

Durante el parto

¿Cómo le fue a su bebé durante el trabajo de parto y el parto? Para determinarlo, el médico examinará a su recién nacido después de haber transcurrido 1 minuto y 5 minutos del parto. Le asignarán un puntaje para medir su estado de salud. Este puntaje, denominado puntaje Apgar, recibe el nombre de la Dra. Virginia Apgar. Esta doctora estaba muy interesada en el desenlace clínico de los bebés durante el parto y la vida fuera del útero.

El puntaje Apgar califica los siguientes parámetros:

1. Ritmo cardíaco

2. Respiración

3. Tono muscular

4. Reflejos

5. Color de la piel

A cada uno se le asigna una puntuación de 0, 1 ó 2 (consulte la Tabla 11–1). El total de todas las puntuaciones es el puntaje Apgar. El puntaje Apgar de la mayoría de los bebés es de 7 o más a los 5 minutos del parto. Muy pocos bebés

Tabla 11–1. El puntaje de Apgar

	Puntuación		
Componente	0	1	2
Ritmo cardíaco	Ausente	Menos de 100 latidos por minuto	Más de 100 latidos por minuto
Respiración	Ausente	Llanto débil o hiperventilación	Llanto fuerte, adecuado
Tono muscular	Lánguido	Flexión leve de los brazos y piernas	Movimiento activo
Reflejos	No responde	Hace muecas	Llora o retira los pies
Color*	Amoratado o pálido	Cuerpo rosado; manos y pies amoratados	Rosado por todo el cuerpo

*A los bebés de piel oscura, se les examina la boca, los labios, las palmas de las manos y las plantas de los pies.

reciben la puntuación de un valor perfecto de 10.

El puntaje Apgar es una buena medida para verificar el estado del bebé inmediatamente después del parto. También es una buena forma de determinar cómo el bebé se adapta al mundo externo minutos después de nacido. Pero el puntaje Apgar no muestra el estado de salud del bebé antes de nacer ni lo que le espera en el futuro.

La primera vez que respira su bebé

Durante el embarazo, su bebé obtuvo oxígeno a través de la placenta y el cordón umbilical. Al poco tiempo de nacer, su recién nacido respirará aire por primera vez.

Éste es un paso enorme. No sólo deberán los pulmones llenarse de aire a sólo unos segundos después del parto, sino que todas las estructuras relacionadas— como los músculos alrededor de los pulmones y las vías respiratorias que se

derivan de la boca y la nariz—también deben estar listas para comenzar a trabajar.

Después del nacimiento, la presión fuera de los pulmones es más alta que dentro de ellos. Esta presión causa que los pulmones se expandan y se llenen de aire. Por consiguiente, el bebé comienza a respirar y puede empezar a llorar.

Muchos bebés lloran por su cuenta al nacer. Otros no lloran inmediatamente. En lugar de ello, simplemente comienzan a respirar. (Eso no quiere decir que estos bebés no llorarán más tarde).

Después del nacimiento, el doctor y las enfermeras vigilarán estrechamente la respiración de su bebé. Si el bebé no respira bien, tomarán medidas para ayudarlo. A menudo, simplemente necesitan frotar el cuerpo del bebé para despertarlo un poco. A veces, le podrían administrar al bebé un poco de oxígeno.

La temperatura

La temperatura dentro del útero es bastante estable. Allí, su cuerpo mantuvo al bebé caliente. Después de nacer, el bebé entra en un lugar mucho más frío. Además, el recién nacido está mojado con el líquido amniótico. Su recién nacido también está mojado con el líquido amniótico. Por ello, el bebé podría perder mucho calor a medida que se evapora la humedad de la piel. Si le entregan al bebé al acabar de nacer, sosténgalo cerca de su piel. Una de las enfermeras secará al bebé y lo envolverá bien con una manta para mantener el calor del cuerpo.

Al igual que usted, su recién nacido tiene controles que mantienen constante la temperatura. Estos controles no funcionan tan bien como los suyos. El recién nacido puede fácilmente estar demasiado caliente o demasiado frío. Para ayudarlo a mantener el calor del cuerpo, póngale una camisa de algodón o bata pequeña y envuelva su cuerpo con una manta liviana.

El sistema nervioso

Justamente después de nacer, el recién nacido responde a la gente, los sonidos, la luz y el tacto. Es posible que no se percate de todas estas respuestas inmediatamente. A medida que madura el bebé, será más fácil notarlas.

Los bebés nacen con ciertos reflejos o respuestas automáticas:

➤ *El reflejo de Moro (sobresalto).* Este reflejo se produce cuando hay un sonido fuerte o cuando alguien cerca del bebé se mueve repentinamente. En respuesta a ello, el bebé extiende los brazos y el cuello rápidamente y luego vuelve a colocar los brazos sobre su pecho.

➤ *El reflejo de búsqueda (mamar).* Éste es un instinto para buscar el seno. Si roza las mejillas o labios del bebé, él o ella se volverá hacia usted con los labios fruncidos y listos para mamar. Este reflejo le ayuda al bebé a encontrar el pezón a la hora de alimentarse. El recién nacido también muestra el reflejo de mamar cuando siente presión sobre el paladar, detrás de las encías.

➤ *El reflejo de agarrar.* Si roza la palma de la mano del bebé, sus dedos se cerrarán firmemente alrededor de los suyos.

El sistema digestivo

Durante 40 semanas, la placenta fue la fuente principal de alimento de su bebé. Los nutrientes de la sangre cruzaban la

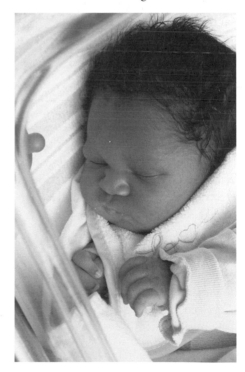

placenta y entraban en el torrente sanguíneo del bebé a través del cordón umbilical.

Al poco tiempo del parto, su bebé puede mamar y tragar leche. Esta leche se traslada por el sistema digestivo donde se descompone en carbohidratos, proteínas y grasas para ser absorbidos por la sangre del bebé.

Una vez que la leche llegue a los intestinos, se mezcla con *meconio*. Ésta es una sustancia pegajosa de color verde oscuro que se forma en los intestinos del bebé durante el embarazo. En la mayoría de los casos, puede observar el meconio en la primera evacuación del bebé. Esta evacuación por lo general ocurre dentro de las primeras 24 horas del alumbramiento. Durante los primeros días de la vida de su bebé, el color de sus heces cambiará gradualmente a medida que el meconio verdoso se reemplaza por leche digerida amarillenta.

El aspecto de su recién nacido

Las revistas y programas de televisión a menudo usan a bebés de unos meses de nacidos para representar a recién nacidos. A menos que haya visto a un verdadero bebé recién nacido, le podría sorprender el verdadero aspecto de su bebé:

➤ El cuerpo de su recién nacido podría estar encogido. Esto se debe a que el nuevo bebé acerca sus brazos y piernas a su cuerpo en la posición denominada "posición fetal". Ésta es la forma en que cabía dentro del espacio pequeño del útero. Aunque el bebé tiene más espacio ahora, le tomará varias semanas antes de que se estire un poco.

➤ La cara del bebé podría estar ligeramente hinchada así como el área alrededor de los ojos durante unos días.

➤ La cabeza del bebé podría verse alargada y puntiaguda inicialmente. ¿Por qué? Los bebés tienen dos partes blandas en la parte superior de la cabeza. En este punto, los huesos del cráneo aún no se han unido. Estas partes blandas permiten que la cabeza tenga suficiente flexibilidad para atravesar el canal de parto. Si la cabeza de su bebé se ve puntiaguda al principio, en unos días o semanas se volverá más redonda.

➤ Los genitales del recién nacido podrían verse hinchados o muy grandes para un cuerpo tan pequeño. En los varones, el escroto podría estar enrojecido. Las niñas podrían tener leves secreciones de la vagina, que pueden estar teñidas de sangre, o ser transparentes o blancuzcas. Tanto los varones como las niñas podrían tener los senos hinchados. Los pezones de algunos bebés filtran gotas de leche. Estos signos son el resultado de la exposición del bebé a niveles altos de hormonas en el útero. Estas características desaparecerán al cabo de unos días del nacimiento, una vez que el sistema del bebé elimine las hormonas.

La piel, el cabello y los ojos

Cuando un bebé acaba de nacer, está cubierto por una capa grasosa y

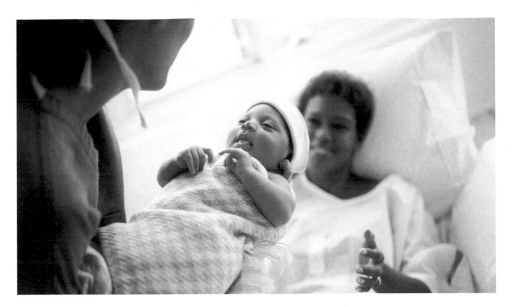

blancuzca denominada vernix. También puede haber algo de sangre y otros materiales sobre la piel del bebé al nacer. Una vez que le limpien el cuerpo, el bebé podría tener algunas de las siguientes características:

➤ *Piel delicada.* La piel del bebé es tierna y frágil. No use jabones fuertes ni cremas perfumadas en la piel.

➤ *Piel que se desprende.* Al eliminar la capa protectora de vernix, la piel podría desprenderse levemente.

➤ *Pelo que recubre el cuerpo.* A menudo aparece una capa de pelo muy fino denominado lanugo en los hombros y la espalda del bebé. Este pelo se cae al cabo de 1 ó 2 semanas.

➤ *Piel manchada.* La piel de las manos, pies y área de la boca de algunos recién nacidos puede tener un tono azulado o gris. Los cambios prematuros en la circulación del bebé producen estos tonos en la piel, y con mayor frecuencia, desaparecen.

➤ *Color.* El color de la piel del bebé podría cambiar levemente a medida que crece. Esto ocurre especialmente en los grupos raciales o étnicos que tienen la piel oscura. El color del cabello y los ojos a menudo cambia también.

➤ *Piel amarillenta.* Este color de piel, denominado **ictericia**, se produce debido a la acumulación de **bilirrubina** en la sangre. Esta sustancia amarilla verdosa se forma con la descomposición de glóbulos rojos viejos. Durante el embarazo, la placenta (y después el hígado) elimina la bilirrubina de la sangre del bebé. El hígado del bebé no comenzará a eliminar bilirrubina hasta que hayan transcurrido unos días del parto. Por lo tanto, la bilirrubina podría acumularse y producir tonos amarillentos en la piel del bebé. Aunque grandes cantidades de bilirrubina pueden ser perjudiciales, niveles normales de esta sustancia no causan problemas. Si su bebé tiene ictericia, el médico examinará el nivel de bilirrubina en su sangre. Si está elevado, podría darle tratamiento para reducir los niveles.

El peso del bebé

Una de las primeras preguntas que la gente hace cuando nace un bebé trata sobre el peso del bebé. De hecho, el peso es uno de los primeros parámetros que los médicos y enfermeras del hospital desean saber también.

No hay tal cosa como el peso "correcto" para un recién nacido. Aun así, hay una fluctuación de peso que se considera normal para la mayoría de los bebés. El personal del hospital anota el peso del bebé en gramos (2.2 libras = 1,000 gramos = 1 kilogramo).

No obstante, le darán el peso en libras y onzas. La mayoría de los bebés a término pesan entre 5 ¹/₂ libras 9 ¹/₂ libras. El peso promedio es 7 ¹/₂ libras (alrededor de 3,400 gramos).

El peso a menudo depende de la fecha en que nace el bebé con respecto a la fecha prevista del parto. Los bebés que nacen prematuramente tienden a pesar menos que los que nacen a término (37 a 42 semanas después de su último período). Los bebés que nacen más tarde tienden a pesar más. Durante los primeros 3 días del nacimiento, es normal para un bebé perder una pequeña cantidad de peso antes de volver a aumentarlo.

Cómo actúa su recién nacido

La mayoría de las necesidades básicas y respuestas al mundo externo de los recién nacidos son las mismas. Aun así, cada bebé tiene una personalidad especial desde el principio.

La forma en que se comporta e interactúa un bebé con la gente puede ser muy distinta a la forma en que lo hacen otros recién nacidos. Algunos bebés son callados y calmados. Esto parece ser el caso de bebés que parecían estar quietos en el útero. Otros bebés están llenos de energía desde el comienzo. Lloran y patean con vigor y exigen atención día y noche.

Después de que ha pasado la tensión del parto, la mayoría de los bebés están muy alertas durante la primera hora más o menos. Éste es un buen momento para amamantarlo, hablarle y sostener en sus brazos a su nuevo hijo o hija.

Cuando pasa este período de viveza, el bebé tendrá sueño. No se preocupe si su recién nacido parece estar soñoliento o duerme mucho durante las primeras horas o incluso días. Después de todo, usted no es la única persona que necesita recuperarse del parto.

Muchos bebés hacen muy poco inicialmente aparte de dormir. La mayoría de los recién nacidos duermen alrededor de 14 a 18 horas al día—aunque no todas seguidas. Es normal que tenga períodos breves de sueño interrumpidos por períodos cortos de viveza. Pero nuevamente, depende del bebé. Algunos recién nacidos duermen menos y están inquietos al despertarse. Otros duermen por períodos extensos y están callados y tranquilos cuando se despiertan.

La atención médica para su bebé

Su bebé recibirá un examen médico completo en el hospital. El médico o enfermera examinará al bebé de pies a cabeza, escuchará su respiración y latidos cardíacos, tomará su pulso, palpará su estómago y buscará los reflejos normales de los recién nacidos.

Los recién nacidos se someten a ciertos procedimientos para prevenir enfermedades y detectar padecimientos que puedan tratarse (consulte el cuadro). Algunos estados tienen leyes que exigen ciertas pruebas o procedimientos.

Las pruebas de audición

Muchos hospitales realizan pruebas auditivas rutinarias en recién nacidos. Si al bebé no le hace estas pruebas, tal vez no

Pruebas y procedimientos para recién nacidos

Antes de que salga el bebé del hospital, el médico o enfermera hará lo siguiente:

➤ Tomará una muestra de sangre del talón para detectar ciertas enfermedades. Uno de estos padecimientos es la fenilcetonuria. Un bebé con este defecto no puede descomponer una sustancia denominada fenilalanina. Otro padecimiento que se detecta con la punzada del talón es el hipotiroidismo (nivel reducido de hormonas de la tiroides). Ambos padecimientos pueden causar retraso mental y evitarse si se encuentran y tratan en sus primeras etapas. También podrían examinar al bebé para detectar si tiene hipoglucemia (nivel bajo de azúcar), anemia de células falciformes y otros padecimientos metabólicos poco comunes. Las pruebas que se le hagan al bebé dependen del estado donde usted resida. También puede pedir que se realicen pruebas adicionales, pero es posible que el seguro no las cubra.

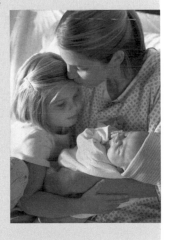

➤ Inyectará al bebé vitamina K. El cuerpo del bebé no puede producir vitamina K por sí mismo durante algunos días. Sin esta vitamina, la sangre no se coagula. La inyección de vitamina K ayuda a protegerlo contra trastornos sanguíneos poco comunes pero graves.

➤ Aplicará una pomada o líquido medicado sobre los ojos del recién nacido. Esto se hace para protegerlo contra infecciones producidas por gérmenes que pueden penetrar en los ojos durante el parto.

➤ Administrará al bebé las primeras tres inmunizaciones contra la hepatitis B. Este virus puede causar una enfermedad grave y daño hepático (al hígado). Pregúntele al médico sobre las ventajas y desventajas de administrar esta vacuna a su recién nacido.

se observe que tiene algún impedimento auditivo. Este tipo de impedimento puede demorar el habla o causar otros problemas del habla.

Hay dos tipos de pruebas auditivas para los recién nacidos. Ambas se efectúan en 5 ó 10 minutos y no causan ningún dolor.

En una de las pruebas, se introduce una sonda y un micrófono diminutos en el oído del bebé. La sonda produce chasquidos muy leves. La respuesta del oído a los sonidos se mide a través del micrófono.

En la otra prueba, se colocan audífonos suaves sobre los oídos del bebé. Luego se adhieren tres sensores especiales a la cabeza del bebé. Los audífonos producen chasquidos muy leves. Los sensores miden las respuestas de las ondas cerebrales ante los sonidos.

Si su bebé no pasa estas pruebas de evaluación auditiva, no siempre quiere decir que tiene un problema auditivo. Algunos bebés no pasan la prueba de evaluación por otros motivos. Si la prueba de evaluación muestra que podría haber alguna pérdida auditiva, el médico referirá al bebé a un especialista de la audición para que se realicen pruebas adicionales.

La circuncisión

Si se debe o no circuncidar a un bebé varón es una decisión que los padres deben tomar. La circuncisión implica cortar el **prepucio**, una capa de piel que cubre el **glande**, o el extremo sensible del pene. La circuncisión por lo general

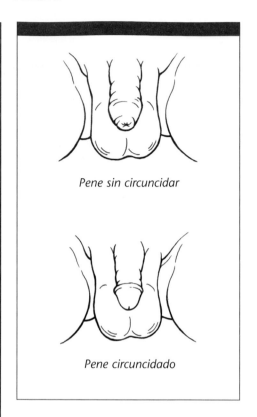

Pene sin circuncidar

Pene circuncidado

la practica un obstetra-ginecólogo o pediatra poco después del nacimiento, antes de que el bebé salga del hospital.

En la mayoría de los casos, no hay ninguna razón médica para circuncidar a un bebé. Ninguna ley ni norma hospitalaria exige esta práctica. Algunos padres optan por circuncidar a sus hijos varones por motivos religiosos o culturales. Los padres que deseen circuncidar a sus hijos deben solicitarlo.

Si decide circuncidar a su bebé, asegúrese de que le administren alivio para el dolor. (Consulte "Cómo cuidar del pene de su hijo" para obtener más información sobre cómo atender a su bebé después de la circuncisión).

Provisiones para el bebé

Muchas parejas están tan emocionadas con la perspectiva de un nuevo bebé que se van de compras justamente después de que reciben el resultado positivo en la prueba de embarazo. Las amistades y familiares también les ofrecen a los futuros padres docenas de regalos.

Aunque la ropa bonita, los juguetes y objetos de alta tecnología que se venden en la actualidad son muy atractivos, el bebé realmente no necesita muchas cosas—por lo menos al principio. Necesitará tener lo básico, como ropa, pañales, un asiento de seguridad para el automóvil, un cargador de bebés y un lugar para dormir. Las demás cosas pueden adquirirse más tarde.

La ropa de bebé

Al elegir ropa para el bebé, sea práctica. Si el bebé nace en julio, por ejemplo, no necesitará una manta gruesa ni un abrigo tipo saco inmediatamente.

No compre muchos atuendos de recién nacidos. Los recién nacidos crecen tan rápido que la ropa podría durarle sólo unas semanas. Compre ropa de bebé de tamaño un poco más grande. De esta forma durará más tiempo. Siempre puede enrollar las mangas y la bastilla (ruedo). Lo mejor es tener la ropa básica.

Cuánto debe comprar de cada prenda de vestir depende de la frecuencia con que lave ropa. Es posible que necesite cambiarle la ropa al bebé al principio dos o tres veces al día.

Artículos para el bebé

No importa si compra artículos nuevos o usados para el bebé, o los adquiere en segundas manos, asegúrese de que los muebles y demás artículos estén limpios y sean seguros y fuertes. Independientemente de si busca comprar una cuna o asiento de seguridad, es importante que los artículos del bebé cumplan con las normas de seguridad vigentes. Consulte una organización de seguridad para consumidores para obtener las pautas más recientes.

Cunas

Las cunas fabricadas desde 1989 deben cumplir con ciertas normas de seguridad estrictas. Si compra una cuna nueva, asegúrese de que tenga el sello de la Asociación de Fabricantes de Productos Juveniles (Juvenile Products Manufacturers Association). Si usa una más antigua, asegúrese de que tenga ciertas características de seguridad:

➤ Las tablillas no deben estar separadas por más de 2⅜ pulgadas, no debe faltar ninguna de ellas ni deben estar quebradas (la cabeza o cuerpo del bebé podría deslizarse entremedio de ellas).

➤ No hay aberturas decorativas ni barras cruzadas en la cabecera ni en los pies de la cuna (la cabeza del bebé podría quedar atrapada).

➤ No hay postes en las esquinas (la ropa del bebé podría engancharse y estrangularlo).

➤ Los seguros son fuertes de manera que no los pueda abrir el bebé ni un niño pequeño.

Ropa y provisiones para el bebé

Las piezas de ropa básicas para los recién nacidos son:

___ Camisetas de algodón o trajes de una pieza

___ Batas de recién nacidos que se atan con cordones en la parte inferior

___ Trajes que se estiran y cubren los pies con broches entrepiernas

___ Calcetines o botines

___ Un suéter

___ Gorras tejidas

___ Un abrigo tipo saco (una "bolsa de bebé" con cremallera y capucha para el clima frío)

Algunas provisiones que debe tener a la mano son, entre otras:

___ Pañales (de tela o desechables)

___ Pañales de tela (para usarlos como almohadillas al hacer eructar al bebé o limpiar su ropa)

___ Mantas pequeñas de bebés

___ Toallas de mano de bebés y toallas con capucha

___ Ropa de cama (sábana ajustable para el colchón y manta liviana)

___ Un balde o cubo grande para pañales que cierre firmemente

___ Un cargador frontal (para que pueda "llevar puesto" a su bebé cuando salga a caminar o incluso al estar en la casa)

___ Una bolsa de pañales

___ Un asiento de seguridad para automóviles orientado hacia atrás

Muchos padres compran o toman prestados estos artículos, aunque puede prescindir de ellos también:

___ Una mesa de cambiar con correas de seguridad

___ Una palangana plástica para bebés

___ Un sillón o silla deslizante para sentarse mientras alimenta o calma a su bebé

___ Un asiento de bebé con correas de seguridad (esto le permite al bebé mirar al mundo mientras usted lava los trastes, paga facturas o se baña)

___ Un cochecito de bebé con un asiento que se reclina (no se debe mantener sentado al bebé en el cochecito con aditamentos hasta que puede sentarse por su cuenta)

___ Un columpio de bebés

___ Un monitor para bebés

___ Un humidificador de aire frío para humedecer el aire cuando el bebé tenga un resfriado (los vaporizadores pueden causar quemaduras)

➤ No hay bordes ásperos, partes punti-agudas ni tornillos o pernos sueltos.

➤ La pintura no contiene plomo y no se está despegando ni cayendo en pedazos.

➤ En su posición más baja, la parte superior de la baranda lateral queda a por lo menos 9 pulgadas del colchón y a 26 pulgadas del colchón cuando se encuentre en su posición más alta.

No importa el tipo de cuna que elija, compruebe lo siguiente:

➤ El colchón es firme y queda ajustado a la medida. No más de dos dedos deben caber entre el colchón y la cuna en los cuatro lados.

➤ El colchón es a prueba de agua. No use una cubierta de plástico ni caucho—el bebé podría quedar atrapado debajo de ella.

➤ Las almohadillas laterales quedan ajus-tadas a la medida, cubren toda el área alrededor de la cuna y están atadas o amarradas firmemente a la cuna. Los lazos de las almohadillas laterales no deben tener más de 6 pulgadas de largo. Retire estas almohadillas una vez que el bebé pueda pararse.

Cunas tipo moisés

Durante los primeros meses, los moisés son una buena opción. Puede usarlos como la única cama del bebé o tenerlos además de la cuna. El moisés puede ser útil si su casa es de dos plantas. Además, los moisés pueden trasladarse fácilmente de una habitación a otra. Asegúrese de que el moisés tenga las siguientes características:

➤ El fondo es fuerte y la base es ancha. De esta forma evitará que el moisés se vuelque.

➤ Las patas plegables están bien aseguradas en su lugar.

➤ Las superficies son lisas. Las grapas u otras piezas que sobresalen podrían lesionar al bebé.

➤ El colchón es firme y queda ajustado a la medida.

Tenga cuidado: los bebés mayores pueden caerse de un moisés. Una vez que el bebé pueda sentarse, acuéstelo en una cuna.

El asiento de seguridad para automóviles

No hay ningún otro objeto que le ofrezca más protección a su bebé que el asiento de seguridad para automóviles. En un accidente, el asiento de seguridad hace lo siguiente:

➤ Evita lesiones un 50% de las veces

➤ Evita muertes un 71% de las veces

➤ Reduce la necesidad de hospitalización un 67% de las veces

El peor sitio en el que puede estar su bebé en un automóvil es en los brazos de una persona. Durante un accidente, el cuerpo de esa persona podría lanzarse hacia adelante con suficiente fuerza como para aplastar al bebé contra el tablero de instrumentos o el parabrisas. Aun si la persona lleva puesto el cinturón de seguridad, la fuerza del impacto puede lanzar al bebé fuera del automóvil. Si el cinturón también está colocado alrededor

Cómo elegir y usar un asiento de seguridad

➤ No confunda un cargador plástico de bebé con un asiento de seguridad. El cargador regular de bebés puede hacerse pedazos en un accidente, aun si se amarra un cinturón de seguridad alrededor del cargador.

➤ Busque un asiento seguro. Los mejores asientos tienen correas que sostienen el cuerpo del bebé por ambos hombros, la cadera y entre las piernas. Esto reduce el impacto durante un accidente, dispersando la fuerza sobre una parte mayor del cuerpo del bebé—semejante a lo que hace una correa de falda y hombro por un adulto.

➤ Pruébelo antes de comprarlo. Antes de comprar un asiento de seguridad para el automóvil, asegúrese de que pueda fijarse bien al asiento trasero de su vehículo. Elija un asiento que sea fácil de usar. Mientras se encuentre en la tienda, intente abrir y cerrar la hebilla y cambie la longitud de las correas.

➤ Envíe por correo la tarjeta de inscripción que acompaña el asiento. De esta forma, le informarán si retiran el asiento del mercado.

➤ Nunca use un asiento orientado hacia atrás en el asiento delantero del automóvil con una bolsa de aire en el lado del pasajero. En un accidente, la bolsa de aire podría inflarse con suficiente fuerza como para lesionar o incluso matar al bebé.

➤ Si el bebé cabecea hacia adelante, coloque una toalla enrollada debajo del asiento de seguridad para nivelarlo. Coloque también pañales de tela o mantas enrolladas a ambos lados de la cabeza y de los hombros del bebé para evitar que se deslice a un lado del asiento. También puede comprar un apoyacabezas especial para asientos de seguridad que se usan para este fin.

➤ Vista al bebé con ropa que permita colocar las correas de seguridad entre sus piernas.

➤ Nunca coloque una manta entre el bebé y las correas de seguridad, ni debajo o detrás del bebé.

➤ Abroche las correas de manera que queden bien ajustadas. Si las correas están sueltas, el bebé puede salirse o ser lanzado fuera del asiento.

➤ Asegúrese de que las correas queden lisas, nunca torcidas.

➤ Ajuste la presilla de las correas del asiento al nivel de las axilas del bebé. De esta forma las correas no podrán deslizarse fuera de sus hombros.

Para obtener más detalles, comuníquese con la Administración Nacional de Tráfico y Seguridad en las Carreteras (National Highway Traffic and Safety Administration) en 400 Seventh Street, SW, Washington, DC 20590, o visite el sitio de Internet de la administración en www.nhtsa.dot.gov.

del cuerpo del bebé, el niño podría quedar aplastado entre el cinturón y el cuerpo de la persona.

Hay dos tipos de asientos de seguridad para bebés. El asiento de bebé es para niños que pesan hasta 20 ó 22 libras. La mayoría de los asientos para bebés están hechos para que se desacoplen de una base. De esta forma puede cargar el asiento por el mango o colocarlo en un coche de bebé especial. El asiento de bebé debe reemplazarse cuando el niño pese entre 20 y 22 libras. El otro tipo de asiento adecuado para recién nacidos es un asiento convertible. Estos asientos no son tan portátiles como los asientos de bebé pero pueden usarse para bebés y niños pequeños hasta que alcancen un peso de 40 libras. Si su bebé es prematuro o muy pequeño, pregúntele al médico cuál es el mejor asiento que debe usar.

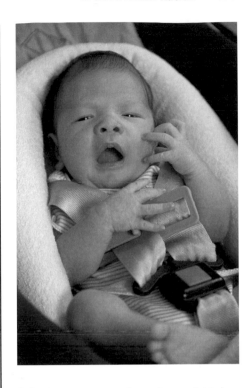

Es ilegal en los 50 estados y en el Distrito de Columbia conducir un vehículo con un bebé o un niño pequeño fuera de un asiento de seguridad. La mayoría de los hospitales no le permitirán llevarse su nuevo bebé a casa a menos que tenga un asiento de seguridad. Practique la instalación del asiento en el automóvil para asegurarse de que sepa colocarlo bien cuando llegue el momento de hacerlo.

El manual de propietario de su vehículo debe tener instrucciones sobre cómo instalar el asiento. Los carros más nuevos usan ganchos especiales en lugar de los cinturones de seguridad de los automóviles para sujetar en su sitio el asiento de seguridad.

El asiento debe instalarse en posición reclinada, orientado hacia atrás en el asiento trasero de su automóvil (el medio del asiento trasero es la mejor posición). Si el impacto del accidente es de frente, el bebé estaría presionado hacia atrás dentro del asiento, lo que conlleva un riesgo menor de sufrir una lesión. Si el impacto del accidente es por atrás, el asiento trasero actúa de amortiguador para sostener firmemente el asiento de seguridad. (Una vez que el bebé pese 20 libras y tenga por lo menos un año, cambie el asiento de bebé a un asiento de niño pequeño orientado hacia adelante. O bien, si tiene un asiento convertible, gírelo para que quede orientado hacia adelante).

El asiento debe estar sujetado con la correa lo más firmemente posible. Empujar el asiento hacia abajo con la rodilla mientras ajusta la correa puede ayudar a sujetarlo. Una vez que el asiento esté instalado, asegúrese de que no se mueva de un lado a otro ni de frente hacia atrás.

Si no tiene los recursos para comprar un asiento, es posible que pueda alquilarlo. Además, algunas comunidades y hospitales tienen programas para que los padres nuevos tomen prestados asientos de seguridad sin cargo alguno. No compre un asiento usado. Los asientos usados puede que parezcan estar bien, pero si estuvieron en un accidente, no funcionarán de la forma debida. Tampoco sabrá si el asiento cumple con las normas vigentes de seguridad o si ha sido retirado del mercado. (Los asientos de seguridad alquilados de fuentes confiables son seguros). Consulte con el médico, hospital, tiendas locales de bebés, concesionarios de autos o con la organización de seguridad para consumidores para obtener información sobre los asientos de seguridad para los niños.

El regreso a casa con el bebé

En la mayoría de los casos, usted y su bebé podrán salir del hospital a pocos días del parto. En esta etapa inicial, ambos estarán recuperándose del alumbramiento y acostumbrándose a vivir juntos.

Es probable que haya encontrado a un médico para su bebé antes de que el niño naciera. Si no ha elegido aún a un médico, pídale sugerencias al personal del hospital. (Consulte "Cómo elegir al médico de su bebé" en el Capítulo 2).

Asegúrese de fijar una cita con el médico antes de que les den de alta. La fecha de esta cita depende del tiempo que el bebé deberá permanecer en el hospital, si hay problemas especiales (como ictericia o dificultad para amamantar), y las preferencias del médico. La primera consulta debe programarse al cabo de unos días o unas semanas del parto.

No dude en hacerle preguntas al médico. Los médicos y las enfermeras están acostumbrados a responder a muchas preguntas de los nuevos padres y están dispuestos a ayudar. Algunos consultorios médicos incluso tienen horas especiales de llamadas para hacer preguntas. Llame de inmediato si realmente hay algo que la preocupa.

Una vez que usted y su bebé estén instalados en la casa, trate de no preocuparse demasiado. Tal vez pueda pedir más ayuda de su pareja, familiares o amistades. Si su empleador no ofrece ausencia autorizada remunerada por motivos de maternidad, investigue si las agencias estatales o locales pueden brindarle la ayuda y el apoyo que necesita.

Los recién nacidos necesitan tener tiempo para acostumbrarse al mundo exterior. Evite ruidos altos, luces intensas o la presencia de muchas personas. En lugar de ello, deje pasar un par de semanas para que usted y su bebé tengan paz y silencio. Programe para que los viajes sean cortos. Limite las visitas de las personas que los vengan a saludar. Use este tiempo para descansar, conocer a su nuevo bebé y adaptarse a la vida en familia.

Recuerde también que cada bebé es especial Algunos se adaptan bien a su nuevo ambiente. A otros se les puede hacer más difícil inicialmente.

Cuándo debe llamar al médico del bebé

Llame al médico del recién nacido si presenta alguna de estas señales:

➤ Tiene dificultad para respirar (el bebé tiene que esforzarse mucho para inhalar y exhalar)

➤ La piel se ve amoratada o muy pálida

➤ Tiene una convulsión (temblor en los brazos y pies)

➤ Tiene fiebre con temperatura que sobrepasa los 100° F

➤ No quiere despertarse después de haber dormido por varias horas

➤ No parece estar tan alerta como acostumbra a estarlo cuando está despierto

➤ Llora mucho más de lo acostumbrado y no responde cuando trata de consolarlo

➤ Hace gemidos como si sintiera dolor

➤ Está muy inquieto

➤ Parece estar débil o llora a un nivel más bajo que lo acostumbrado

➤ Tiene mucosidad, sangre o coágulos de sangre en la orina o las heces

➤ Tiene diarrea (una evacuación grande y acuosa)

➤ Orina menos de seis pañales al día

➤ La orina es oscura y huele mal

➤ No tiene una evacuación por 48 horas

➤ Las heces no se ven amarillentas para el quinto día, si lo está amamantando

➤ Vomita (no simplemente escupe) más de una vez al día

➤ Mama deficientemente o no quiere más que la mitad de un biberón dos veces corridas al alimentarlo

➤ La piel o los ojos se ven muy amarillentos

➤ Sangra o tiene secreciones que provienen de los ojos, uñas, ombligo o genitales

➤ Tiene salpullido en el área del pañal que no desaparece o empeora

➤ Tiene manchas blancas dentro de la boca

➤ Simplemente en su opinión no luce "bien"

El cuidado de su recién nacido

Los bebés recién nacidos pueden funcionar bien en el mundo exterior. Aun así, necesitan mucha ayuda para alimentarse y mantener su cuerpo cálido, limpio, seguro y sano.

Cómo mantener seguro a su bebé

Los nuevos padres a menudo se preocupan por la seguridad de sus bebés. Tomar las siguientes medidas mantendrá al bebé fuera de peligro y la ayudarán a tranquilizarse:

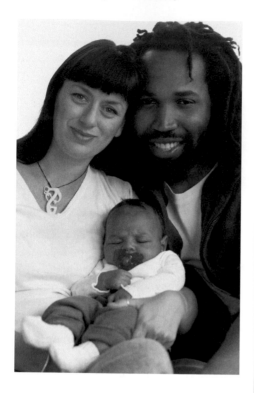

➤ A la hora de dormir, acueste al bebé boca arriba. Al hacerlo, reducirá en gran medida el riesgo de presentar el síndrome de muerte súbita del lactante (SMSL). En Estados Unidos, aproximadamente 5,000 bebés menores de 1 año mueren a causa de este síndrome. Se desconoce la causa real del SMSL, pero los expertos creen que acostar a los bebés boca abajo para dormir es la causa en algunos casos. (Si su bebé tiene problemas médicos, hable con su médico para determinar cuál es la mejor posición para dormir).

➤ Cuando acueste al bebé para dormir, colóquelo sobre un colchón firme. No permita que el bebé duerma en una cama de agua, sofá, piel de carnero ni sobre ninguna otra superficie blanda. Retire las almohadas, colchas, cobertores acolchados, juguetes, animales o muñecos de peluche de la cuna. Estos objetos pueden sofocar al bebé. Los bebés no deben dormir en la misma cama con los padres. Póngale al bebé una pijama que lo mantenga caliente y no lo arrope con una manta.

➤ Coloque siempre al bebé en un asiento de seguridad cuando lo transporte por automóvil, furgoneta o camioneta. Estos asientos están diseñados para proteger a los bebés y a los niños pequeños en caso de accidente. (Consulte "El asiento de seguridad para automóviles"). Use siempre las correas de seguridad que vienen con los asientos de bebés, coches de bebés y en la silla alta de comer.

➤ Nunca deje a su bebé solo en un automóvil. Cuando hace calor afuera, la temperatura de un auto estacionado puede superar los 100 grados en sólo unos minutos.

➤ Nunca deje a su bebé solo—ni por un segundo—en la tina (bañera) o sobre la mesa de cambiar, cama, sofá ni en ningún sitio donde puede caerse o ahogarse. Tenga todo lo que necesite al alcance de la mano. Mantenga una mano sobre el bebé en todo momento. Si tiene que contestar el teléfono o si hay alguien en la puerta, lleve al bebé consigo.

➤ Inspeccione los juguetes y la ropa del bebé para determinar si tienen cintas, botones u otras piezas pequeñas que puedan desprenderse y tragarse. Además, mantenga alejados del bebé los juguetes, monedas y objetos pequeños de sus niños mayores. Estos objetos pueden quedar alojados en la garganta del bebé y bloquear las vías respiratorias.

➤ No permita que nadie fume alrededor de su bebé. Los bebés y niños pequeños que están expuestos al tabaquismo pasivo tienen más resfriados e infecciones respiratorias y corren un riesgo mayor de presentar el síndrome de muerte súbita del lactante.

➤ No caliente el biberón del bebé en el horno de microondas. Al hacerlo, se podrían crear áreas calientes que pueden quemarle la boca. Además, no tome bebidas calientes ni cocine mientras sostiene a su bebé.

Cómo alimentar al bebé

La lactancia materna es la mejor forma de alimentar a su nuevo bebé. No importa si elige amamantar o alimentar a su nuevo bebé con biberón, asegúrese de hacerlo a menudo (8 a 12 veces cada 24 horas). El estómago del recién nacido tiene aproximadamente el tamaño de su puño. El bebé puede sólo ingerir pequeñas cantidades de leche materna o fórmula a la vez. Por consiguiente, necesitará alimentarse por lo menos cada cierto número de horas. (Para obtener información sobre cómo amamantar, consulte el Capítulo 10).

Si lo alimenta con biberón, lo primero que necesita hacer es elegir la fórmula. Las fórmulas con frecuencia se preparan con leche de vaca descremada y grasa de soya, coco o maíz. También tienen vitaminas,

minerales y otros elementos que se asemejan en gran medida a los que se encuentran en la leche materna. La mayoría de las fórmulas tienen hierro agregado también. Pregúntele al médico qué tipo de fórmula debe usar. El Programa Especial de Alimentos Suplementarios para Mujeres, Bebés y Niños [Special Supplemental Food Program for Women, Infants, and Children] proporciona fórmula a las madres que no tienen los medios para comprarla.

Algunos bebés son alérgicos a la leche de vaca o tienen dificultad para digerirla. Si su bebé reacciona adversamente a la fórmula, hable con el médico del bebé para cambiarlo a otra fórmula preparada con proteínas de soya en lugar de leche.

La fórmula viene en preparaciones en polvo, condensada o lista para servir. Es necesario agregar agua a la fórmula en polvo o condensada. Si compra una de estas dos fórmulas, siga al pie de la letra las instrucciones. Las fórmulas muy diluidas o muy concentradas no son buenas para su bebé.

Luego, elija el tipo de biberón que usará. Los biberones de bebés vienen en muchos diseños. Los biberones pueden ser rectos o en ángulo. Pueden usarse una y otra vez o sólo para sostener bolsas especiales que se desechan después de cada alimentación.

No importa el tipo que use, compre un suministro de biberones de 4 onzas para su recién nacido. Su bebé no podrá alimentarse de un biberón convencional de 8 onzas hasta que sea mayor.

Ahora estará lista para comprar chupones para los biberones. Los chupones pueden tener forma convencional, forma especial de orto-doncia, o bien, ser aplanados en la punta o alargados.

Para el bebé que se alimenta sólo de fórmula, el chupón convencional o de ortodoncia es adecuado. Sin embargo, si combina la lactancia materna con la alimentación con biberón, el chupón aplanado en la punta o alargado puede ser una mejor opción. Estos chupones están diseñados para imitar el tipo de succión que realizaría el bebé al extraer leche del seno. De esta forma, es menos probable que el bebé se confunda sobre lo que necesita hacer.

Antes de alimentar a su recién nacido, asegúrese de que el biberón y el chupón se hayan lavado bien con agua caliente y jabón. Hay cepillos especiales para biberones que facilitan la limpieza de superficies poco accesibles de los biberones del bebé.

Alimente a su recién nacido por primera vez a más tardar a las 6 horas del parto. La fórmula toma más tiempo en digerirse que la leche materna. Por este motivo, los bebés alimentados con biberón pueden a menudo esperar más tiempo para alimentarse (3 a 4 horas). No obstante, siga las indicaciones del bebé, no el reloj. Si parece que tiene hambre, ofréz-cale el biberón.

Cuando esté lista para comenzar a alimentarlo, sostenga al bebé en el pliegue del brazo. La cabeza y el pecho del bebé deben estar más elevados que sus pies. Incline el biberón de manera que el chupón se llene de fórmula. De esta forma reducirá la cantidad de aire que el bebé traga y evitará que se produzcan gases.

No introduzca el biberón muy adentro en la boca del bebé. Al hacerlo puede sofocar al bebé o provocar infecciones de oídos ya que la fórmula tiende a acu-mularse en la parte trasera de su garganta.

Su recién nacido también necesita tener contacto con usted. Los períodos de alimentación ofrecen la oportunidad de relajarse y disfrutar del tiempo juntos.

Cómo bañar al bebé

Es necesario mantener limpio a su bebé, pero no hay necesidad de bañarlo en tina (bañera) diariamente. Su recién nacido recibirá un buen baño en el hospital después de nacer. Espere hasta que el fragmento del cordón umbilical se haya secado y desprendido (7 a 10 días) antes de darle otro baño (consulte el cuadro).

Mientras tanto, limpiarlo con una esponja o toalla de manos varias veces a la semana será suficiente. A continuación se señalan las formas en que puede mantener limpios la piel y el cuero cabelludo de su recién nacido:

1. Desvista al bebé y envuélvalo en una toalla.

2. Limpie suavemente los ojos con una mota de algodón humedecida.

3. Use una toalla de manos mojada (sin jabón) para limpiarle suavemente la cara al bebé.

4. Desarrope una parte del cuerpo del bebé a la vez para evitar que sienta frío.

5. Limpie cada parte de su cuerpo con una toalla de mano mojada y una pequeña cantidad de jabón suave para bebés.

El primer baño del bebé

El primer baño de su bebé es un gran acontecimiento. Pero también puede ser un poco atemorizante. No se preocupe, cuando menos se lo espere, ya habrá dominado la técnica. Bañarlo cada cierto número de días (con lavados entremedio) es más que suficiente para mantener limpio al bebé. A continuación se señala cómo darle su primera zambullida:

1. Reúna todas las provisiones. Necesitará un jabón suave, champú de bebé, motas de algodón, una toalla de manos y una toalla.

2. Use un lavabo (lavamanos) con almohadillas de espuma o una tina (bañera) especial para bebés. No bañe al bebé en la tina hasta que tenga suficiente edad para sentarse por su cuenta.

3. Llene la palangana con 2 pulgadas de agua. Compruebe la temperatura del agua con su puño antes de colocar al bebé en la misma. El agua debe estar tibia—no caliente.

4. Comience limpiándole los ojos y la cara al bebé con una mota de algodón o toalla de manos mojada.

5. Prosiga hacia abajo al resto del cuerpo y termine en el área del pañal.

6. Para evitar que el bebé sienta frío, lávele el cabello (o cuero cabelludo) al final y enjuáguelo con agua limpia.

7. Si el bebé parece disfrutar del baño, no lo apresure. Permítale relajarse, y salpicar y explorar el agua.

8. Cuando el baño haya terminado, envuelva al bebé bien en una toalla.

6. Preste mucha atención a los pliegues de la piel del cuello, brazos y piernas del bebé.

7. Enjuague y seque con leves palmadas el área después de lavarla.

8. Limpie por último el área habitualmente cubierta por el pañal.

Muchas madres se sienten nerviosas de bañar a sus recién nacidos. Si tiene alguna pregunta sobre cómo hacerlo, pídales a las enfermeras del hospital que se lo demuestren.

Cómo cuidar del fragmento del cordón umbilical

En la mayoría de los casos, el fragmento que queda del cordón umbilical se seca y desprende a los 7 ó 10 días del nacimiento. Lo que queda detrás del fragmento se convertirá en el ombligo del bebé. Muchos padres se preguntan si el aspecto del fragmento tiene algo que ver con si el ombligo quedará hundido o sobresalido. Ese no es el caso.

Mientras el fragmento se seca, mantenga el área limpia y seca. De esta forma aligerará su cicatrización y evitará infecciones. Exponga el fragmento al aire y protéjalo de la orina y las heces doblando hacia abajo el borde superior del pañal del bebé. No cubra el fragmento con gasas ni vendajes.

Es posible que su médico sugiera usar una pomada o alcohol alrededor de la base del fragmento durante la primera semana más o menos. Llame al médico si el fragmento parece estar infectado o si la piel alrededor está rojiza.

Los pañales del bebé

La mayoría de los bebés vacían la vejiga y los intestinos al día de haber nacido. Esto puede ocurrir en la sala de partos. Algunos bebés esperan más de 24 horas. Si su bebé se tarda más de 1 ó 2 días para orinar o evacuar, el médico del niño tratará de determinar por qué sucede esto. La mayoría de los recién nacidos orinan entre 6 y18 veces al día y evacuan tanto como 7 u 8 veces al día. Puede que sea difícil determinar si el bebé ha orinado (especialmente con pañales súper absorbentes). Colocar un pedazo de papel higiénico dentro del pañal es una forma buena de determinarlo.

Cómo elegir los pañales

Puede usar pañales de tela o desechables. Cada uno tiene ventajas y desventajas en lo que respecta al costo y comodidad. A continuación se señalan sus opciones:

➤ *Pañales desechables.* Aunque son los más fáciles de usar, los pañales desechables son los más costosos. Estos pañales no airean tan bien como los pañales de tela, por lo tanto pueden causar salpullido en el área del pañal. Si usa pañales desechables, pruebe diversas marcas hasta que encuentre la que le guste. Evite pañales desechables que se deshacen en pedazos cuando se mojan. Su bebé podría tragarse los pedazos sueltos.

➤ *Pañales de tela que usted compra y lava.* Ésta es la opción más económica, pero la que toma la mayor cantidad de tiempo y energía. Los pañales de tela vienen en dos estilos: lisos y predoblados. Los pañales lisos pueden ajustarse a medida que crece el bebé. No obstante, puede que sea difícil encontrarlos. Los pañales predoblados tienen dobleces cocidos en su lugar para que no tenga que doblarlos después de lavarlos. Independientemente del tipo de pañal de tela que elija, comience con tres docenas por lo menos. Necesitará por lo menos tres cubiertas de algodón para pañales de tela. Estas cubiertas sostienen el pañal en su sitio y se cierran con broches o sujetadores (por lo tanto no es necesario usar imperdibles o seguros). También reducen las salidas de orina y ayudan a mantener secas las prendas de vestir y la ropa de cama. Las cubiertas de algodón se airean mejor y son más fáciles de usar que las cubiertas de goma o plástico.

➤ *Pañales de tela de los servicios de pañales a domicilio.* Esta opción es menos costosa que los pañales desechables, pero cuesta más que comprar y lavar sus propios pañales. Los servicios de pañales a domicilio a menudo recogen pañales sucios y

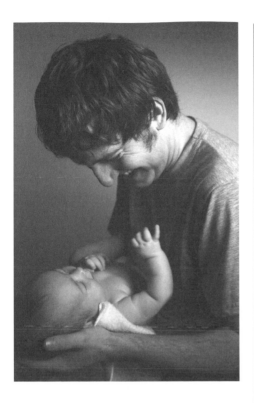

dejan pañales limpios una o dos veces por semana. También ofrecen varias opciones de distintos tamaños, y a menudo proporcionan cubiertas de pañales y un cubo o balde para pañales sucios. Algunos padres usan los servicios de pañales a domicilio durante los primeros meses cuando los bebés tienden a usar la mayor cantidad de pañales. Después de ello, lavan sus propios pañales o cambian a pañales desechables.

No importa el tipo de pañal que elija, cámbiele el pañal a su bebé cada vez que tenga orina o heces. De esta forma evitará que presente salpullido en el área del pañal. Es posible que use inicialmente cerca de seis docenas de pañales a la

semana. Tenga una buena provisión de pañales limpios a la mano.

Cómo cambiarle el pañal a su bebé

Antes de cambiarle el pañal al bebé, asegúrese de que tiene a la mano todo lo que necesita. Nunca deje al bebé solo en la mesa de cambiar ni en ninguna superficie elevada. Él o ella podría rodar o deslizarse y caer al suelo.

Objetos que necesitará:

➤ Un pañal limpio

➤ Una cubierta de pañal (si usa pañales de tela)

➤ Paños desechables para limpiar sin alcohol o una toalla de mano y una palangana llena de agua tibia

➤ Pomada para el salpullido en el área del pañal (si el bebé tiene salpullido)

➤ Almidón de maíz (para el clima cálido o si el bebé tiene salpullido)

Qué hacer:

1. Quítele el pañal sucio.

2. Tenga a la mano un pañal de tela adicional en caso de que el bebé orine cuando no tenga puesto un pañal. Los bebés lo hacen a menudo. Mientras le cambia el pañal al bebé, coloque el pañal adicional debajo de las nalgas del bebé (para una niña) o sobre el pene.

3. Limpie suavemente los genitales y el trasero del bebé. (Si la piel del bebé

El uso de distintos tipos de pañales

Para ambos tipos de pañales, asegúrese de que no queden muy sueltos ni muy apretados. El pañal debe quedar bien ajustado de manera que quepan dos dedos entre el pañal y la piel del bebé.

El pañal desechable:

1. Use una mano para agarrar los tobillos del bebé y levántele las piernas y las nalgas.

2. Con la otra mano, deslice la parte trasera del pañal limpio debajo de las nalgas del bebé. El borde superior del pañal debe quedar al nivel del ombligo del bebé.

3. Ponga al bebé sobre el pañal.

4. Coloque la parte delantera del pañal entre las piernas del bebé y sobre sus genitales.

5. Si el bebé todavía tiene el fragmento del cordón umbilical, doble el borde superior del pañal para exponer el fragmento.

6. Despegue las lengüetas de la parte trasera del pañal. Adhiéralas a la porción del frente del pañal.

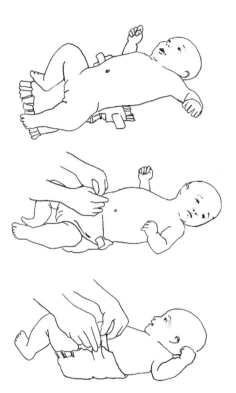

(continúa)

El uso de distintos tipos de pañales (continuación)

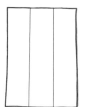 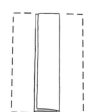

El pañal de tela:

1. Doble el pañal en tres partes iguales a lo largo.

2. Doble hacia arriba la tercera parte inferior del pañal.

3. Coloque el pañal doblado dentro de una cubierta de pañal.

4. Tire hacia afuera ambos extremos de la parte superior del pañal.

5. Use una mano para agarrar los tobillos del bebé y levántele las piernas y las nalgas. Con la otra mano, deslice la parte posterior del pañal y la cubierta del pañal debajo de las nalgas del bebé.

6. Ponga al bebé sobre el pañal.

7. Coloque la parte delantera del pañal entre las piernas del bebé y sobre sus genitales. (Si el bebé todavía tiene el fragmento del cordón umbilical, el borde superior del pañal y de la cubierta del pañal debe quedar debajo del fragmento).

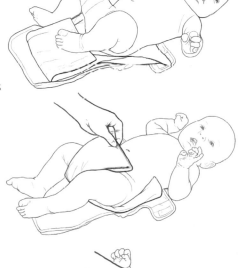

8. Lleve ambos lados del pañal hacia el frente, envuelva al bebé bien ajustado en el pañal y abroche los lados del pañal al frente.

está irritada por los paños desechables para limpiar, use una toalla de manos húmeda en lugar de ello).

4. Asegúrese de limpiar desde al frente hacia atrás. De esta manera las bacterias de las heces del bebé se mantienen alejadas de la uretra o vagina, donde pueden causar una infección.

5. Seque con leves palmadas el área del pañal.

6. Aplique una pomada al salpullido del área del pañal si la piel está irritada o tiene salpullido. Si el salpullido es muy intenso (tiene llagas o ampollas que no desaparecen por varios días), hable con el médico del bebé.

7. Polvoree ligeramente el área con almidón de maíz si hace mucho calor o si el bebé tiene salpullido. (Los bebés pueden inhalar el polvo, lo cual puede irritar los pulmones. No use polvos de bebé que contengan talco. También debe tener cuidado de no agitar el polvo cerca de la cara del bebé. Nunca deje un envase de polvo cerca del alcance de su bebé).

8. Coloque el pañal nuevo según se ilustra en el cuadro titulado "El uso de distintos tipos de pañales".

Cómo vestir al bebé

Aunque el cuerpo del bebé debe mantenerse caliente, no hay necesidad de ponerle una y otra capa de ropa a menos que realmente haga frío. Su bebé necesita casi la misma cantidad de ropa que usted—más una capa adicional ya que no se mueve tanto. Póngale una gorra tejida si hace frío cuando ambos salgan afuera. Los recién nacidos pueden perder mucho calor a través de la cabeza.

En lo que se trata de elegir ropa, deje que el clima, la estación y la facilidad con que pueda vestir al bebé le sirva de guía.

Durante las primeras semanas, los trajecitos de una pieza que cubren los pies son una buena opción. Deben estar hechos de material suave que se airee y no le irrite la piel al bebé. También es importante acceder fácilmente al pañal. Los que tienen cremalleras o broches al frente son más fáciles de usar que los que tienen los cierres por detrás.

Si hace frío, póngale una camiseta debajo de la ropa al bebé y un suéter o un abrigo tipo saco sobre esto. Si hace calor, el pañal y un traje de una pieza puede ser todo lo que necesite.

Cómo cuidar del pene de su hijo

Si circuncidaron a su hijo, el bebé tendrá un vendaje de gasa liviano con jalea de petróleo sobre la cabeza del pene después del procedimiento. Este evita que roce contra el pañal mientras se cicatriza.

Mantenga limpia el área. Lávele el pene a su niño con jabón y agua tibia todos los días. Cámbiele el pañal a menudo para que la orina y las heces no irriten el tejido sensible ni causen una infección. Aplique un poco de jalea de petróleo en la punta del pene del bebé para evitar que se adhiera del pañal.

Con un tipo de circuncisión, se deja un anillo plástico en el pene. Este anillo se sale por su cuenta cuando haya cicatrizado totalmente la circuncisión, que es por lo general a los 7 ó 10 días.

Si no se le practicó una circuncisión a su hijo, no necesita hacer nada especial para cuidar del pene. Simplemente lave la parte exterior del pene con jabón y agua cuando lo bañe. No trate de empujar el prepucio. El prepucio no se retirará dde la cabeza del pene hasta que el niño tenga entre 3 y 5 años. Cuando esto suceda, puede enseñarle a su hijo a limpiarse debajo del prepucio.

Su nueva familia

Los días y las semanas que siguen a la llegada de su bebé pueden ser de los más retadores de su vida. Es posible que se sienta cansada y abrumada. Su bebé podría estar inquieto, hambriento día y noche y con dificultad para dormir a intervalos regulares.

Su tarea más importante durante estos primeros días con su bebé es aprender a leer sus señales. Es muy probable que estas señales no sean las mismas que las del bebé de su vecina, o el bebé de una amiga o ni siquiera las de su último bebé. Satisfaga las necesidades del bebé pronto y con cariño.

También permítase tiempo para dominar todas las destrezas necesarias para atender a su bebé. Usted se convierte en madre en el momento en que nace el bebé. No obstante, los cuidados maternales no aparecerán de forma natural de la noche a la mañana. Pero pronto, mientras observa el crecimiento de su bebé, se preguntará cómo se las arregló sin él o ella en su vida.

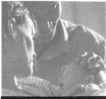

CAPÍTULO **12**

La atención del posparto

Tal vez sea difícil de creer que el parto ha pasado y que este bebé realmente es suyo. Quizás le sorprenda lo ansiosa y tensa que se siente. Puede que se pregunte si será una buena madre. Las tareas que antes hacía sin ninguna dificultad, ahora parecen ser más difíciles. Se siente cansada por el parto y por no dormir cuidando de su nuevo bebé. Es posible que se sienta melancólica, a pesar de tener a esta nueva persona preciosa en su vida. Si sabe lo que está sucediendo en su cuerpo, podrá enfrentar mejor las alzas y las bajas de los primeros meses en la vida de una madre.

Cuidar de su bienestar físico y mental es vital. Llevar una dieta adecuada, ejercitarse y descansar mucho impulsarán su nivel de energía y normalizarán su vida. Contar con el apoyo de personas allegadas le hará más fácil desempeñar su nueva función.

Mientras reanuda su vida cotidiana, comenzará a enfrentar decisiones como el regreso al trabajo, la elección de quién cuidará de su niño y la planificación de su familia. No sienta que tiene que tomar sola todas esas decisiones. Su médico al igual que su pareja y los demás seres queridos pueden ayudar. Recuerde que no hay decisiones "correctas". Todas las madres deben hacer lo mejor para sus familias.

Los cambios del cuerpo

Mientras estuvo embarazada, su cuerpo trabajó día y noche durante 40 semanas para ayudar al desarrollo de su bebé. Ahora que el bebé ha llegado, deberá continuar trabajando a medida que su cuerpo se recupera del embarazo, el trabajo de parto y el parto. Tomará un tiempo antes de que el cuerpo llegue a normalizarse.

El útero

Después del parto, el útero estará endurecido y redondo y puede palparse detrás del ombligo. El peso del útero es de aproximadamente dos libras y media. Al cabo de seis semanas, pesa sólo 2 onzas y no es posible palparlo al ejercer presión sobre el estómago. La abertura del útero—el cuello uterino—también se encogerá rápidamente.

Los loquios

Después de que nace el bebé, su cuerpo elimina la sangre y el tejido que revestían el útero. Esta secreción vaginal se denomina *loquios*.

Durante los primeros días después del parto, el flujo de loquios es intenso y es de color rojo brillante. Puede que tenga algunos coágulos pequeños. Use toallas sanitarias para absorber esta secreción, no tampones.

Con el paso del tiempo, la intensidad del flujo disminuye en volumen y color. Al cabo de aproximadamente una semana del parto, los loquios a menudo se vuelven rosados o de color moreno. Pero el flujo color rojo brillante podría producirse nuevamente. Tal vez sienta

que le baja un chorro de sangre por la vagina al amamantar, cuando el útero se contrae. Al cabo de 2 semanas del parto, los loquios a menudo tienen un color moreno claro o amarillo. Posteriormente, desaparecen gradualmente. La cantidad de tiempo que se producen estas secreciones depende de la mujer. Algunas mujeres tienen secreciones por sólo dos semanas después del nacimiento del bebé. A otras les dura un mes o más tiempo.

El regreso de los períodos menstruales

Si no está amamantando, sus períodos podrían comenzar al cabo de aproximadamente 6 a 8 semanas del parto. También pueden comenzar antes.

Si está amamantando, no comenzará a tener períodos por varios meses. Algunas

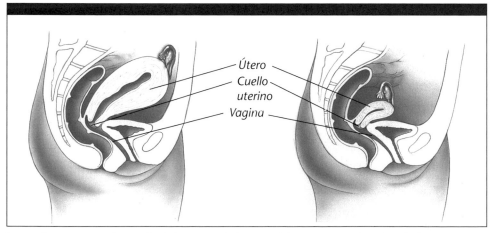

Útero
Cuello uterino
Vagina

Inmediatamente después del parto, el útero mide unas 7 pulgadas de largo y pesa alrededor de dos libras y media (*izquierda*). Incluso es posible palparlo debajo del ombligo. A las 6 semanas, ya ha regresado a su tamaño normal (*derecha*). El tamaño normal es de aproximadamente 3 pulgadas de largo con un peso de alrededor de 2 onzas.

madres lactantes no tienen períodos hasta que el niño se desteta.

Después del parto, los ovarios podrían liberar un óvulo antes de que tenga su primer período. Esto significa que puede quedar embarazada sin tan siquiera saber que estaba fértil nuevamente. Si no desea tener otro bebé inmediatamente, comience a usar un método anticonceptivo tan pronto comience a tener relaciones sexuales. (Para obtener los detalles, consulte "La planificación familiar").

Una vez que comience la menstruación, es posible que no sea igual que antes de quedar embarazada. Por ejemplo, los períodos podrían ser más cortos o más largos. No obstante, lo más probable es que gradualmente regresen a como eran antes. Algunas mujeres notan que los dolores de menstruación son menos intensos que los que tenían antes de quedar embarazadas.

El abdomen

Inmediatamente después del parto, todavía se verá como si estuviera embarazada. Durante el embarazo, los músculos abdominales se estiran poco a poco. Estos músculos no se contraerán al minuto de que nazca el bebé.

Permítale a su cuerpo regresar gradualmente a la normalidad. Hacer ejercicios puede ser útil. Pregúntele al médico cuándo puede comenzar a hacer ejercicios sin riesgo. Hacer unos cuantos ejercicios por lo menos tres veces a la semana le ayudará a comenzar. El cuadro incluye algunos ejemplos de ejercicios para después del parto.

Es posible que tenga también dolores de espalda después del alumbramiento.

Los músculos abdominales estirados no ayudan a que los músculos de la espalda apoyen su peso. Para evitar tener la espalda adolorida, practique la buena postura, apoye la espalda mientras amamanta y trate de no levantar nada más pesado que su bebé durante un tiempo.

Molestias después del parto

Cuando se imaginó los días y las semanas posteriores al nacimiento del bebé, tal vez no pensó mucho sobre la forma en que se sentiría su cuerpo, es decir, adolorido. Muchos de estos dolores no duran. A continuación se señalan algunas formas de aliviar las molestias y dolores después del parto.

Entuertos

El útero se contrae y se relaja a medida que regresa a su tamaño normal. Los dolores que se producen a veces se denominan entuertos. Si ha dado a luz anteriormente o está amamantando, tal vez sean más intensos. Estos dolores desaparecerán en unos días. Mientras tanto, tome medicamentos de venta sin receta para aliviar el dolor.

Perineo doloroso

El perineo, el área entre la vagina y el recto, se estira durante el parto. Es posible que le hayan practicado una episiotomía, la incisión que se hace para ampliar la abertura de la vagina durante el parto. O bien, tal vez el perineo se desgarró cuando el bebé ejerció presión sobre esa área.

Cuándo debe llamar al médico

Es normal sentir molestias después del parto. Sin embargo, algunas de ellas pueden ser señal de que existe un problema médico. Llame a su médico si presenta algunos de estos síntomas:

➤ Fiebre de más de 100.4°F (38°C)

➤ Náuseas y vómitos

➤ Dolor o ardor al orinar

➤ Sangrado más fuerte del que acostumbra tener durante un período menstrual normal o que aumenta en intensidad

➤ Dolor intenso en la parte inferior del abdomen

➤ Dolor, hinchazón y sensibilidad en las piernas

➤ Dolor de pecho y tos o falta de aliento

➤ Estrías rojas o nuevas masas dolorosas en los senos

➤ Dolor que no desaparece o empeora producido por la episiotomía, desgarre perineal o incisión abdominal

➤ Enrojecimiento o secreciones que provienen de la episiotomía, desgarre o incisión

➤ Secreciones vaginales con mal olor

➤ Sensación de desesperanza que dura más de 10 días después del parto

Cualesquiera de estas causas pueden ocasionar un leve entumecimiento al principio. Una vez que desaparece el entumecimiento, podría sentir el área hinchada, con moretones y adolorida.

Este tejido sensible necesita tener tiempo para cicatrizarse. Durante las primeras semanas después del parto, los músculos perineales comienzan gradualmente a volver a adquirir algo de tono. Puede ayudar a este proceso haciendo ejercicios de Kegel (consulte "Ejercicios durante el período de posparto"). Comience a hacerlos al poco tiempo del parto. Hágalos con la mayor frecuencia posible, en cualquier momento y lugar. Para aliviar las molestias y aligerar la cicatrización:

➤ Pida una compresa fría justamente después del parto. Colocarse la compresa en el perineo reducirá la hinchazón y ayudará a aliviar el dolor y ardor. Durante los próximos días, continúe usando compresas frías.

➤ Aplíquese almohadillas frías impregnadas en agua de hamamelis en el área.

➤ Pregúntele al médico sobre usar un
rociador o crema anestésica para
aliviar el dolor.

➤ Si siente dolor al sentarse, acojine el
área con una almohada.

➤ Tome baños de asiento. Sumergirse en
unas pulgadas de agua tibia la aliviará.

➤ Use una botella de agua exprimible
para regar el área con un chorro de
agua tibia después de orinar.

➤ Límpiese siempre desde al frente hacia
atrás después de ir al baño. De esta
forma evitará infectar con gérmenes
del recto una episiotomía o desgarre
que está en proceso de cicatrizar.

Hemorroides y várices de la vulva

Si tuvo várices en la vulva o hemorroides
durante el embarazo, es posible que
empeoren después del parto. Estas venas
adoloridas e hinchadas también pueden
presentarse por primera vez debido al
esfuerzo intenso que hizo durante el
trabajo de parto.

Para obtener alivio, pruebe usar rocia-
dores o pomadas medicadas, calor seco
(de una lámpara de calor o secador de
pelo a temperatura baja), baños de
asiento y compresas frías impregnadas en
agua de hamamelis. Si las hemorroides
producen dolor al evacuar, asegúrese de
consumir una dieta con abundantes fibras
y beber muchos líquidos. Los ablan-
dadores fecales pueden ayudar. Pregúntele
al médico si puede usar uno. Trate de no

ejercer mucha presión en el área al
evacuar ya que se podrían empeorar las
hemorroides. Con el tiempo, las
hemorroides y las várices de la vulva se
reducirán en tamaño o desaparecerán.

Problemas al evacuar

Es posible que sea difícil evacuar por
unos días después del parto. Hay muchas
razones para ello: músculos abdominales
estirados, intestinos lentos a consecuencia
de la cirugía o del medicamento para el
dolor y tener el estómago vacío por no
haber comido durante el trabajo de parto.
Tal vez tenga miedo de evacuar por temor
a que empeore el dolor de la episiotomía o
las hemorroides. O bien, si tiene suturas en
el perineo, puede que tema que se abran al
evacuar. No debe preocuparse por esto—
las suturas no se saldrán al evacuar.

Si está estreñida o tiene gases que le
producen dolor, pruebe estos consejos
para aliviar el problema:

➤ Dé caminatas cortas tan pronto como
pueda.

➤ Consuma alimentos con abundantes
fibras y beba muchos líquidos.

➤ Pregúntele al médico sobre usar un
ablandador fecal.

Es posible que no sienta la misma
necesidad de evacuar que antes. En
algunos casos, es posible perder el control
de las evacuaciones. La pérdida del
control normal de las evacuaciones se
denomina *incontinencia* fecal. Puede
producirse por el estiramiento o desgarre
de los nervios cerca del recto durante el
parto. Es posible que expele gases sin

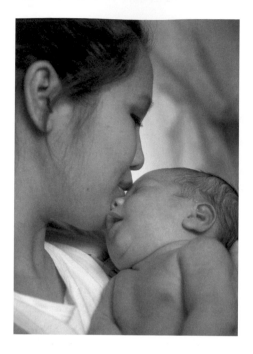

querer o inesperadamente. Si tiene pérdidas accidentales de heces sólidas o líquidas, infórmele al médico estos síntomas. Hay muchas formas de ayudarla a volver a controlar las evacuaciones.

Problemas urinarios

Durante los primeros días después del parto, es posible que sienta la necesidad de orinar, pero no pueda hacerlo. Tal vez sienta dolor y ardor al orinar. Esto se debe a que durante el parto, la cabeza del bebé ejerció mucha presión sobre la vejiga, uretra (la abertura por donde sale la orina) y los músculos que regulan el flujo de orina. La hinchazón y el estiramiento que produce esta presión pueden obstruir el flujo de orina.

Para reducir la hinchazón o el dolor, pruebe sumergiendo el área en un baño de asiento con agua tibia. Cuando use el inodoro, rocíe agua tibia en los genitales con una botella de agua exprimible. Al hacerlo, podría ayudar a estimular el flujo de orina. También puede ser útil abrir la llave de agua mientras se encuentre en el baño. Además, asegúrese de beber muchos líquidos. Este dolor por lo general desaparece a los pocos días del parto.

Muchas madres nuevas tienen otro problema: incontinencia urinaria. Esto significa que no es posible detener el flujo de orina—aun cuando no trata de ir al baño.

Con el tiempo, el tono de los músculos pélvicos regresará a su estado normal y el problema desaparecerá en la mayoría de los casos. Los ejercicios de Kegel también ayudarán a contener estos músculos (consulte "Ejercicios durante el período de posparto"). Si los problemas urinarios persisten por más de varias semanas, infórmeselo al médico. Hay diversos tratamientos que él o ella puede ofrecer.

Sudor

Por algunas semanas después del parto, muchas madres nuevas pueden hallarse empapadas en sudor, lo cual ocurre con mayor frecuencia durante la noche. No se preocupe. Su cuerpo se está ajustando a los cambios hormonales. Para mantener secas las sábanas y la almohada por la noche, duerma sobre una toalla hasta que pase este síntoma.

Senos hinchados

Los senos se llenan de leche a partir de aproximadamente 2 a 4 días del parto. Cuando esto suceda, es posible que se sientan llenos, duros y sensibles. El mejor alivio para esta congestión de los senos es la lactancia. Una vez que usted y su bebé establezcan un programa regular de lactancia, dejará de tener estas molestias. (El Capítulo 10 detalla las formas para aliviar la congestión de los senos). No debe tener congestión muy fuerte de los senos por más de aproximadamente 36 horas. Hasta entonces, pruebe lo siguiente:

➤ Use un sostén (brassiere) ajustado a la medida, sostén de deportes o sostén de pecho que ofrezca apoyo.

➤ Aplique compresas de hielo a los senos para reducir la hinchazón.

➤ No se extraiga leche. Al hacerlo, se envía una señal a los senos para que produzcan más.

➤ Tome un medicamento para el dolor si lo necesita.

Las mujeres que no amamantan pueden sentir algunas molestias causadas por el congestionamiento de los senos durante unos días. Cuando no se estimulen los senos para producir más leche, esta sensación gradualmente desaparecerá.

Fatiga

Se va a sentir cansada. Acaba de realizar una tarea muy ardua—dar a luz. También perdió sangre durante el parto. Su nuevo bebé puede ser que la mantenga despierta toda la noche también.

La fatiga es un síntoma que va a la par con ser una nueva madre. No es posible evitarl. Pero puede tomar medidas para asegurar que se sienta descansada durante los días y las semanas después de dar a luz:

➤ Pida ayuda. Su familia y amistades probablemente estén muy dispuestas a ayudar. Permítales hacerlo. Sea específica cuando le pregunten qué pueden hacer. Pídale a alguna amistad que traiga algo para la cena, vaya a la tienda de comestibles, comience a lavar una tanda de ropa o cuide del bebé o de un hijo mayor por un par de horas mientras usted duerme la siesta.

➤ Duerma cuando el bebé duerma. Use la hora de la siesta del bebé para descansar—no para hacer quehaceres domésticos.

➤ Sugiera juegos tranquilos. Si tiene un hijo mayor, póngalo a jugar con algunos rompecabezas, libros con dibujos u otras actividades tranquilas para que usted y su bebé puedan descansar.

➤ Tómelo con calma. Mantenga breves las salidas fuera de la casa.

➤ Haga sólo lo que sea necesario hacer. Algunas cosas tendrán que esperar. Es importante que usted obtenga el descanso que necesita.

➤ Limite las visitas. Ya habrá tiempo suficiente para que la gente conozca a su nuevo bebé una vez que se sienta descansada. Hasta entonces, lo último que necesita es un flujo constante de visitas.

➤ Lleve una dieta sana. Puede que sea difícil encontrar tiempo para comer cuando cuida de un nuevo bebé. Aun así, es vital que lo haga. Los alimentos con abundantes proteínas y hierro combaten la fatiga.

Si se siente muy débil o si continúa sintiéndose fatigada, hable con su médico. A veces algunas mujeres presentan cambios en la función de la tiroides después del embarazo, especialmente si tenían dificultad con la tiroides antes o después del embarazo o alguien en sus familias tiene este padecimiento.

Los tristeza durante el período de posparto

Muchas mujeres sienten *melancolía posparto*. Esa tristeza también se conoce como "tristeza de maternidad". Esta por lo general es leve y debe desaparecer al cabo de dos semanas. No obstante, en algunos casos, estos sentimientos son muy intensos y persisten. Cuando esto ocurre, odría tratarse de una condición más grave llamada *depresión posparto*.

La tristeza de maternidad

Muchas madres nuevas se sorprenden por lo frágiles, aisladas y drenadas que se sienten después de dar a luz a un niño. Sus sentimientos no parecen ir a la par con las expectativas que tenían. Entonces se preguntan, "¿Cómo es posible que me sienta deprimida?" Además, temen que estos sentimientos signifiquen que son malas madres. Pero estas emociones son normales. De hecho, alrededor de un 70 a 80 por ciento de las madres nuevas se sienten así.

A los 2 ó 3 días del parto, es posible que se sienta ansiosa, triste y perturbada. Sin un motivo concreto, tal vez se sienta enojada con el nuevo bebé. Estos senti-mientos perturban y son atemorizantes. No obstante, pasan rápidamente. La tristeza de maternidad tiende a durar de unas pocas horas a más o menos una semana. Por lo general, desaparece sin tratamiento alguno.

Cuando se sienta triste, recuerde que acaba de asumir una tarea enorme. Sentirse triste, ansiosa o incluso enojada no significa que ha fallado como madre. Tampoco quiere decir que tiene una enfermedad mental. Sólo significa que su cuerpo se está ajustando a los cambios normales que ocurren después del nacimiento de un niño.

Tenga en cuenta también que pronto todo se resolverá. Hasta ese momento, haga lo siguiente para mitigar su tristeza:

➤ Hable con su pareja o con una amistad sobre cómo se siente.

➤ Descanse mucho.

➤ Pídale ayuda a su pareja, amistades y familia.

➤ Dedique tiempo a sus necesidades.

➤ Salga de la casa todos los días, aun si es por un tiempo breve.

➤ Únase a un grupo de madres nuevas y comparta sus sentimientos con las mujeres que conozca allí.

La depresión posparto

Para algunas mujeres, el paso a ser madres acarrea sentimientos más intensos. Aproximadamente un 10 por ciento de las madres nuevas padecen de depresión durante el posparto. Esta depresión se caracteriza por sentimientos de desesperación, ansiedad intensa o desesperanza que se interponen en la vida cotidiana. Estos sentimientos pueden producirse después de cualquier parto, no necesariamente el primero.

La depresión posparto ocurre con más frecuencia en las mujeres que han tenido uno o más de los siguientes:

➤ Trastornos del estado de ánimo antes del embarazo

➤ Depresión durante el posparto después de un embarazo previo

➤ Situación tensa reciente, como perder a un ser querido, enfermedad en la familia o al mudarse a una ciudad nueva

Si está predispuesta a padecer de depresión, busque ayuda profesional y procure el apoyo de sus seres queridos antes de que nazca el bebé. Los niveles de la tiroides también pueden disminuir al dar a luz. Estos niveles bajos de la tiroides pueden causar síntomas semejantes a la depresión. Su médico podría recomendar examinarle los niveles de tiroides para determinar si son los responsables de sus síntomas de depresión.

El tratamiento y asesoramiento ayudan a aliviar la depresión posparto. Hable con su médico de inmediato si tiene alguna de las siguientes señales de depresión:

➤ Tristeza de maternidad por más de 2 semanas

➤ Sentimientos intensos de depresión o ira que comienzan al mes o dos meses después del parto

➤ Sentimientos de tristeza, duda, culpa o desamparo que empeoran cada semana y se interponen en su vida cotidiana

➤ Incapacidad para dormir, aun cuando se siente cansada

➤ Dormir la mayor parte del tiempo, aun cuando el bebé está despierto

➤ Comer mucho más o mucho menos de lo acostumbrado

➤ No encontrar placer en lo que antes solía causarle alegría

➤ Preocupación o dudas intensas sobre el bebé

➤ Falta de interés o de sentimientos por el bebé o su familia

➤ Ataques de pánico, como sentir miedo de estar a solas con el bebé

➤ Se imagina haciéndole daño al bebé o a usted misma

El regreso a la vida cotidiana

Tener un bebé cambiará la forma en que vive su vida cotidiana. La relación con su pareja se verá afectada. Es posible que las viejas rutinas ya no funcionen. Si sabe esto de antemano y trata de aceptar estos cambios en lugar de combatirlos, se sentirá más relajada a medida que comienza a vivir una nueva vida con su nuevo bebé.

Tenga en cuenta también que el nuevo bebé afectará las vidas de la familia entera. Todas las personas tienen una función que desempeñar y deben tomar parte en

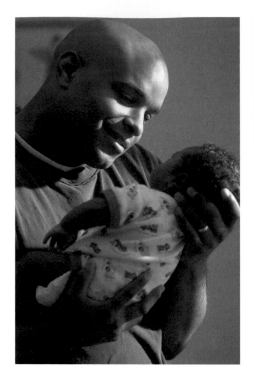

el cuidado del bebé. Se crearán tensiones a medida que todos se ajustan a tener un bebé con ustedes. Hable sobre ello. Comparta sus sentimientos con su pareja, padres e hijos. Escuche las preocupaciones que ellos expresen.

Hable también con otras mamás nuevas. Simplemente oír que su familia no es la única que siente los efectos del nacimiento de un bebé puede ayudarle a enfrentar estos momentos estresantes. El apoyo de las demás madres también puede ayudarla a sentirse más cómoda con su nueva función.

Si la tensión de la crianza de un niño parece ser demasiado abrumadora, obtenga ayuda. Hable con su médico o llame a una línea de ayuda telefónica local para personas en crisis. (Los números de estas líneas de ayuda aparecen en las páginas de su comunidad en la guía telefónica). Todos los padres nuevos sienten en algunas ocasiones que no pueden aguantar más. Esto es aún más real si no tiene mucho apoyo o si su bebé es inquieto.

No importa la causa de estos sentimientos, nunca se desquite la frustración de sus emociones con su niño. Es muy fácil lastimar a un bebé, aun si no es su intención hacerlo. Agitar a un bebé por sólo unos segundos, por ejemplo, puede ser tan perjudicial como para causarle lesiones cerebrales permanentes o incluso la muerte.

Si teme que va a perder el control y causarle daño al bebé, entrégueselo a su pareja o a otro ser querido y aléjese. Si está sola, coloque al bebé en un lugar seguro, como la cuna. Retírese entonces a otra habitación (si puede, una donde no pueda oír los llantos del bebé) hasta que pueda calmarse.

Una vez que haya pasado el episodio, pregúntese qué puede hacer para evitar que vuelva a suceder. Dígale a su pareja que necesita más ayuda, por ejemplo. Pídales ayuda a sus amistades y parientes cuando haya estado encargada del bebé demasiado tiempo sin descanso. Investigue los servicios comunitarios de que dispone—como asesoramiento o ayuda financiera.

Usted y su bebé

Las mamás primerizas a menudo creen que saber cómo cuidar de sus recién nacidos es una destreza que poseen naturalmente. De hecho, las mujeres

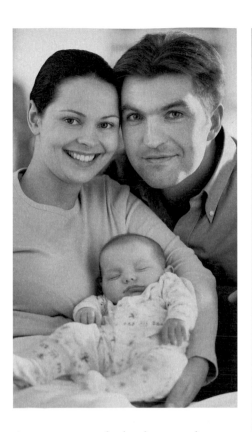

tienen que aprender las destrezas de crianza al igual que aprenden otras destrezas. Tenga en cuenta que durante estas primeras semanas, dominar las destrezas del cuidado del bebé conlleva tiempo, paciencia y práctica.

Tal vez se sienta mal si su bebé no es "perfecto" o si siente que no está a la altura de la madre "perfecta". Tenga la seguridad de que no hay tal cosa. En primer lugar, los bebés tienen características únicas desde que nacen. De hecho, es más fácil cuidar a algunos bebés que a otros. Además, es muy difícil lidiar con tener que cuidar de un nuevo bebé, atender a una casa, cuidar de otros niños y mantener un empleo.

Su pareja

Su pareja también atraviesa por muchos cambios en estos momentos. Es fácil pasar por alto las necesidades y preocupaciones de las parejas, cuando el enfoque está en uno mismo y el bebé. Es probable que las parejas reciban muchos consejos sobre cómo ayudar a la nueva madre, por ejemplo. Pero acostumbrarse a un nuevo bebé puede ser igual de difícil para esa persona clave en la vida del bebé.

¿Qué sucede si es soltera y tuvo al bebé por su cuenta, sin la participación de una pareja de vida? En tal caso, no trate de cargar con toda la responsabilidad de criar sola a su bebé. Hay muchas formas de familia que ayudan a enriquecer la vida del niño. Rodearse de amistades y familiares es bueno para usted y su bebé.

Si tiene un cónyuge u otra persona importante en su vida, es posible que estas personas tengan sentimientos encontrados sobre la vida como padres. Algunos se lanzan a la vida en familia con placer. Otros se enfocan en el trabajo para asegurarse de ser buenos proveedores de la familia. Y aún otros, inseguros sobre la nueva función que deben desempeñar, se retiran. Es posible que incluso comiencen a pasar más tiempo fuera del hogar.

Para promover el vínculo especial con el bebé, asegúrese de que su pareja tenga la oportunidad de ayudar. Como madre nueva, puede que sea difícil entregarle su bebé a otra persona. Casi siempre esto sucede debido a su propio afán por hacerlo todo "perfecto". Aun así, no permitir que ayude su pareja u otros miembros de la familia envía el mensaje de que usted duda de las capacidades que ellos poseen.

Su pareja necesita ayudar con el bebé ahora, o arriesgarse a no aprender y sentir cada vez menos confianza en sus capacidades con el paso del tiempo. Para evitarlo, asegúrese de que su pareja tenga muchas oportunidades para sostener, atender y conocer al bebé.

También es vital que usted y su pareja pasen tiempo a solas. Muchas parejas se sienten excluidas después de que nace un bebé. Tal vez incluso se sientan celosas del bebé por tomar lo que parece ser todo su tiempo, atención y cariño.

Traten de separar tiempo todos los días para estar juntos. Una vez que se sienta lista para dejar al bebé con una niñera confiable por una o dos horas, haga una "cita" con su pareja. Vayan a caminar, ver una película o salir a cenar.

Sus otros hijos

Si tiene hijos mayores, las reacciones hacia el bebé pueden ser muy variadas:

➤ Puede que se sientan decepcionados de que el bebé no sea inmediatamente un compañero de juegos o que sea del sexo "incorrecto".

➤ No importa en qué medida haya preparado a sus hijos, puede que les moleste que todo lo que el bebé haga es comer, dormir y llorar.

➤ Puede que se sientan celosos e inseguros. Por consiguiente, podrían tratar de captar su atención con rabietas, pidiendo mamar de su seno o beber de un biberón, orinando la ropa, cambiando sus hábitos de sueño o

enfadándose con usted por prestarle tanta atención al bebé.

➤ Puede que se muestren enfadados con el bebé y pegarle, morderlo o lanzarle objetos.

El momento en que un nuevo hermano o hermana llega a casa del hospital, es el momento ideal para que su pareja y familia fortalezcan las relaciones con sus otros hijos. No envíe a su hijo a quedarse con otra persona en lo que usted se establece en la casa. No importa lo buenas que sean sus intenciones, el hacerlo podría enviar un mensaje al niño de que usted ya no lo quiere porque ahora tiene al bebé. En lugar de ello, pídale a un familiar o a alguna amistad que se quede con usted y le preste atención adicional al hermano o hermana del bebé. Haga lo siguiente después que nazca el bebé:

➤ Regálele al niño un nuevo muñeco o muñeca para que tenga un "bebé" también.

➤ Pase tiempo a solas con él o ella. Puede hacerlo cuando el bebé duerma o cuando su pareja pueda hacerse cargo de los deberes del bebé. Sólo 15 minutos al día hablando, jugando, leyendo o simplemente dándole cariño le ayudará a recordarle a su niño que es muy especial.

➤ Escuche a su niño y responda a sus preguntas, aun si tiene las manos llenas con el bebé.

➤ Pídale a ayuda a su niño para vestir, bañar, alimentar o hacer eructar al bebé. Deje que un hermano entretenga al bebé cantándole, hablándole o haciéndole muecas. Es posible que un hermano o hermana mayor prefieran mantenerse alejados del bebé.

Las madres solteras

Si está soltera, tener el apoyo de una red de amistades y familiares es importante. Es posible que se sienta abrumada algunas veces. Las preguntas y preocupaciones que tenga sobre su bebé no son distintas a las de las demás madres. Estos sentimientos son normales para todas las madres nuevas, solteras o no.

Lo que la distingue a usted es que tiene la responsabilidad única de las decisiones que a menudo toman juntas las parejas. Establezca vínculos con otras personas para asegurarse de tener la ayuda y el apoyo que necesita. Pídale a un miembro de la familia o amistad que se quede con usted cuando llegue a casa por primera vez del hospital. Éste es el momento en que se sentirá más cansada y a menudo es cuando el bebé está más exigente. Puede que necesite a alguien con usted tanto durante el día como durante la noche por lo menos durante la primera semana— pero durante el primer mes es mejor. Si no tiene a un familiar ni amistad que pueda quedarse de día y de noche, pídales a varias personas ayuda para tener cobertura las 24 horas del día.

Tal vez le ayude unirse a un grupo de apoyo para madres solteras. Dichos grupos pueden ofrecer consejos prácticos y ayudarle a darse cuenta de que no está sola. El grupo de padres solteros puede tratar los asuntos que enfrente como madre nueva, como la lactancia, la falta de sueño y la búsqueda de servicios de cuidado del niño.

Los abuelos del bebé

Cuando nace un nieto, algunos abuelos se mantienen alejados. Desean darles espacio a los nuevos padres y no interponerse. Es posible que agradezca esta distancia o se sienta ofendida por ella. Si desea que sus padres o suegros participen más, invítelos a ver al bebé. Llámelos y pregúnteles cómo ellos lidiaron con un problema en particular cuando eran padres nuevos.

Otros abuelos están muy dispuestos a adoptar sus nuevas funciones. Puede que visiten a menudo y den muchos consejos. Es posible que agradezca estos gestos o que le molesten. Si cree que los abuelos están demasiado inmiscuidos, dígales gentilmente que usted necesita tiempo a solas con la familia y fije una fecha para la próxima visita.

Sus padres o suegros puede que no aprueben algo que usted hace—como amamantar al bebé, sostener al bebé cuando llore o acostarlo boca arriba. Recuérdeles que los consejos para la crianza de niños han cambiado mucho desde que ellos tuvieron bebés. Asegúreles que hace lo mejor para el bebé.

Cómo volverse a poner en forma

Las exigencias de ser madre puede que la hayan dejado muy cansada para hacer ejercicios. No obstante, el esfuerzo adicional vale la pena. Hacer ejercicios aumenta su nivel de energía y sensación de bienestar. También restablece la fortaleza muscular y la ayuda a ponerse en forma nuevamente.

Ejercicios durante el período de posparto

Deslizamientos de piernas

Estos ejercicios sencillos tonifican los músculos del abdomen y las piernas. Si dio a luz por cesárea, no ejercen mucha presión sobre la incisión. Trate de hacer deslizamientos de piernas varias veces al día.

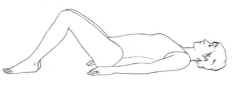

➤ Acuéstese boca arriba y doble ligeramente las rodillas.

➤ Inhale y deslice la pierna derecha que tiene doblada hasta estirarla sobre el suelo.

➤ Exhale y vuelva a doblar la pierna.

➤ Asegúrese de que ambos pies estén apoyados en el suelo y se mantengan relajados.

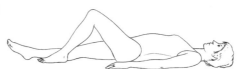

➤ Repita con la pierna izquierda.

Ejercicios de elevación de la cabeza

Los ejercicios de elevación de la cabeza pueden progresar a ejercicios de elevación de hombros y sentadillas. Todos ellos fortalecen los músculos abdominales. Cuando pueda hacer fácilmente 10 ejercicios de elevación de la cabeza, pase a hacer los de elevación de hombros.

➤ Acuéstese boca arriba con los brazos en el suelo a ambos lados del cuerpo.

➤ Mantenga la parte inferior de la espalda apoyada en el suelo.

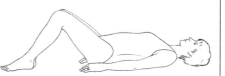

➤ Doble las rodillas de manera que los pies queden planos sobre el suelo.

➤ Inhale y relaje el abdomen.

➤ Exhale lentamente a medida que levanta la cabeza del piso.

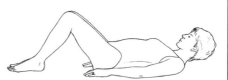

➤ Inhale a medida que baje nuevamente la cabeza.

(continúa)

Ejercicios durante el período de posparto (continuación)

Ejercicios de elevación de hombros

Comience este ejercicio de la misma manera en que comenzaría los de elevación de la cabeza. Cuando pueda hacer fácilmente 10 ejercicios de elevación de hombros, pase a hacer sentadillas.

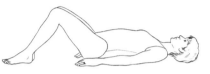

➤ Inhale y relaje el abdomen.

➤ Exhale lentamente y levante la cabeza y los hombros del piso. Impúlsese hacia adelante con los brazos para que no los use para apoyarse. Si al hacerlo le molesta el cuello, coloque ambas manos detrás de la cabeza.

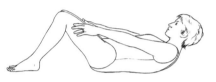

➤ Inhale a medida que baja los hombros hacia el suelo.

Sentadillas

Comience este ejercicio de la misma manera en que comenzaría los de elevación de la cabeza.

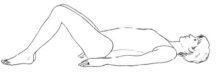

➤ Inhale y relaje el abdomen.

➤ Exhale. Impúlsese hacia adelante con los brazos y levante lentamente el torso hasta que quede en un punto medio entre las rodillas y el piso (a un ángulo aproximado de 45). Si necesita apoyar más el cuello y la cabeza, coloque ambas manos detrás de la cabeza.

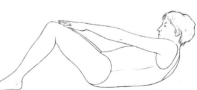

➤ Inhale a medida que baja el torso hacia el suelo.

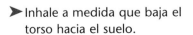

(continúa)

Ejercicios durante el período de posparto (continuación)

Ejercicios de inclinación pélvica de rodillas

Inclinar la pelvis hacia arriba en dirección a la columna vertebral ayuda a fortalecer los músculos abdominales.

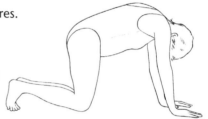

➤ Arrodíllese con ambas manos apoyadas en el suelo. La espalda debe estar relajada, no encorvada ni arqueada.

➤ Inhale.

➤ Exhale y empuje las nalgas hacia adelante y rote el hueso del pubis hacia arriba.

➤ Sostenga esta posición hasta contar a tres.

➤ Inhale y relájese.

➤ Repita el ejercicio cinco veces. Agregue una o dos repeticiones todos los días si puede.

Ejercicios de Kegel

Los ejercicios de Kegel tonifican los músculos del piso de la pelvis. Al hacerlos, a su vez, regula las pérdidas accidentales de orina, ayuda al perineo a cicatrizar y fortalece la vagina estirada por el parto.

➤ Contraiga los músculos que usa para detener el flujo de orina.

➤ Mantenga la contracción durante 10 segundos, y reláje esos músculos.

➤ Repita este ejercicio 10 a 20 veces seguidas por lo menos tres veces al día.

La mayoría de las mujeres pueden comenzar a hacer ejercicios tan pronto sientan que pueden hacerlo (consulte el cuadro en las próximas páginas para obtener ejemplos de algunos ejercicios). Sin embargo, hable con su médico para determinar cuándo puede comenzar. Si dio a luz por cesárea, tuvo un parto difícil o

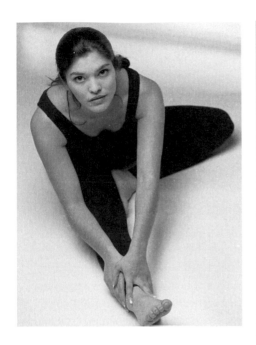

Nadar es otro ejercicio estupendo para el período del posparto. También hay clases de ejercicios diseñadas sólo para las madres nuevas. Para encontrar una, póngase en contacto con los gimnasios y clubes de ejercicio locales, centros comunitarios y hospitales.

No importa el ejercicio que practique, cree un programa que se ajuste a sus necesidades. Puede que desee fortalecer el corazón y los pulmones, tonificar los músculos, bajar de peso o hacerlo todo.

Trate también de elegir un programa que pueda continuar haciendo. Tener un buen estado físico a largo plazo es más importante que recobrar la silueta inmediatamente después del parto. Su médico puede sugerirle algunos ejercicios que le ayudarán a cumplir con sus metas para adquirir un buen estado físico.

dificultades durante el parto, es posible que le tome un poco de tiempo antes de sentirse lista para comenzar. Por su seguridad, siga las pautas que siguió para llevar un estilo de vida saludable mientras estuvo embarazada (consulte el Capítulo 4).

Si se mantuvo en forma durante el embarazo, ya se ha abierto el camino. Aun así, no trate de hacer ejercicios vigorosos inmediatamente. Si no se ejercitó mucho anteriormente, comience poco a poco. Empiece con ejercicios fáciles y cambie a ejercicios más difíciles.

Caminar es una forma muy buena de comenzar fácilmente a ponerse en forma. Dé una caminata vigorosa tan a menudo como pueda—todos los días si es posible. De esta forma se estará preparando para realizar ejercicios más intensos cuando se sienta capaz de hacerlos. Caminar es una gran actividad. Es fácil de hacer y lo único que necesita son zapatos cómodos.

La nutrición y la dieta

Es común perder hasta 20 libras al cabo de un mes del parto. Puede que sea tentador continuar con esta pérdida de peso con dietas muy rígidas para tratar de que el cuerpo quepa nuevamente en la ropa de antes. No lo haga—estas dietas pueden privar al cuerpo de nutrientes vitales y retrasar su recuperación después del parto. Si está amamantando, las dietas estrictas privarán al bebé de las calorías y los nutrientes que necesita. (Para obtener los detalles, consulte "Una dieta saludable" en el Capítulo 10).

En lugar de ello, tenga paciencia. Continúe con los buenos hábitos de alimentación que adoptó durante el embarazo. Si lo hace, en unos meses estará cerca de su peso habitual. Combinar una dieta saludable con el ejercicio ayudará con este proceso.

El regreso al trabajo

Si debe, cuándo debe y cómo debe regresar a trabajar después de tener un bebé son decisiones personales. Las normas de las ausencias autorizadas con sueldo por motivos de maternidad varían entre un estado y otro, y entre distintos empleadores. La Ley Federal de Ausencia por Motivos Familiares y Médicos (FMLA, por sus siglas en inglés) garantiza a las mujeres un máximo de 12 semanas de ausencia sin sueldo después de dar a luz. (Para obtener más información sobre la ley FMLA, consulte "Sus derechos en el lugar de trabajo" en el Capítulo 4).

Además de recuperarse del parto, hay otros factores que debe tomar en cuenta. Considere la cantidad aproximada de dinero que gana y el tiempo que su familia podrá vivir sin este sueldo. Debe evaluar también el costo y las opciones de los servicios de cuidado de niños. Si está amamantando, debe reservar suficiente tiempo para establecer una relación adecuada de lactancia con su bebé. También debe decidir si continuará amamantando una vez que regrese a trabajar. (Para obtener los detalles, consulte "El trabajo" en el Capítulo 10).

No importa lo que decida sobre su trabajo, trate de hablar sobre ello con su jefe antes de que nazca el bebé. Tenga cuidado de preparar un plan de acción

que se ajuste a las necesidades que surjan. En otras palabras, asegúrese de que su empleador sepa que usted no puede pronosticar con seguridad lo que sucederá. No es posible saber cómo se sentirá sobre el trabajo hasta que nazca el bebé. Por ejemplo, algunas mujeres planifican reducir las horas de trabajo o incluso echar a un lado provisionalmente sus carreras profesionales por unos años. Entonces encuentran que echan de menos la emoción y la autoestima que derivan de sus trabajos. Otras mujeres planifican regresar a trabajar a tiempo completo al poco tiempo de dar a luz. No obstante, una vez que nacen sus bebés, se sienten menos seguras sobre la decisión de ser madres y empleadas a tiempo completo.

Las madres que trabajan fuera del hogar actualmente tienen muchas opciones. Una cantidad cada vez mayor de empleadores les permiten a las nuevas madres trabajar una jornada parcial, trabajar desde la casa 1 ó 2 días a la semana, compartir los deberes del empleo, condensar las semanas laborales o trabajar horas flexibles. Además, algunas compañías ofrecen servicios de cuidado de niños en las mismas instalaciones. Esto es una gran ventaja para las nuevas madres—pueden llevar a sus bebés al trabajo con ellas y visitarlos durante los descansos y recesos de almuerzo.

Hay tres opciones básicas en lo que respecta a buscar un buen servicio de cuidado de niños: 1) el cuidado del bebé puede realizarse en su propia casa, 2) en la casa de un cuidador, ó 3) en un centro de cuidado de niños. Si desea contratar a alguien para que cuide de su bebé en su propio hogar, comuníquese

Cómo encontrar un servicio de cuidado de niños adecuado

Siga esta guía paso a paso para encontrar el servicio de cuidado de niños adecuado para su bebé:

1. *Reúna los datos.* Prepare una lista de proveedores, hogares de familia y centros para el cuidado de niños en su localidad. Entonces, investigue lo siguiente:

   ¿Dónde está ubicado? _____

   ¿Ofrece el proveedor servicio de cuidado de bebés? _____

   ¿Cuáles son las horas en que está disponible? _____

   ¿Está abierto todo el año? _____

   ¿Cuál es la política relacionada con niños enfermos? _____

   ¿Cuánto cuesta el servicio? _____

2. *Visite los lugares.* Si está considerando un hogar de familia o centro de cuidado de niños, visite en más de una ocasión. Haga una cita la primera vez. Si le agrada lo que ve durante la visita, regrese sin cita previa la próxima vez. (Si las visitas sin cita previa no están permitidas, continúe buscando). Determine lo siguiente:

   ¿Está el lugar limpio, seguro, bien equipado y enfocado en los niños? ____

   ¿Hay suficientes proveedores (un adulto por cada tres o cuatro bebés, cuatro o cinco niños de 2 a 4 años, o seis a nueve niños preescolares? ____
   _____

   ¿Son atentos y cariñosos los cuidadores? _____

   ¿Cuáles son las normas de disciplina? _____

   ¿Parecen estar contentos y bien cuidados los niños? _____

   ¿Qué se considera un día normal? _____

   ¿Qué se sirve durante las comidas o meriendas? _____

3. *Programe una entrevista.* Planifique hablar con el proveedor de un hogar de familia para el cuidado de niños, niñera o director del centro. Lleve a su bebé y observe cómo responde el cuidador a él o ella. Pregunte lo siguiente:

   ¿Qué experiencia y capacitación tienen los proveedores que cuidan a los niños?
   _____

   ¿Han cuidado de bebés anteriormente? _____

(continúa)

Cómo encontrar un servicio de cuidado de niños adecuado (continuación)

¿Por qué eligieron este tipo de empleo? _____

¿Por cuánto tiempo piensan ofrecer los servicios? _____

¿Qué es lo que más les gusta—y disgusta—sobre el cuidado de los niños?
_____

¿Qué normas siguen para cuidar y disciplinar a los niños? _____
_____

Para una niñera individual, ¿por qué dejó su último empleo? _____
_____

Para un centro, ¿cuál es el índice de cambio del personal? _____

¿Tienen los bebés del centro a un cuidador principal o hay varias personas que se encargan de los bebés? _____

¿Están capacitados los proveedores en primeros auxilios o reanimación cardiopulmonar (CPR)?_____

¿Están dispuestos a darle a su niño medicamentos recetados?_____

¿Qué planes tienen en vigor en caso de que surja una emergencia médica?
_____

Si está amamantando, ¿cómo se sienten acerca de manipular leche extraída del seno? _____

¿Esta autorizado el hogar o centro, o está certificado el cuidador? _____

4. *Verifique las credenciales.* Nunca deje a su bebé con una persona hasta que haya verificado sus antecedentes. Pida lo siguiente:

   ➤El documento que muestre que el hogar o centro está autorizado o registrado, o que el cuidador está certificado. Llame a la agencia encargada de dichas autorizaciones para preguntar si han recibido quejas

   ➤Normas escritas que traten de la filosofía, los procedimientos o la disciplina

   ➤Referencias de otros padres que hayan usado al cuidador, hogar o centro. Llame a por lo menos tres padres

5. *Pruebe el lugar.* Una vez que haya elegido a un cuidador, "practique" varias veces usando sus servicios antes de regresar a trabajar. De esta manera si considera que algo no está bien, todavía tendrá tiempo para continuar buscando. También les ayudará a usted y a su bebé a acostumbrarse al entorno antes de que concluya la ausencia por maternidad.

con las agencias que se dedican a la colocación de personal para el cuidado de niños. Tenga en cuenta que este tipo de atención es muy costoso. Para reducir los costos, algunos padres comparten un cuidador con otra familia. El cuidador en estos acuerdos de "cuidados compartidos" recibe un sueldo para cuidar de dos bebés en el hogar de una familia.

Una opción menos costosa es que un pariente o un proveedor autorizado cuide de su bebé en la casa de dicha persona. En la mayoría de los casos, estos cuidadores se encargan de más de un niño.

Los centros de cuidado de niños son también otra opción. Este tipo de entorno puede cuidar de muchos grupos de niños de todas las edades. Algunos aceptan a bebés con sólo 6 semanas de vida y otros no aceptan a bebés hasta que dejen de usar pañales, por lo tanto, investigue de antemano.

No importa la opción que decida investigar, asegúrese de comenzar su búsqueda temprano, aun cuando esté todavía embarazada. Pregúnteles a varias personas, por ejemplo, su pediatra, amistades, vecinos y compañeros de trabajo. Todos ellos son buenas fuentes de información sobre el cuidado de niños. También puede consultar con los centros de padres y la agencia local de recursos y referencias para el cuidado de niños (listados en la guía telefónica). El cuadro en las páginas anteriores también ofrece consejos sobre cómo encontrar un buen servicio de cuidado de niños.

Las relaciones sexuales después del parto

Su médico le informará cuándo puede volver a tener relaciones sexuales. Lo más probable es que sea aproximadamente al mes del parto. Después de dar a luz, tal vez encuentre que no tiene mucho interés en las relaciones sexuales. Hay muchos motivos que causan esta falta de interés:

➤ *Fatiga.* Una vez que logra poner a dormir al bebé, lo único que usted y su pareja desean hacer es dormir también.

➤ *Tensión.* Atender a las exigencias del bebé puede dejarla con poco deseo sexual.

➤ *Miedo al dolor.* Los senos pueden estar sensibles y el perineo adolorido. Si está amamantando, la reducción en los niveles de estrógeno podría causar sequedad en la vagina. Por consiguiente, las relaciones sexuales podrían ser incómodas.

➤ *Falta de deseo.* Los niveles hormonales disminuyen después del parto, por lo tanto, se reduce el deseo sexual.

➤ *Falta de oportunidad.* Las relaciones sexuales requieren energía, tiempo y concentración. Los padres nuevos tienen suministros bajos de todos ellos.

Aun si desea tener relaciones sexuales, espere hasta que el proceso de cicatrización haya terminado para evitar lastimar los tejidos frágiles. Puede reanudar las actividades sexuales tan pronto se sienta cómoda. La mayoría de

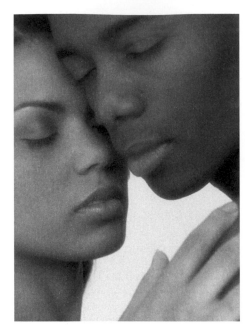

las veces, este período dura alrededor de 4 semanas. Asegúrese también de que su pareja comprenda esto. Haga lo siguiente cuando se sienta lista para reanudar sus actividades sexuales.

➤ Separe momentos a solas con su pareja. Hablen sobre los dos y sobre cada uno de ustedes individualmente en lugar de hablar sobre el bebé o la casa.

➤ Prepare su estado de ánimo. Busque el momento adecuado para tener relaciones sexuales cuando no se sienta apresurada. Espere a que el bebé esté bien dormido o cuando lo pueda dejar con alguna amistad o familiar por un par de horas.

➤ Proceda despacio y suavemente. Comience con un masaje relajante y caricias estimulantes. Asegúrese de decirle a su pareja qué le hace sentir bien o causa incomodidad.

➤ Use un lubricante. La vagina puede sentirse menos húmeda que lo acostumbrado, especialmente mientras esté amamantando. Usar una crema o jalea soluble en agua puede ayudarla. Si el problema persiste, acuda a su médico.

➤ Pruebe distintas posiciones. Tal vez encuentre que acostarse de lado o arrodillarse sobre su pareja le da más control y libertad de movimiento, por ejemplo. De esta forma podría estar más relajada y tener un orgasmo.

➤ Pruebe distintos procedimientos. Hay muchas maneras de dar y recibir placer sexual. Si las relaciones sexuales aún no son cómodas, pruebe la masturbación mutua o el sexo oral.

➤ Hable sobre ello. Si está preocupada sobre sus problemas sexuales, hable sobre ellos con su pareja. De esta forma ambos evitarán sentirse frustrados y heridos.

La planificación familiar

Si usted y su pareja están listos para comenzar a tener relaciones sexuales nuevamente, es vital que comiencen a pensar sobre el control de la natalidad después del parto. Los métodos anticonceptivos pueden permitir que su cuerpo se reponga antes de tener otro bebé y ayudar a planificar su familia.

Aun si desea que sus hijos estén cerca en edad, es mejor esperar por lo menos 18 meses antes de quedar embarazada nuevamente. Se cree que los bebés que se conciben en menos de 6 meses (o más de 10 años) después de dar a luz, tienen un mayor riesgo de nacer prematuramente, tener bajo peso al nacer y ser menores en tamaño. Los bebés que nacen al poco tiempo de que hayan nacido sus hermanos pueden presentar estos problemas ya que el cuerpo de la madre no ha tenido tiempo de reponer los depósitos nutritivos. La tensión durante el posparto también es otro factor. No se sabe con seguridad por qué esperar más tiempo entre un embarazo y otro surte un efecto en la salud fetal. Por supuesto, cada familia tiene necesidades y deseos distintos con respecto al tiempo que debe transcurrir entre el nacimiento de los niños. Hable sobre este tema con su pareja y su médico.

Si no está amamantando, podría estar fértil a unas semanas del parto. Si está amamantando, es posible que sea difícil determinar cuándo volverá a estar fértil. Tenga en cuenta también que si usó medicamentos para estimular la fertilidad con el fin de concebir a su bebé, no quiere decir que no podrá quedar embarazada sin usarlos.

Para estar segura, elija un método anticonceptivo antes de tener relaciones sexuales por primera vez, aun si está amamantando. La lactancia es sólo un método temporal anticonceptivo y es eficaz solamente en ciertas condiciones (consulte el Capítulo 10 para obtener más detalles). Hoy en día, hay una amplia variedad de métodos anticonceptivos para las mujeres y los hombres. Cada uno tiene ventajas y desventajas. Antes de elegir un método, hable sobre ello con su pareja y su médico. De esta forma elegirá un método anticonceptivo que cumpla mejor con sus necesidades. Algunas de las preguntas que puede hacer son:

- ➤ ¿En qué medida funciona adecuadamente el método?
- ➤ ¿En qué medida es seguro para su cuerpo (y si está amamantando, para su bebé)?
- ➤ ¿En qué medida es fácil de usar?
- ➤ ¿En qué medida es práctico (necesitará planificar de antemano o suspender las relaciones sexuales por unos minutos para usar un método particular)?
- ➤ ¿Evitará contraer enfermedades venéreas a la vez que evita quedar embarazada?
- ➤ ¿Cuáles son sus efectos secundarios?
- ➤ ¿Cuánto cuesta?
- ➤ ¿Es permanente?

Todos los métodos anticonceptivos son eficaces para evitar el embarazo si se usan correctamente y todo el tiempo. Puede que encuentre que un método anticonceptivo se ajusta mejor a sus necesidades que otros en un momento particular.

Por ese motivo no debe comenzar a usar el método anticonceptivo que usó previamente una vez que nazca el bebé. Hay ciertos tipos de anticonceptivos que pueden interponerse en su capacidad para amamantar. (Para obtener los detalles sobre el uso de métodos anticonceptivos durante la lactancia, consulte "El control de la natalidad" en el Capítulo 10). Las píldoras anticonceptivas, las inyecciones hormonales cada 3 meses y el **dispositivo intrauterino** (DIU, por sus siglas en inglés) figuran entre los métodos más eficaces. También permiten dar la opción de tener otros niños más tarde.

Cuando se usan correctamente, estos métodos le otorgan protección constante para no quedar embarazada. No es necesario que haga nada especial cuando desee tener relaciones sexuales. El método de esterilización quirúrgica también ofrece protección constante. Sin embargo, debe estar segura de que no desea tener más hijos.

Las hormonas

Los métodos anticonceptivos hormonales funcionan evitando la ovulación. Cuando no hay un óvulo para fertilizar, no es posible quedar embarazada. Pero siempre tendrá su período menstrual todos los meses con algunos tipos de anticonceptivos hormonales. Hay cuatro tipos principales de anticonceptivos hormonales:

1. *Las píldoras anticonceptivas.* Los **anticonceptivos orales** son los métodos más comunes de control de la natalidad por medios hormonales. Cuando se toma de la forma indi-

cada, la píldora es también uno de los métodos anticonceptivos más eficaces. Las píldoras combinadas contienen formas sintéticas de estrógeno y progesterona. Si está amamantando, el estrógeno puede reducir su suministro de leche. Por lo tanto, las píldoras combinadas no deben usarse hasta que tenga un flujo constante de leche. Esto sucede alrededor del tercer mes del parto. Hasta esa fecha, use otros métodos que no contengan estrógeno. Las minipíldoras contienen sólo progestina. Estas píldoras son una mejor opción si está amamantando ya que carecen de estrógeno y por lo tanto no se ve afectado su suministro de leche. La dosis de progestina también es menor que la que se encuentra en las píldoras anticonceptivas de dosis reducidas. A diferencia de las demás píldoras anticonceptivas, cada paquete consiste en 28 tabletas de hormona activa. Las mujeres que no pueden tomar estrógeno pueden usar las minipíldoras.

2. *Las inyecciones.* Éste es otro método fácil de usar. Cada inyección ofrece control de la natalidad por 3 meses. Es necesario recibir cuatro inyecciones al año. Siempre y cuando esté al día

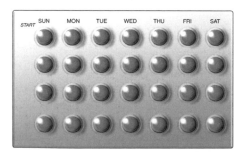

con las inyecciones, no necesita hacer nada más para evitar quedar embarazada. Es posible usar inyecciones sin estrógeno si está amamantando.

3. *Los parches en la piel.* Los parches anticonceptivos son pequeños— aproximadamente uno y tres cuartos de pulgada cuadrada en tamaño—y se adhieren a la piel. Los parches

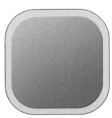

liberan estrógeno y progestina a través de la piel. Durante las primeras tres semanas, necesitará usar un parche nuevo todas las semanas. Durante la cuarta semana, tendrá su período menstrual.

4. *El anillo vaginal.* Éste es un anillo plástico y flexible que usted misma se coloca en la parte superior de la vagina. El anillo libera estrógeno y progestina. Una vez que introduzca el

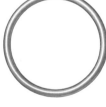

anillo, se quedará en su lugar por 21 días y lo extraerá por 7 días. Durante la semana que no lo lleva, tendrá su período menstrual.

El dispositivo intrauterino (DIU)

El dispositivo intrauterino es un dispositivo plástico pequeño que contiene cobre u hormonas. Es necesario que un médico introduzca este dispositivo en el útero. El cobre o las hormonas del dispositivo intrauterino evitan la fertilización del óvulo o impiden que un óvulo fertilizado se implante en el útero.

Ambos tipos de dispositivos intrauterinos tienen forma de T, pero funcionan de maneras distintas. El dispositivo intrauterino hormonal libera una pequeña cantidad de progesterona en el útero. El dispositivo intrauterino de cobre libera una pequeña cantidad de cobre en el útero. El dispositivo de cobre puede permanecer en su lugar hasta un máximo de 10 años. Las madres lactantes también pueden usarlos. Ambos tipos de dispositivos pueden extraerse si desea quedar embarazada o cambiar a otro tipo de anticonceptivo.

El dispositivo intrauterino es fácil de usar. No tiene que hacer nada más para evitar quedar embarazada una vez que se haya introducido. También es muy eficaz. Sin embargo, el dispositivo intrauterino no es la mejor opción para las mujeres que tienen más de una pareja sexual.

Los métodos de barrera

Los *métodos de barrera* incluyen, entre otros, los espermicidas, diafragmas, el capuchón cervical, la esponja y los condones (profilácticos) masculinos y femeninos. Funcionan evitando que los espermatozoides lleguen al óvulo.

➤ *Los espermicidas.* Éstas son sustancias químicas que matan a los espermatozoides. Se venden en diversas formas: cremas, jaleas, espumas, dispositivos vaginales y supositorios. Antes de tener relaciones sexuales, necesitará introducir en la vagina, cerca del cuello uterino, la sustancia que contiene el espermicida.

➤ *El diafragma.* Ésta es una cúpula redonda que usted misma introduce antes de tener relaciones sexuales. El diafragma se coloca en la vagina de manera que cubra el cuello uterino. Si usó un diafragma anteriormente, deberán ajustarle la medida después de dar a luz.

➤ *El capuchón cervical.* Ésta es una copa pequeña de goma que se ajusta a la medida y se coloca sobre el cuello uterino. Se mantiene en su sitio mediante succión. Si usó un capuchón cervical anteriormente, deberán ajustarle la medida después de dar a luz.

➤ *El condón (profiláctico) masculino.* Ésta es una funda fina que se coloca sobre el pene. Está hecha de látex (o con menos frecuencia, de membrana animal). Los condones de látex pueden ayudar a prevenir las enfermedades venéreas.

➤ *El condón (profiláctico) femenino.* Ésta es una bolsa plástica que cubre el interior de la vagina. Se mantiene en su lugar mediante un anillo interno que permanece cerrado en el cuello uterino y un anillo externo que permanece abierto en la entrada de la vagina. Los condones femeninos pueden ayudar a prevenir las enfermedades venéreas.

➤ *La barrera de Lea.* Este dispositivo de silicona en forma de cúpula tiene un gancho para extraerlo y se introduce en la vagina a fin de cubrir el cuello uterino. No protege contra las enfermedades venéreas.

Si elige usar un método de barrera, asegúrese de hacerlo cada vez que tenga relaciones sexuales. Para reducir aún más la probabilidad de quedar embarazada, aplique un espermicida cuando use un diafragma, capuchón cervical o condón.

La planificación natural de la familia

La planificación natural de la familia también se denomina "abstinencia periódica" o "método del ritmo". Este método implica no tener relaciones sexuales durante los días del mes en que esté más fértil.

Para evitar quedar embarazada, es vital que sepa cuándo ovula. Puede pronosticar la ovulación observando los cambios de temperatura del cuerpo o la mucosidad cervical, o bien, llevando un registro de su ciclo menstrual. Para obtener mejores resultados, es buena idea combinar los tres métodos. También hay disponibles equipos que pronostican la ovulación. Los ciclos menstruales a menudo no son regulares después del parto y durante la lactancia. Por lo tanto, la planificación natural de la familia podría no dar buenos resultados para las madres nuevas.

La esterilización

La esterilización es una opción si tanto usted como su pareja están seguros de que desean que éste sea el último bebé. La eficacia de la esterilización es de más de un 99% y, en la mayoría de los casos, es permanente. Hable con su médico con mucha antelación si cree que desea esterilizarse después de dar a luz a su bebé. Por lo general se hace al siguiente día o a los dos días del parto.

La esterilización se hace por cirugía. Se usa anestesia general o local. Al igual que con otras cirugías, la esterilización conlleva ciertos riesgos. La presentación de complicaciones graves, como infección o sangrado, ocurre en aproximadamente 1 de cada 1,000 mujeres que se someten a esta operación. La mayoría de las veces, es posible tratar y corregir estos problemas.

La esterilización femenina se denomina ligadura de trompas. Comúnmente se le conoce como "atar las trompas". Este método no afecta a la capacidad de ambos miembros de la pareja para tener y disfrutar de las relaciones sexuales. En el procedimiento se cierran las trompas de Falopio y al hacerlo no se permite que los óvulos se trasladen del ovario al útero. También obstruye el paso de los esper-

matozoides hacia el óvulo. En la ligadura de trompas, se cortan, cauterizan (queman) o bloquean la trompas de Falopio con ligas o ganchos. La ligadura de trompas no surte ningún efecto sobre sus períodos ni en su capacidad de sentir placer sexual.

La esterilización masculina se denomina *vasectomía*. Este procedimiento implica cortar o atar los conductos deferentes (conductos a través de los cuales se desplazan los espermatozoides). Esto significa que no se liberan espermatozoides cuando el hombre eyacula.

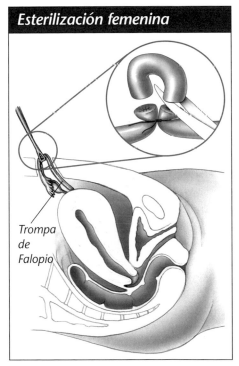

Esterilización femenina

Trompa de Falopio

Durante la esterilización en el período de posparto, se hace un corte pequeño vertical u horizontal cerca del ombligo y se sacan ambas trompas de Falopio a través de la incisión. Entonces se cierra una sección de las trompas y se extrae la sección que las une.

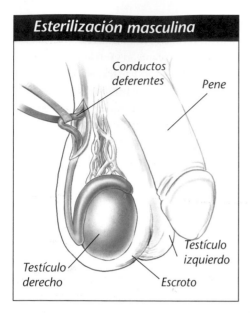

Esterilización masculina

Conductos
deferentes

Pene

Testículo
izquierdo

Testículo
derecho

Escroto

Durante una vasectomía, se hacen uno o dos cortes pequeños en la piel del escroto. Se extrae entonces cada conducto por la abertura hasta que formen un anillo. Posteriormente, se corta y se extrae una pequeña sección del anillo.

La vasectomía no surte ningún efecto en la capacidad del hombre de tener erecciones ni orgasmos.

Ambos tipos de esterilización pueden realizarse en cualquier momento. En la mayoría de los casos, la cirugía se hace de manera que el paciente pueda regresar a casa el mismo día. Algunas mujeres optan por la esterilización justamente después de tener a sus bebés, mientras todavía se encuentran en el hospital. La cirugía es más fácil en ese momento ya que el útero aún está agrandado y empuja a las trompas de Falopio hacia arriba en el abdomen. El médico puede tomarlas fácilmente a través de una pequeña incisión cerca del ombligo.

En ese momento se atan o cortan las trompas. Si desea esterilizarse después de dar a luz a su bebé, hable con su médico sobre ello con anticipación. En algunos casos, puede realizarse pocos minutos después del parto, con la misma anestesia que se usó en el parto.

Debe estar segura de que no cambiará de opinión sobre tener más hijos posteriormente. Aunque hay una cirugía para revertir la esterilización, este procedimiento no siempre funciona. Además, la cirugía de reversión de la esterilización se considera una cirugía mayor. La mayoría de los planes de seguro no la cubren.

Los anticonceptivos de emergencia

¿Qué sucede si usted y su pareja tienen relaciones sexuales antes de haber adoptado un método anticonceptivo? O bien, en el apuro por aprovechar la media hora de siesta del bebé, se le olvida en esa ocasión usar un método anticonceptivo. Hable con su médico de inmediato sobre los anticonceptivos de emergencia. El hacerlo es aún más vital si sus períodos menstruales han comenzado o si no está amamantando y no desea quedar embarazada.

Los anticonceptivos de emergencia consisten en una dosis alta de la píldora anticonceptiva que se administra dentro de un plazo de 72 horas del acto sexual. A esa dosis le sigue otra al cabo de 12 horas. Este anticonceptivo reduce la probabilidad de quedar embarazada en un 75 por ciento. Su médico también puede introducir un dispositivo intrauterino después de tener relaciones sexuales sin protección para evitar que se produzca el embarazo.

Estos métodos funcionan evitando que ocurra la ovulación, obstruyendo la fertilización o no permitiendo que un óvulo fertilizado se implante en el útero. Hay dos tipos de píldoras anticonceptivas de emergencia. Un tipo emplea anticonceptivos orales combinados— las píldoras anticonceptivas que contienen las hormonas estrógeno y progestina. El otro tipo usa sólo una de las hormonas—progestina. Su médico puede recetarle una combinación de píldoras anticonceptivas convencionales o un paquete de dos píldoras.

Después de tomar las píldoras anticonceptivas de emergencia, es posible que sienta náuseas por 1 ó 2 días. El estómago puede que se sienta hinchado con gases y los senos sensibles. Su próximo período podría comenzar antes o después de lo esperado. Si no tiene un período menstrual al cabo de 3 semanas, hágase una prueba de embarazo en la casa.

Su visita de seguimiento

Fije una consulta con el médico al cabo de 4 a 6 semanas después del nacimiento de su bebé. (Si dio a luz por cesárea, el médico tal vez quiera verla alrededor de 2 semanas después de la cirugía para examinar la incisión). La meta de esta consulta es garantizar que su cuerpo se haya recuperado del embarazo y el parto, y asegurarse de que no tenga ningún problema.

Durante esta consulta, el médico evaluará su peso, presión arterial, senos y abdomen. Es posible que haga también un examen pélvico para verificar si los desgarros o la episiotomía se ha cicatrizado y que la vagina, el cuello uterino y el útero hayan regresado a sus estados normales.

Use este momento para exponer las preguntas o dudas que pueda tener sobre el proceso de cicatrización, la lactancia, el control de la natalidad, la pérdida de peso, las relaciones sexuales o sus emociones. Para ayudarle a recordar todo lo que desea exponer, anote sus preguntas y llévelas a esta consulta.

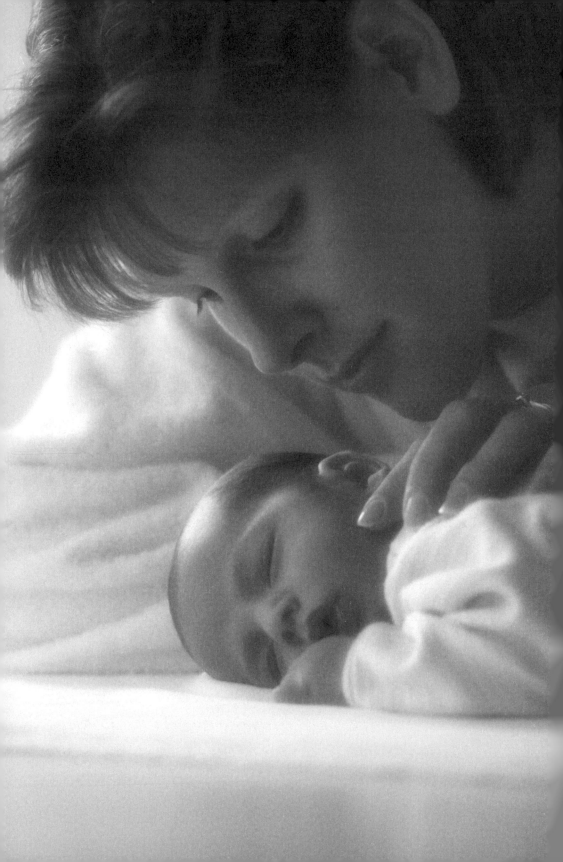

CUIDADOS ESPECIALES

Casi siempre, el embarazo transcurre de la forma en que debe: la madre está saludable, el feto se desarrolla normalmente y el parto es un suceso feliz y sin problemas. No obstante, a veces, surgen problemas que requieren atención especial.

La madre o el padre podría transferirle un trastorno hereditario al bebé. El bebé tal vez no se desarrolle de la forma adecuada. La mujer podría tener un padecimiento médico—o desarrollar uno durante el embarazo—que la pone a ella y al bebé en peligro. Podrían surgir complicaciones a consecuencia del propio embarazo.

En algunos de estos casos, con vigilancia estrecha y tratamiento, es posible evitar o aminorar los problemas. Por consiguiente, obtener atención prenatal desde un principio y con regularidad es de vital importancia para tener un bebé saludable.

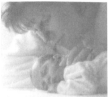

CAPÍTULO 13

Trastornos genéticos y defectos congénitos

A casi todas las madres futuras les preocupa si sus bebés presentarán algún problema. Casi nunca es necesario preocuparse. La mayoría de los niños en Estados Unidos nacen saludables. De 100 recién nacidos, sólo dos o tres tendrán defectos congénitos graves. Los defectos congénitos pueden afectar a la salud del bebé o su capacidad de funcionamiento. Algunos pueden evitarse y muchos de ellos pueden ser tratados o corregidos con medicamentos o cirugías.

Algunos defectos congénitos se transmiten hereditariamente de uno de los padres. Al igual que el bebé hereda el color del cabello y de los ojos de sus padres, puede también heredar ciertas enfermedades o padecimientos. Otros defectos congénitos pueden producirse debido a la exposición a sustancias perjudiciales durante el embarazo. A veces, la combinación de herencia y exposición durante el embarazo es la causa. En muchos casos, se desconoce el motivo del defecto.

Muchos defectos congénitos pueden observarse de inmediato. Todo defecto que presente durante el nacimiento—sin importar cuándo se diagnostique—se denomina ***trastorno congénito.*** Los trastornos congénitos pueden ser o no ser heredados. Hay muchos tipos de defectos congénitos, y éstos pueden variar de leves a graves. Algunos pueden detectarse por anticipado y otros ocurren sin advertencia alguna. No hay pruebas para detectar muchos trastornos.

Muchos bebés con defectos congénitos nacen de parejas sin ningún factor de riesgo conocido. Sin embargo, la probabilidad de tener un bebé con un defecto congénito es mayor cuando los padres poseen ciertos factores de riesgo. Antes del embarazo o durante la atención prenatal, se ofrecen algunas pruebas para determinar los riesgos de los padres de tener un bebé con ciertos defectos. Los resultados de estas pruebas, junto con el asesoramiento genético, les informarán a los padres su riesgo de tener un bebé con algún problema.

Someterse a dichas pruebas es una decisión personal. Algunas parejas eligen no someterse a las pruebas de detección de defectos congénitos. Otras encuentran que las pruebas y el asesoramiento les ayudan a tomar decisiones y a estudiar las opciones.

Los cromosomas y los genes

La genética es la rama de la ciencia que estudia cómo se transfieren los rasgos de los padres al niño a través de *genes*, que se encuentran en *cromosomas*. El espermatozoide del hombre y el óvulo de la mujer tienen cada uno 23 cromosomas. Todas las demás células del cuerpo tienen 46. Cuando se unen un óvulo y un espermatozoide, los 23 cromosomas del óvulo de la madre se aparean con los 23 cromosomas del espermatozoide del padre. El óvulo fertilizado se convierte entonces en una célula con 46 cromosomas. Esta célula se multiplica para crear a un bebé.

Si el bebé será varón o niña estará determinado por un par de cromosomas denominados cromosomas sexuales. El bebé recibe uno del óvulo de la madre y otro del espermatozoide del padre. El óvulo siempre tiene un cromosoma X. El espermatozoide tiene un cromosoma X o Y. Por lo tanto, el bebé siempre recibe un cromosoma X de la madre y uno X o Y del padre. La combinación de los cromosomas sexuales XY crea a un varón. La combinación XX crea a una hembra. Por lo tanto, los cromosomas sexuales en el espermatozoide del padre determinan el sexo del niño.

Cada cromosoma contiene muchos genes. Cuando los cromosomas se aparean para crear a un bebé, los genes también se aparean. Cada par de genes regula una característica específica, denominada "rasgo", como la estatura o el color del cabello. Algunos rasgos son controlados por un par único de genes. Otros rasgos, como entre otros, el color de la piel o del cabello y la estatura, se producen debido a la combinación de muchos pares de genes que actúan juntos.

Algunos genes son dominantes y otros son recesivos. En un par de genes, el gen dominante anula al gen recesivo. Para que un rasgo recesivo aparezca en un bebé, ambos genes en el par deberán ser recesivos. Los trastornos, al igual que los rasgos, pueden crearse a partir de genes recesivos y dominantes.

Los trastornos genéticos

Los defectos genéticos se clasifican en 1 de 3 categorías: 1) heredados (un solo gen), 2) cromosómicos (muchos genes) y 3) multifactoriales (combinación de genes y el ambiente). Ciertos aspectos de los trastornos genéticos más comunes se señalan al final del capítulo. Algunos de estos trastornos pueden detectarse antes o durante el embarazo.

Los trastornos heredados

Un trastorno heredado es aquél producido por un gen que se transfiere de uno de los padres al niño. Estos trastornos pueden ser dominantes, recesivos o ligados al cromosoma X.

Los trastornos dominantes

Un trastorno dominante es aquél producido por un solo gen de uno de los padres. Algunos trastornos dominantes son comunes y no son graves. Otros ocurren rara vez, pero pueden ser mortales. Si uno de los padres tiene el gen, cada hijo de la pareja tiene una probabilidad de 1 en 2 (50%) de heredar el trastorno. Dos ejemplos de trastornos dominantes son la enfermedad de Huntington y la **polidactilia.**

Los trastornos recesivos

En los trastornos recesivos, ambos padres deberán tener el gen antes de que el problema ocurra en el hijo. Todas las personas portan algunos genes recesivos anormales. Casi siempre, estos genes no causan problema alguno. Esto se debe a que los genes normales anulan a los genes anormales. Cuando alguien tiene un gen recesivo para un trastorno específico significa que es **portador** de este trastorno. Aunque esa persona puede que no muestre ninguna señal del trastorno, puede pasarlo a sus hijos.

Si ambos padres son portadores del mismo trastorno recesivo, cada uno de los hijos tiene una probabilidad de 1 en 4 (25%) de tener el trastorno. Si uno de los padres tiene el trastorno y el otro no (y no es portador), los hijos serán portadores. El síndrome de Bloom, la enfermedad de Tay-Sachs, la **fibrosis quística** y la enfermedad de células falciformes son algunos ejemplos de trastornos recesivos que son más comunes en determinados grupos étnicos. Para cada uno de los trastornos, ambos padres deberán tener el gen para que el bebé nazca con el trastorno.

Los trastornos ligados al cromosoma X

Los trastornos producidos por genes en el cromosoma X se denominan "trastornos ligados al cromosoma X" o "trastornos ligados al sexo". En la mayoría de los trastornos ligados al cromosoma X, el gen anormal es recesivo. Cuando un trastorno ligado al cromosoma X lo causa un gen recesivo, la mujer puede portar el gen pero por lo general no presenta ese trastorno. Esto se debe a que tiene dos cromosomas del sexo (XX) (consulte "Los cromosomas y genes"). Si ella es portadora, uno de sus cromosomas X tiene el trastorno recesivo, pero el otro cromosoma X tiene el gen normal, que anula el anormal. Por lo tanto, ella no se verá

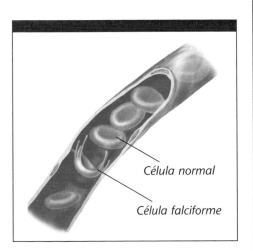

Célula normal

Célula falciforme

Los glóbulos rojos de una persona con la enfermedad de células falciformes tienen forma de media luna; los glóbulos rojos normales son circulares.

afectada de ninguna forma por el trastorno o se verá afectada levemente.

Un bebé varón hereda un cromosoma X de su madre y un cromosoma Y del padre. Si hereda el cromosoma X con el trastorno, el niño tendrá el trastorno. Esto se debe a que no tiene otro cromosoma X con un gen normal para cancelar al gen que tiene el trastorno.

Si una mujer es portadora de un trastorno ligado a un cromosoma X y el padre del bebé no presenta el trastorno, su hijo varón tendrá una probabilidad de 1 en 2 (50%) de tener el trastorno y su hija será portadora. En muy raras ocasiones, la hija tiene el trastorno recesivo ligado al cromosoma X. En tal caso, su padre tiene la enfermedad y la madre es portadora, por lo tanto la hija recibe el gen anormal de ambos padres. Las pruebas genéticas a veces pueden mostrar si una mujer es portadora de un trastorno ligado al cromosoma X o si el feto está afectado. Algunos ejemplos de trastornos ligados al cromosoma X son la hemofilia y el *síndrome del cromosoma X frágil.*

Los trastornos cromosómicos

Un trastorno cromosómico, como el del *síndrome de Down*, puede producirse por la falta de un cromosoma, cuando hay uno adicional o por una lesión cromosómica. Los problemas cromosómicos rara vez se heredan. Por el contrario, generalmente se deben a un error que ocurre al momento de unirse el óvulo con el espermatozoide. Los cromosomas adicionales, faltantes o incompletos a menudo causan problemas de salud graves. La mayoría de los niños con trastornos cromosómicos presentan defectos físicos y algunos tienen defectos mentales. Dos ejemplos de trastornos cromosómicos son el síndrome de Down y el de trisomía 18.

Tabla 13–1 ¿Con qué frecuencia ocurren los trastornos cromosómicos?

Los trastornos cromosómicos ocurren cuando faltan o hay demasiados cromosomas. La tabla ilustra su riesgo de tener un bebé con síndrome de Down o algún trastorno cromosómico. El riesgo está basado en la edad.

Edad de la madre	Riesgo del síndrome de Down	Riesgo de cualquier trastorno cromosómico
20	1/1,667	1/526
25	1/1,250	1/476
30	1/952	1/385
35	1/378	1/192
36	1/289	1/156
37	1/224	1/127
38	1/173	1/102
39	1/136	1/83
40	1/106	1/66
41	1/82	1/53
42	1/63	1/42
43	1/49	1/33
44	1/38	1/26
45	1/30	1/21

Modificado de Hook EB, Cross PK, Schreinemachers DM. Chromosomal abnormality rates at amniocentesis and in live-born infants (Tasa de anormalidad cromosómica determinada por amniocentesis y en bebés que nacen vivos). JAMA 1983; 249:2034-2038 (entre 33 y 49 años), derechos de autor 1983, Asociación Médica Americana; Hook EB. Rates of chromosome abnormalities at different maternal ages (Tasas de anormalidades cromosómicas durante distintas edades maternas.) Reimpreso con permiso del Colegio Americano de Obstetras y Ginecólogos (Obstetrics and Gynecology 1981; 58:282-285).

El riesgo de tener un hijo con un trastorno cromosómico aumenta a medida que envejece la mujer (consulte la Tabla 13-1). Por ejemplo, una mujer de 35 años tiene una probabilidad de 1 en 192 (menos del 1%) de tener un bebé con un trastorno cromosómico. Esta probabilidad aumenta a 1 en 66 (alrededor del 1.5%) en una mujer de 40 años.

Los trastornos multifactoriales

Los trastornos multifactoriales son trastornos que se consideran provenientes de una combinación de factores genéticos y ambientales. Se desconoce la causa real de dichos trastornos. Algunos de estos trastornos pueden detectarse durante el embarazo y a menudo pueden tratarse con una cirugía. Algunos ejemplos de trastornos multifactoriales son la **hendidura del paladar**, el pie zambo, los defectos de la pared abdominal y defectos del tubo neural. Éstos son defectos que se producen cuando el revestimiento de la médula espinal o el cerebro no se cierra adecuadamente. Entre los defectos del tubo neural figuran la **espina bífida** y la **anencefalia**.

Los defectos congénitos

Los defectos congénitos se producen por un error en la forma en que se desarrollan los huesos, el cerebro, la piel o los tejidos. Estos defectos pueden tener un efecto en el aspecto o funcionamiento del cuerpo, o en ambos a la vez. Los defectos cardíacos son los más comunes entre los distintos tipos de defectos congénitos. Aproxima-

damente 1 de cada 125 bebés nace con un defecto congénito. Muchos defectos congénitos son leves, pero otros pueden ser graves e incluso provocar la muerte. Los bebés con defectos congénitos puede que necesiten cirugías u otros tratamientos médicos.

Hay muchos tipos distintos de defectos congénitos. Pueden ser genéticos o heredados, o bien, causados por la exposición del feto a un agente perjudicial. Por ejemplo, algunos defectos congénitos pueden producirse si la mujer contrae ciertas infecciones, bebe alcohol o usa determinados medicamentos durante el embarazo. Los defectos congénitos también pueden producirse por exposición a una sustancia tóxica como mercurio o plomo. En algunos casos, se producen por una combinación de factores. Se desconoce la causa de los defectos congénitos en alrededor de un 70% de los bebés que nacen con ellos. Consulte el Capítulo 17 para obtener los detalles sobre las infecciones durante el embarazo. El Capítulo 5 cubre los defectos congénitos que pueden producir las drogas, el alcohol o cuando la nutrición es deficiente.

Algunos defectos congénitos pueden prevenirse y otros pueden detectarse durante el embarazo. La mayoría de los defectos congénitos ocurren durante los primeros 3 meses de embarazo, pero otros no se presentan hasta más tarde en la vida. Las pruebas prenatales pueden realizarse para detectar ciertos defectos congénitos. Algunas de éstas se ofrecen basándose en los factores de riesgo y otras se les ofrecen a todas las mujeres.

Factores de riesgo de trastornos genéticos

Responda a las siguientes preguntas sobre diversos factores de riesgo. Si responde de forma afirmativa a alguna de ellas, posiblemente tenga un riesgo mayor de tener un bebé con un trastorno genético:

___ ¿Tendrá por lo menos 35 años para la fecha probable del nacimiento del bebé?

___ ¿Tendrá el padre del niño por lo menos 50 años para la fecha probable del nacimiento del bebé?

___ Si usted o el padre del bebé es de ascendencia mediterránea o asiática, ¿tiene talasemia alguno de ustedes o un miembro de la familia?

___ ¿Hay antecedentes familiares de defectos del tubo neural?

___ ¿Ha tenido usted o el padre del bebé algún hijo con un defecto del tubo neural?

___ ¿Hay antecedentes familiares de defectos congénitos cardíacos?

___ ¿Hay antecedentes familiares del síndrome de Down?

___ ¿Ha tenido usted o el padre del bebé algún hijo con el síndrome de Down?

___ Si usted o el padre del bebé es de ascendencia judía de Europa oriental, francocanadiense o "cajun", ¿hay antecedentes familiares de la enfermedad de Tay-Sachs?

___ Si usted o su pareja son de ascendencia judía de Europa oriental, ¿hay antecedentes familiares de la enfermedad de Canavan o de otros trastornos genéticos?

___ Si usted o su pareja son afroamericanos, ¿hay antecedentes familiares de la enfermedad de células falciformes o el rasgo de células falciformes?

___ ¿Hay antecedentes familiares de hemofilia?

___ ¿Hay antecedentes familiares de distrofia muscular?

___ ¿Hay antecedentes familiares de fibrosis quística?

___ ¿Hay antecedentes familiares de la enfermedad de Huntington?

___ ¿Tiene alguien en su familia o en la familia del padre del bebé fibrosis quística?

___ ¿Hay alguna persona en su familia o en la familia del padre del bebé con retraso mental?

___ De ser así, ¿se le hicieron pruebas a esa persona para detectar el síndrome del cromosoma X frágil?

___ ¿Tiene usted, el padre del bebé, alguna persona en sus familias o alguno de sus hijos otras enfermedades genéticas, trastornos cromosómicos o defectos congénitos?

___ ¿Tiene usted algún trastorno metabólico, como diabetes o fenilcetonuria?

___ ¿Tiene un historial de problemas con embarazos (aborto espontáneo o nacimiento de un niño muerto)?

¿Está bajo riesgo?

Muchos bebés con defectos congénitos les nacen a parejas sin ningún factor de riesgo. No obstante, el riesgo de defectos congénitos aumenta cuando están presentes ciertos factores:

➤ Tener por lo menos 35 años a la fecha prevista del nacimiento del bebé

➤ Tener un historial familiar o personal de defectos congénitos

➤ Haber tenido a otro hijo con defectos congénitos

➤ Usar ciertos medicamentos alrededor de la fecha de concepción

➤ Tener diabetes antes del embarazo

Cuando acuda a su consulta previa al embarazo o comience la atención prenatal, su médico podría darle una lista de preguntas para encontrar factores de riesgo. Sus respuestas a estas preguntas le ayudarán al médico a aconsejarle sobre el riesgo que corre de tener un bebé con un defecto genético.

Si se encuentra en un grupo de alto riesgo, le podrían ofrecer una prueba de portadores, que puede realizarse antes, después o durante el embarazo. También podrían realizarse pruebas durante el embarazo para determinar su riesgo de presentar un problema o diagnosticarlo. Algunas pruebas para detectar defectos congénitos se les ofrecen a todas las mujeres embarazadas. Otras pruebas pueden ofrecerse si su historial médico, historial familiar o examen físico presenta alguna duda sobre la salud de su bebé.

Las pruebas de portadores

Las pruebas de portadores para ambos padres detectarán si uno de los padres es portador de un defecto genético específico. Todas las mujeres podrían recibir información sobre las pruebas de portadoras para detectar la fibrosis quística. Otras pruebas de evaluación pueden realizarse si su historial familiar, origen étnico u otros factores aumentan su riesgo de ser portadora. Desafortunadamente, no hay pruebas que determinen si una persona es portadora para la mayoría de los defectos heredados.

Para esta prueba, se estudia una muestra de sangre o saliva en un laboratorio a fin de detectar un gen defectuoso para un trastorno heredado específico. Su médico o consejero especialista en genética le ayudará a comprender las probabilidades de pasar el defecto a su bebé. Si la prueba de evaluación de portadora se realiza antes de que quede embarazada, puede usar los resultados para decidir si desea quedar embarazada. Si la prueba se realiza después de quedar embarazada, en algunos trastornos es posible realizarle la prueba al bebé para detectar el defecto.

Las pruebas de tamizaje

Las *pruebas de tamizaje* se ofrecen a todas las mujeres embarazadas, aun si no presentan síntomas ni tienen ningún factor de riesgo conocido. Sin embargo, las pruebas de tamizaje sólo muestran que hay un riesgo mayor de que se produzca un defecto. Basándose en los resultados de la prueba de tamizaje, se podrían realizar pruebas adicionales para examinar la salud del bebé. Algunos de los problemas comunes que pueden detectarse con estas pruebas son, entre otros, los defectos del tubo neural, defectos de la pared abdominal, defectos cardíacos, el síndrome de Down y la trisomía 18.

El resultado de una prueba podría ser positivo (es decir, que demuestra que existe el riesgo que podría causar un problema) aun si el bebé es saludable. Asimismo, un defecto congénito puede producirse aun si los resultados de la prueba no demuestran que hay un problema. La mayoría de las pruebas están centradas en un problema específico, y no todos los trastornos pueden detectarse a través de pruebas. El consejero especialista en genética puede explicarle los resultados y el significado que tienen.

La prueba de tamizaje en el suero materno

Las pruebas de tamizaje en el suero (sangre) materno se realizan durante el embarazo para detectar si existe un riesgo mayor que lo normal de tener un bebé con determinados defectos congénitos. Durante la *prueba de tamizaje en el suero materno* se realizan varias pruebas a la vez. Por ello, recibe el nombre de "prueba de tamizaje de marcadores múltiples". Estas pruebas miden el nivel de las siguientes tres o cuatro sustancias en la sangre de la mujer:

1. *Estriol.* El estriol es una hormona que producen la mujer, la placenta y el bebé.

2. *Gonadotropina coriónica humana (hCG).* Ésta es una hormona que produce la placenta.

3. **Fetoproteína alfa (AFP).** La feto-proteína alfa es una sustancia que produce el bebé. Una cantidad pequeña de esta sustancia atraviesa la placenta y penetra en la sangre de la madre.

4. *Inhibina-A.* Ésta es una hormona que produce la placenta.

Durante la prueba de evaluación del suero materno, se estudia una muestra de sangre. Por lo general esta prueba se hace

Tabla 13–2. Resultados de las pruebas de tamizaje en el suero materno

Defecto congénito	Nivel de la sustancia en el suero materno			
	Estriol	hCG	Inhibina A	AFP
Defecto del tubo neural o defecto de la pared abdominal	Normal	Normal	Normal	Alto
Síndrome de Down	Bajo	Alto	Alto	Bajo
Trisomía 18	Bajo	Bajo	Normal	Bajo

Abreviaturas: hCG, gonadotropina coriónica humana; AFP, fetoproteína alfa entre las 15 y 20 semanas de embarazo. La fecha en que se realice la prueba es importante ya que ciertos niveles sólo pueden proporcionar una lectura precisa en un momento dado del embarazo. Por ejemplo, niveles elevados de AFP pueden suponer que la mujer ha estado embarazada por más tiempo que el que ha calculado o que está embarazada con más de un bebé.

Los resultados de las pruebas pueden combinarse para determinar el riesgo de presentar ciertos trastornos (Tabla 13-2). Los resultados demuestran si hay un riesgo mayor de presentar defectos del tubo neural, síndrome de Down, trisomía 18 o defectos de la pared abdominal. Si los resultados no están dentro del límite normal, puede que sea necesario realizar pruebas adicionales.

Un resultado anormal, aunque alarmante, sólo señala que posiblemente haya un problema. En la mayoría de los casos, el bebé es saludable aun si el resultado de la prueba de sangre es anormal. En algunos casos, los niveles anormales pueden explicarse con un examen de ecografía.

La prueba de tamizaje combinada

La prueba de tamizaje que combina los resultados de una prueba de ecografía con las pruebas de sangre (suero) se denomina "prueba de tamizaje combinada". Esta prueba puede realizarse entre la semana 10 y 14 del embarazo para detectar los signos del síndrome de Down, trisomía 18 y defectos cardíacos. Este tipo de evaluación es bastante nuevo y no se realiza en todas partes.

La prueba de ecografía se denomina *evaluación de translucidez nucal.* Esta prueba usa la ecografía para medir el grosor de la parte posterior del cuello del feto. Un aumento de grosor puede ser un signo del síndrome de Down.

La prueba de suero mide el nivel de dos sustancias en la sangre de la madre: la proteína plasmática A asociada al embarazo (PAPP-A) y la fracción libre de la cadena beta de la gonadotropina coriónica humana (hCG). La combinación de los resultados de la evaluación de translucidez nucal y de los niveles en el suero muestra si el feto podría tener este defecto. Si los resultados demuestran que hay un riesgo mayor de presentar un defecto genético, podrían realizarse pruebas adicionales.

Si la evaluación de translucidez nucal demuestra un aumento en el grosor del cuello, pero la prueba de tamizaje combinada no demuestra que existe el riesgo de presentar síndrome de Down ni trisomía 18, es posible que haya un defecto cardíaco. Para evaluar este riesgo, es posible realizar un examen detallado del corazón fetal.

Las pruebas diagnósticas

Si alguna prueba de tamizaje u otros factores causan alguna duda sobre el bebé, a menudo se realizan pruebas adicionales para diagnosticar ciertos defectos congénitos. Entre las pruebas diagnósticas figuran, entre otras, los exámenes de ecografía, la amniocentesis y el muestreo de vellosidades coriónicas.

El examen detallado por ecografía

Se podría realizar un examen detallado ecográfico si el historial familiar muestra algún riesgo de presentar defectos congénitos. También puede realizarse si alguna prueba de tamizaje produce un resultado anormal. Los resultados del examen de ecografía pueden ayudar a explicar los resultados anormales y dar más información. Es posible que este tipo de examen se realice en un centro especial equipado para efectuarlo. (Consulte el Capítulo 3 para obtener más información sobre la ecografía).

El examen detallado por ecografía puede mostrar algunos defectos congénitos. Si se sospecha que el feto tiene algún problema cardíaco, se podría realizar un ecocardiograma fetal para examinar el corazón del bebé más a fondo. En algunos casos, es necesario realizar pruebas adicionales para obtener más información.

La amniocentesis

Casi siempre la *amniocentesis* se realiza entre la semana 15 y 20 de embarazo. Para realizar este procedimiento, el médico introduce una aguja fina por el abdomen y el útero. Entonces extrae una pequeña muestra de líquido amniótico que se envía a un laboratorio.

En el laboratorio, se cultivan las células provenientes del bebé en un cultivo especial. Este proceso puede tomar hasta 3 semanas. Posteriormente, se estudian bajo un microscopio los cromosomas de estas células. De esta forma es posible determinar si existe un cromosoma adicional

(como en el caso del síndrome de Down). También puede mostrar si hay otros defectos cromosómicos. Examinar el nivel de AFP en el líquido amniótico puede ayudar a determinar si el feto tiene un defecto del tubo neural.

Si existe el riesgo de presentar algún trastorno específico, como fibrosis quística o distrofia muscular, se podrían estudiar las células fetales para determinar si el bebé presentará algunos de estos padecimientos. Sin embargo, dichos estudios sólo se realizan si el historial genético o la prueba de tamizaje de portadores sugiere que existe el riesgo del trastorno en el gen específico.

Rara vez ocurren complicaciones con la amniocentesis. Los efectos secundarios son, entre otros, dolor, sangrado vaginal y pérdida gradual de líquido amniótico. En muy raras ocasiones, el bebé podría verse afectado adversamente. También hay una leve posibilidad (alrededor de un 0.5%) de que la madre aborte a consecuencia de la amniocentesis.

El muestreo de vellosidades coriónicas

El *muestreo de vellosidades coriónicas* detecta algunos de los mismos problemas cromosómicos detectados por la amniocentesis. Sin embargo, puede realizarse antes de la amniocentesis—a menudo entre las semanas 10 y 12 de embarazo.

Para realizar este procedimiento, el médico introduce un pequeño tubo a través de la vagina y el cuello uterino, o una aguja fina por el abdomen y la pared uterina. El médico entonces extrae una pequeña muestra de vellosidad coriónica de la placenta. Las vellosidades coriónicas

Amniocentesis

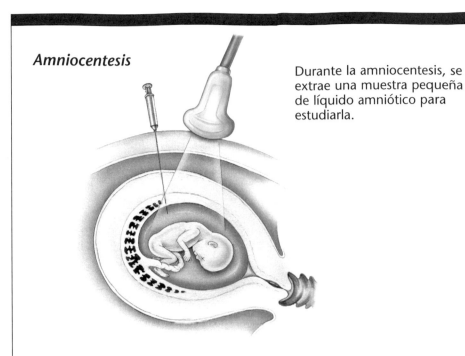

Durante la amniocentesis, se extrae una muestra pequeña de líquido amniótico para estudiarla.

Muestreo de vellosidades coriónicas

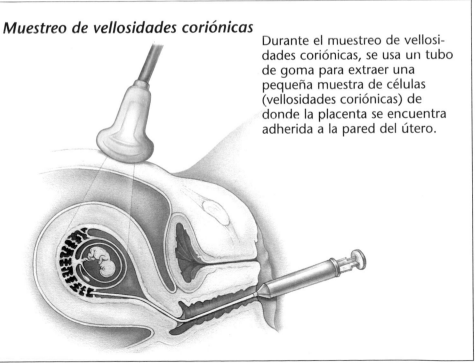

Durante el muestreo de vellosidades coriónicas, se usa un tubo de goma para extraer una pequeña muestra de células (vellosidades coriónicas) de donde la placenta se encuentra adherida a la pared del útero.

son proyecciones diminutas, que se asemejan a los dedos de las manos, de tejido placentario. Estas vellosidades provienen del mismo óvulo fertilizado que creó al bebé. Esto significa que ambos tienen los mismos componentes genéticos.

La muestra de vellosidades se envía a un laboratorio para cultivarlas. Este proceso puede tomar hasta 3 semanas. Los cromosomas de las vellosidades se estudian bajo un microscopio para determinar si existen defectos cromosómicos u otros defectos.

El muestreo de vellosidades coriónicas acarrea ciertos riesgos. Hay una probabilidad leve (alrededor del 1%), por ejemplo, de que la prueba provoque un aborto.

El muestreo de sangre fetal

La cordocentesis, también denominada muestreo de sangre fetal, se usa para detectar defectos cromosómicos y otras anormalidades. Durante la semana 18 de embarazo, o posteriormente, se extrae sangre de una vena del cordón umbilical. El muestreo de sangre fetal por lo general se usa cuando no son claros los resultados de las pruebas de amniocentesis, muestreo de vellosidades coriónicas o ecografía. Al igual que con la amniocentesis, los posibles efectos secundarios de este procedimiento son infección, dolor y sangrado. La tasa de aborto después de la cordocentesis es aproximadamente del 1 al 2%.

El asesoramiento genético

El asesoramiento genético puede ayudar a una pareja a evaluar el riesgo de tener un bebé con un trastorno genético, decidir si desean hacerse las pruebas y estudiar las opciones que disponen. El consejero especialista en genética está capacitado especialmente en esta materia. Él o ella puede ofrecer su asesoramiento experto sobre los tipos de trastornos genéticos y cómo se ven afectados los bebés que nacen con ellos.

El consejero especialista en genética le pedirá a la pareja un historial familiar detallado. Si un miembro de la familia tiene un problema, el consejero podría pedir los expedientes médicos de esa persona. También podría enviar a la mujer o a su pareja a realizarse exámenes físicos, pruebas de sangre o pruebas prenatales. Una vez que reúna toda la información, el consejero tratará de determinar el riesgo del bebé de tener un problema. También explicará y presentará las opciones.

La mujer y su pareja deben decidir si desean someterse a las pruebas genéticas. Algunas personas prefieren no saber si presentan algún riesgo de tener un bebé con un problema.

Aun así, saberlo tiene sus ventajas:

➤ Si la mujer se somete a las pruebas antes de tratar de concebir, los resultados pueden ayudarla a decidir si desea quedar embarazada. Si le informan que tiene una probabilidad alta de tener un bebé con un defecto congénito, puede explorar otras opciones para comenzar una familia, como la adopción de un niño o la inseminación artificial con espermatozoides de un donante. También puede optar por recibir un óvulo donado fertilizado con espermatozoides de su pareja para que se implante en su útero. Mediante una técnica denominada diagnóstico genético previo a la implantación, es posible analizar el embrión antes de implantarlo en el útero para transferir sólo los embriones que no estén afectados.

➤ Los resultados de las pruebas pueden proporcionar información que ayudará a otros miembros de la familia. Los hermanos y demás parientes que deseen tener hijos en un futuro podrían beneficiarse de saber que la familia tiene un gen que causa un trastorno específico.

➤ Los exámenes pueden preparar a la mujer para el nacimiento de un niño con necesidades especiales. De esta forma puede aprender sobre los efectos de este trastorno, programar cuidados médicos especiales y procurar el apoyo de otras personas.

➤ Las pruebas de detección de defectos congénitos durante el embarazo pueden ayudar a la mujer a decidir si desea continuar con el embarazo. Si determina que su bebé tiene un problema grave, tiene la opción de terminar el embarazo, lo cual depende del tiempo que lleve embarazada.

Casi siempre los resultados de las pruebas revelan que el bebé es normal.

Si dichas pruebas muestran que el bebé podría tener un defecto congénito, obtenga toda la información necesaria y hable sobre cómo se siente con su pareja, médico y con las demás personas con las que pueda compartir sus pensamientos. Es posible que necesite tomar decisiones difíciles en un período breve.

No hay tal cosa como una decisión "correcta" en estos casos. La decisión está basada en los valores específicos de cada persona. La opción que es adecuada para una mujer puede que no lo sea para otra. Los consejos que reciba durante el asesoramiento pueden ayudarle a solucionar estos asuntos.

Algunas personas deciden terminar el embarazo. Otras eligen continuarlo aun si el bebé tendrá un problema. Los meses antes del parto pueden usarse para planificar el futuro del bebé. De esta manera, él o ella recibirá la mejor atención desde el comienzo y la mejor probabilidad de vivir plena y felizmente.

Al enfrentarse a la situación de un trastorno genético se crean muchas preguntas y retos para las parejas, quienes a su vez tendrán que estudiar las opciones y tomar decisiones. La información sobre los riesgos asociados con trastornos genéticos específicos y las opciones de pruebas y tratamientos aparecen señaladas en las siguientes páginas (Tabla 13–3).

Tabla 13–3. Trastornos genéticos

Trastorno	Descripción	Factores de riesgo
Trastornos dominantes		
Enfermedad de Huntington	Éste es un trastorno poco común del sistema nervioso que causa la pérdida del control de los movimientos y de la función mental. Los síntomas por lo general comienzan entre las edades de 35 y 50 años, pero pueden comenzar a cualquier edad desde la niñez hasta la edad madura.	Antecedentes familiares de la enfermedad
Polidactilia	Éste es un trastorno en que el bebé nace con dedos adicionales en las manos o los pies.	Antecedentes familiares del trastorno; descendientes afroamericanos
Trastornos recesivos		
Síndrome de Bloom	En este trastorno, el niño podría tener dificultad para desarrollarse durante el embarazo y después de nacer. También corre el riesgo de presentar problemas de la piel, de aprendizaje y retraso mental.	Descendientes de judíos europeos (judíos de ascendencia asquenazí)
Disautonomía familiar	Este trastorno puede afectar a la digestión, respiración, producción lacrimal y la regulación de la presión arterial y temperatura del cuerpo. El gusto y la percepción del dolor, calor y frío también pueden verse afectados.	Descendientes de judíos europeos (judíos de ascendencia asquenazí)
Anemia de Fanconi, grupo C	Este trastorno mayormente es una enfermedad sanguínea, pero, en algunos casos, se producen defectos físicos también.	Descendientes de judíos europeos (judíos de ascendencia asquenazí)
Mucolipidosis IV	Este trastorno puede causar retraso mental, problemas físicos, respiratorios y otros problemas.	Descendientes de judíos europeos (judíos de ascendencia asquenazí)

Riesgo de que ocurra	¿Pruebas disponibles?	Tratamiento
Aproximadamente 1 de cada 100,000 personas	Si hay antecedentes familiares de la enfermedad, las pruebas genéticas pueden determinar si los padres o el bebé tienen el gen y posteriormente presentará la enfermedad.	No hay cura y por lo general provoca la muerte cerca de los 15 años del comienzo de los síntomas.
Aproximadamente 1 de cada 125,000 personas	No	Por lo general se corrige fácilmente mediante cirugía.
Aproximadamente 1 de cada 40,000 bebés de ascendencia judía asquenazí nace con el síndrome de Bloom. La probabilidad de portar la enfermedad es de 1 en 100.	Las pruebas de portadores pueden detectar si los padres lo son. Los procedimientos de amniocentesis y muestreo de vellosidades coriónicas se usan para detectar el síndrome de Bloom en el feto.	Actualmente no hay tratamiento.
Aproximadamente 1 de cada 3,600 bebés de ascendencia judía asquenazí nace con este trastorno. Alrededor de 1 de cada 32 judíos de ascendencia asquenazí es portador.	Las pruebas de portadores pueden detectar si los padres lo son. Los procedimientos de amniocentesis y muestreo de vellosidades coriónicas se usan para detectar la disautonomía familiar en el feto.	No hay cura, pero hay ciertos tratamientos que pueden aumentar la duración y calidad de vida.
Aproximadamente 1 de cada 32,000 bebés de ascendencia judía asquenazí nace con este trastorno. Alrededor de 1 de cada 89 judíos de ascendencia asquenazí es portador.	Las pruebas de portadores pueden detectar si los padres lo son. Los procedimientos de amniocentesis y muestreo de vellosidades coriónicas se usan para detectar la anemia de Fanconi, grupo C, en el feto.	Algunos niños han recibido tratamiento mediante trasplantes de médula ósea.
Aproximadamente 1 de cada 62,500 bebés de ascendencia judía asquenazí nace con este trastorno. Alrededor de 1 de cada 127 judíos de ascendencia asquenazí es portador.	Las pruebas de portadores pueden detectar si los padres lo son. Los procedimientos de amniocentesis y muestreo de vellosidades coriónicas se usan para detectar la mucolipidosis IV en el feto.	Actualmente no hay tratamiento.

(continúa)

Tabla 13–3. Trastornos genéticos (*continuación*)

Trastorno	Descripción	Factores de riesgo
***Trastornos recesivos* (continuación)**		
Enfermedad de Niemann-Pick, tipo A	Los niños con este trastorno tienen problemas de la alimentación. También carecen de las primeras destrezas motoras que se desarrollan. La mayoría de los niños con este trastorno no pasan de la edad de 2 ó 3 años.	Descendientes de judíos europeos (judíos de ascendencia asquenazí)
Anemia de células falciformes	Éste es un trastorno sanguíneo en el que los glóbulos rojos tienen forma de media luna en lugar de la forma normal de rosca. Debido a su forma anormal, estas células quedan atrapadas en los vasos sanguíneos. Al hacerlo, evitan que el oxígeno llegue a los órganos y tejidos, lo que causa dolor. Además, el cuerpo destruye a las células falciformes más rápido de lo que puede producir células normales para reemplazarlas. A menudo, causa anemia.	Descendientes de afroamericanos
Enfermedad de Tay-Sachs	Ésta es una enfermedad en la que se acumula una sustancia grasa llamada gangliósido GM2 en las neuronas del cerebro. La enfermedad de Tay-Sachs causa retraso mental grave, ceguera y convulsiones. Los síntomas ocurren por primera vez alrededor de los 6 meses de vida.	Descendientes de judíos europeos (judíos de ascendencia asquenazí) y de francocanadienses
Enfermedad de Gaucher	Ésta es una enfermedad en la que falta una enzima necesaria para descomponer un tipo específico de grasa. Por consiguiente, la grasa se acumula, principalmente en el hígado, bazo y la médula ósea, lo que causa dolor, fatiga, ictericia, daño a los huesos, anemia e incluso la muerte.	Descendientes de judíos europeos (judíos de ascendencia asquenazí)

Riesgo de que ocurra	¿Pruebas disponibles?	Tratamiento
Aproximadamente 1 de cada 32,000 bebés de ascendencia judía asquenazí nace con este trastorno. Alrededor de 1 de cada 90 judíos de ascendencia asquenazí es portador.	Las pruebas de portadores pueden detectar si los padres lo son. Los procedimientos de amniocentesis y muestreo de vellosidades coriónicas se usan para detectar la enfermedad de Niemann-Pick tipo A en el feto.	Actualmente no hay tratamiento.
Aproximadamente 1 de cada 600 bebés afroamericanos y 1 de 1,000 a 4,000 bebés de norteamericanos de ascendencia hispana nace con este trastorno. Alrededor de 1 de cada 12 afroamericanos es portador.	Las pruebas de portadores pueden detectar si los padres lo son. Los procedimientos de amniocentesis y muestreo de vellosidades coriónicas se usan para detectar la anemia de células falciformes en el feto.	Actualmente no hay tratamiento.
Aproximadamente 1 de cada 3,000 bebés de ascendencia judía asquenazí nace con la enfermedad de Tay-Sachs. La probabilidad de ser portador es de 1 en 30 entre los judíos de ascendencia asquenazí y francocanadienses, y 1 en 300 para las demás personas.	Las pruebas de portadores pueden detectar si los padres lo son. Los procedimientos de amniocentesis y muestreo de vellosidades coriónicas se usan para detectar la enfermedad de Tay-Sachs en el feto.	Actualmente no hay tratamiento. La mayoría de los niños con la enfermedad de Tay-Sachs no pasan de la edad de 5 años.
Aproximadamente 1 de cada 900 bebés de ascendencia judía asquenazí nace con la enfermedad de Gaucher. Alrededor de 1 de cada 15 judíos de ascendencia asquenazí es portador.	Las pruebas de portadores pueden detectar si los padres lo son. Los procedimientos de amniocentesis y muestreo de vellosidades coriónicas se usan para detectar la enfermedad de Gaucher en el feto.	La terapia de sustitución enzimática está disponible para los más afectados.

(continúa)

Tabla 13–3. Trastornos genéticos (*continuación*)

Trastorno	Descripción	Factores de riesgo
Trastornos recesivos (continuación)		
Enfermedad de Canavan	Éste es un trastorno poco común que causa la degeneración del cerebro. Por lo general, el niño muere antes de cumplir los 4 años, aunque algunos pueden sobrevivir hasta la adolescencia y la segunda década de vida.	La enfermedad de Canavan puede ocurrir en cualquier grupo étnico, pero es más común entre los judíos de ascendencia asquenazí del este de Polonia, Lituania y el oeste de Rusia, así como entre árabes sauditas.
Fibrosis quística	Este trastorno causa problemas de digestión y respiración. Los síntomas se presentan en la niñez—a veces, inmediatamente después del parto. Algunas personas tienen síntomas más leves que otras. Con el tiempo, los síntomas tienden a empeorar y son difíciles de tratar.	Caucásicos descendientes del norte de Europa
Talasemia (también denominada "anemia de Cooley")	Este trastorno causa anemia. Hay distintos tipos de talasemia. Algunos casos son más graves que otros.	Según el tipo de trastorno, es más probable que ocurra entre las personas de ascendencia mediterránea (especialmente griegos o italianos), africana, asiática o descendientes del Medio Oriente
Trastornos ligados al cromosoma X		
Hemofilia	Los varones con hemofilia carecen de una sustancia en el cuerpo que ayuda en la coagulación. Cuando se lesionan, corren el riesgo de desangrarse hasta morir.	Varones

Riesgo de que ocurra	¿Pruebas disponibles?	Tratamiento
Aproximadamente 1 de cada 6,400 bebés de ascendencia judía asquenazí nace con la enfermedad de Canavan. Alrededor de 1 de cada 40 judíos de ascendencia asquenazí es portador.	Las pruebas de portadores pueden detectar si los padres lo son. Los procedimientos de amniocentesis y muestreo de vellosidades coriónicas se usan para detectar la enfermedad de Canavan en el feto.	Actualmente no hay tratamiento.
La probabilidad de ser portador es de 1 en 29 para los blancos, 1 en 46 para los de ascendencia hispana, 1 en 65 para los afroamericanos y 1 en 90 para los norteamericanos de ascendencia asiática. Alrededor de 1 de cada 2,500 bebés de ascendencia judía asquenazí nace con fibrosis quística. Alrededor de 1 de cada 29 judíos de ascendencia asquenazí es portador.	Las pruebas de portadores pueden detectar si los padres lo son. Los procedimientos de amniocentesis y muestreo de vellosidades coriónicas se usan para detectar la fibrosis quística en el feto.	Hay tratamientos pero no hay cura. La vida de las personas con fibrosis quística por lo general es más corta. Algunos mueren durante la niñez. Otros viven hasta la cuarta década de vida o más.
Hasta de 1 en 20 (si pertenece a un grupo de alto riesgo)	Las pruebas de portadores pueden detectar si los padres lo son. Los procedimientos de amniocentesis y muestreo de vellosidades coriónicas se usan para detectar la talasemia en el feto.	Los tipos más graves pueden provocar la muerte del feto o la necesidad de transfundir sangre durante toda su vida.
Alrededor de 1 de cada 10,000 varones tiene este trastorno. Las hembras pueden ser portadoras de esta enfermedad.	Las pruebas de portadores pueden detectar si los padres lo son. Los procedimientos de amniocentesis y muestreo de vellosidades coriónicas se usan para detectar la hemofilia en el feto.	Actualmente no hay tratamiento.

(continúa)

Tabla 13–3. Trastornos genéticos (*continuación*)

Trastorno	Descripción	Factores de riesgo
Trastornos ligados al cromosoma X (continuación)		
Distrofia muscular de Duchenne	Ésta es la forma grave más común de distrofia muscular. Las señales de debilidad muscular comienzan aproximadamente a los 2 años. A medida que se debilitan los brazos y las piernas, el niño varón tendrá dificultad para estar de pie y caminar. Para los 12 años, es posible que esté restringido a una silla de ruedas.	Varones
Síndrome del cromosoma X frágil	Este trastorno genético es la causa más común de retraso mental heredado. Las personas con el síndrome del cromosoma X frágil tienen diversos grados de retraso mental o discapacidades del aprendizaje y, así como problemas emocionales y de la conducta. El rostro de los niños varones con el trastorno es alargado y triangular y las orejas sobresalen. Las mujeres pueden ser portadoras del gen X frágil pero no presentan síntoma alguno.	Varones
Trastornos cromosómicos		
Síndrome de Down	Una persona con el síndrome de Down tiene un cromosoma adicional—tres cromosomas número 21 en lugar de dos. Por ello se denomina trisomía 21. El síndrome de Down causa retraso mental. La mayoría de la gente con el síndrome de Down tiene niveles de inteligencia leves a moderados dentro de los límites de retraso mental. Algunos casos de retraso mental son más graves que otros. El síndrome de Down también puede causar defectos cardíacos, pérdida de la audición y trastornos de la vista.	El riesgo de tener un bebé con el síndrome de Down aumenta a medida que la mujer envejece.

Riesgo de que ocurra	¿Pruebas disponibles?	Tratamiento
Aproximadamente 1 de cada 3,500 nacimientos de varones	Las pruebas de portadores pueden detectar si los padres lo son. Los procedimientos de amniocentesis y muestreo de vellosidades coriónicas se usan para detectar la distrofia muscular de Duchenne en el feto.	Actualmente no hay tratamiento. Por lo general, las personas mueren durante los últimos años de la adolescencia o al principio de la segunda década de vida.
Estos trastornos afectan a 1 de cada 1,200 nacimientos de varones y a 1 de cada 2,500 nacimientos de niñas. En Estados Unidos, alrededor de 1 de cada 250 mujeres porta el gen X frágil.	Las pruebas prenatales pueden mostrar si el bebé tiene el gen X frágil. Sin embargo, la prueba no siempre puede determinar si el bebé tendrá retraso mental. Casi todos los varones con la mutación completa tienen retraso mental o discapacidades graves de aprendizaje, pero sólo de un tercio a la mitad de las niñas se ven afectadas de esa manera.	Actualmente no hay tratamiento.
Aproximadamente 1 de cada 800 bebés nace con el síndrome de Down en Estados Unidos.	Pruebas de evaluación del suero materno; prueba por translucidez nucal; muestreo de vellosidades coriónicas; amniocentesis	Actualmente no hay tratamiento.

(continúa)

Tabla 13–3. Trastornos genéticos (*continuación*)

Trastorno	Descripción	Factores de riesgo
Trastornos cromosómicos (continuación)		
Trisomía 18	Éste es un problema que se produce debido a la presencia de tres cromosomas número 18. El feto tiene problemas graves de crecimiento y desarrollo. Después del nacimiento, es posible que tenga problemas físicos, como columna vertebral abierta o defectos cardíacos. La mayoría de los bebés con trisomía 18 mueren antes de cumplir un año.	Otro hijo con trisomía 18
XXY (a veces denominado "síndrome de Klinefelter" o "47 XXY")	Este trastorno ocurre cuando el niño varón tiene un cromosoma X adicional. Entonces tiene dos cromosomas X y uno Y, para un total de 47 cromosomas. Los varones XXY a menudo son estériles, tienen el cuerpo redondo y los senos agrandados. Aunque no tienen retraso mental, con frecuencia aprenden a hablar más tarde en la vida que los demás niños y pueden tener dificultad para aprender a leer y escribir.	Varones
Síndrome de Turner	Este trastorno ocurre cuando una niña nace con sólo un cromosoma X. Estas niñas tienden a tener la estatura reducida—por lo general no miden más de 5 pies. Las niñas con el síndrome de Turner generalmente comienzan la pubertad más tarde en la vida y casi siempre son infértiles. Algunas tienen otros problemas médicos, como defectos de los riñones o del corazón, presión arterial alta, diabetes mellitus, enfermedad de la tiroides y artritis.	Hembras
Trastornos multifactoriales		
Anencefalia	Un tipo de defecto del tubo neural que ocurre cuando el cerebro y la cabeza no se forman de la forma debida.	Ninguno

Riesgo de que ocurra	¿Pruebas disponibles?	Tratamiento
Aproximadamente 1 de cada 8,000 nacimientos presenta este trastorno.	Pruebas de evaluación del suero materno; prueba de translucidez nucal; muestreo de vellosidades coriónicas; amniocentesis	Actualmente no hay tratamiento.
Aproximadamente 1 de cada 500 a 1,000 nacimientos de varones presenta este trastorno.	Pruebas de evaluación del suero materno	Actualmente no hay tratamiento.
Aproximadamente 1 de cada 2,500 nacimientos de niñas presenta este trastorno.	Muestreo de vellosidades coriónicas; amniocentesis	El tratamiento con hormonas del crecimiento y sexo pueden ayudar a aumentar la estatura.
Uno de cada 1,000 recién nacido vivo presenta este trastorno.	Ecografía y pruebas de evaluación del suero materno	Actualmente no hay tratamiento. Los bebés con este trastorno por lo general nacen muertos. De no ser así, generalmente mueren a las pocas horas o días del parto.

(continúa)

Tabla 13–3. Trastornos genéticos (*continuación*)

Trastorno	Descripción	Factores de riesgo
Trastornos multifactoriales (continuación)		
Espina bífida	Con este tipo de defecto del tubo neural, los bebés afectados presentan diversos grados de parálisis y problemas con la vejiga e intestinos. Los efectos dependen de dónde esté ubicado el defecto. Cuando se encuentra en la porción inferior de la columna vertebral, los problemas por lo general son leves. Cuando el defecto está más arriba en la columna, puede causar parálisis en las piernas, pérdida de la sensación, pérdida del control de la vejiga y los intestinos, hidrocefalia (exceso de líquido cefalorraquídeo en el cerebro), retraso mental e incluso la muerte.	Ninguno
Onfalocele	En este defecto, el músculo y la piel que cubren la pared del abdomen están ausentes. Por consiguiente, los órganos del abdomen están cubiertos solamente por una membrana. La cantidad de tejido faltante varía de poca a la mayoría de la pared abdominal.	Ninguno
Gastrosquisis	La gastrosquisis es una abertura pequeña en la pared abdominal, contigua al ombligo del bebé. Con este trastorno, parte del estómago y de los intestinos sobresale por este orificio.	Ninguno
Defecto cardíaco congénito	Ésta es una enfermedad del corazón que está presente al nacer. La gravedad de la enfermedad depende del tipo de defecto cardíaco y si ocurren otros problemas también. Los trastornos cromosómicos causan alrededor de un 30 a 40% de los casos de enfermedades congénitas cardíacas.	Si uno de los padres tiene un defecto congénito cardíaco, sus hijos corren un riesgo mayor de presentar este tipo de defecto.

Riesgo de que ocurra	¿Pruebas disponibles?	Tratamiento
Este trastorno ocurre en aproximadamente 1 de cada 2,000 recién nacidos vivos en Estados Unidos.	La espina bífida a menudo puede detectarse antes del nacimiento mediante las pruebas de detección del suero materno.	Cirugía
Este trastorno ocurre en aproximadamente 1 de cada 5,000 nacimientos.	Los casos de onfalocele pueden a menudo detectarse por ecografía y con las pruebas de detección del suero materno. También se podría recomendar una amniocentesis.	Actualmente no hay tratamiento.
Este trastorno ocurre en aproximadamente 1 de cada 10,000 nacimientos. La tasa es mayor en los bebés de madres adolescentes.	Este trastorno por lo general puede detectarse con un examen prenatal por ecografía. Si se detecta, es necesario vigilar al feto periódicamente por ecografía durante el resto del embarazo.	En la mayoría de los casos, es posible reparar la abertura después del parto mediante cirugía.
Este trastorno ocurre en aproximadamente 1 de cada 125 nacimientos.	Las enfermedades congénitas cardíacas pueden detectarse durante un examen rutinario de ecografía, pero sólo 1 de cada 10 casos se detecta de esta manera.	Hay tratamientos disponibles, pero actualmente no hay cura.

(continúa)

Tabla 13–3. Trastornos genéticos (*continuación*)

Trastorno	Descripción	Factores de riesgo
Trastornos multifactoriales (continuación)		
Hendidura del paladar y labio leporino	El labio leporino es una separación en el labio superior. La hendidura del paladar es una separación u orificio en el paladar. El labio leporino y la hendidura del paladar figuran entre los defectos congénitos más comunes.	En la mayoría de los casos, se desconoce lo que causa la hendidura del paladar y el labio leporino. Pero el labio leporino puede ser causado por un trastorno cromosómico o ser heredado como un rasgo dominante.
Pie zambo	En los casos de pie zambo, el bebé nace con uno o ambos pies torcidos. La combinación de la herencia y otros factores que podrían afectar el desarrollo prenatal causan el pie zambo. Entre estos factores figuran ciertas infecciones y enfermedades, y el uso de drogas.	Los varones tienen una mayor probabilidad que las niñas de tener una forma más grave de pie zambo.
Estenosis pilórica	En la estenosis pilórica, la abertura entre el estómago y los intestinos está obstruida. Los síntomas por lo general aparecen entre las 2 y 8 semanas del alumbramiento. Puede causar vómitos persistentes, estreñimiento e incapacidad para aumentar de peso.	Ninguno
Parálisis cerebral	Este trastorno efecta al control del movimiento y la postura. La parálisis cerebral puede ser congénita o el daño al cerebro puede ocurrir cerca de la fecha de nacimiento del bebé. Los síntomas fluctúan de leves a graves.	A veces, ciertas infecciones que se contraen durante los primeros meses del embarazo y una variedad de trastornos genéticos pueden causar el problema, pero casi siempre se desconoce qué causa este defecto.

Riesgo de que ocurra	¿Pruebas disponibles?	Tratamiento
Uno de estos trastornos ocurre en aproximadamente 1 de cada 1,000 nacimientos.	Los exámenes de ecografía a veces pueden detectar el problema durante el embarazo, pero a menudo es difícil obtener una imagen del defecto.	Después del nacimiento, la cirugía puede corregir el defecto.
Este trastorno ocurre en aproximadamente 1 de cada 1,000 nacimientos.	Los exámenes de ecografía a veces pueden detectar el problema durante el embarazo.	No es doloroso ni afecta al bebé hasta que comience a ponerse de pie y caminar. Si el problema es leve, hay ciertos ejercicios que con frecuencia lo corrigen. En los casos más graves, el bebé podría necesitar tablillas o yesos durante un periodo de hasta un año, o una cirugía.
Este trastorno ocurre en aproximadamente 1 de cada 500 a 1,000 nacimientos, en su mayoría niños varones.	Los exámenes de ecografía a veces pueden detectar el problema durante el embarazo.	Es posible tratar fácilmente el defecto mediante cirugía.
Este trastorno ocurre en aproximadamente 2 ó 3 de cada 1,000 bebés.	No. La parálisis cerebral por lo general no se diagnostica hasta que el niño tiene 2 ó 3 años.	Actualmente no hay cura disponible, pero muchos niños con parálisis cerebral tienen otros problemas que requieren tratamiento, como retraso mental, discapacidades de aprendizaje, convulsiones y problemas de la vista, auditivos o del habla.

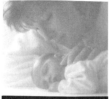

CAPÍTULO 14

El control de problemas médicos

El embarazo exige mucho de su cuerpo. Incluso puede afectar a algún problema médico que ya tiene. Algunos padecimientos pueden afectar al bebé. Por lo tanto, lo mejor que puede hacer es mantener bajo control los problemas médicos que tenga antes de quedar embarazada. De esta forma, es más probable que su bebé nazca saludable.

Los médicos siguen muy de cerca los problemas médicos y los efectos que tienen en el embarazo. Si tiene un problema médico, durante el embarazo es posible que necesite realizarse pruebas adicionales, ver al médico con más frecuencia o recibir tratamiento especial. Puede que sea necesario que vigile su padecimiento en la casa y consulte a menudo con el médico, o que permanezca hospitalizada mientras esté embarazada.

La mayoría de las mujeres con problemas médicos dan a luz a bebés saludables. Pero es necesario recibir atención especial y poner más empeño.

Un equipo de médicos podría colaborar para garantizar que tanto usted como su bebé reciban la atención especial que necesiten.

La presión arterial alta

La presión arterial es vital para el funcionamiento del sistema circulatorio del cuerpo, es decir, el corazón, las arterias y venas. Se crea en parte por el latido constante del corazón. Cada vez que el corazón se contrae, bombea sangre a las arterias. Las arterias transportan la sangre a los órganos del cuerpo. Las venas traen la sangre de vuelta al corazón.

Las arterias pequeñas, denominadas arteriolas, también afectan a la presión arterial. Estos vasos sanguíneos tienen un revestimiento interno formado por una capa de músculo. Cuando la presión arterial es normal, este músculo se relaja y las arteriolas se dilatan (abren) para que la sangre fluya a través de ellas fácilmente.

Sin embargo, si se envía una señal para aumentar la presión arterial, la capa de músculo se contrae y las arteriolas se vuelven más estrechas. Al hacerlo, la sangre tiene más dificultad para fluir a través de ellas. Por consiguiente, la presión aumenta en las arterias.

La lectura de presión arterial consiste en dos números. Cada número está separado por una barra oblicua: por ejemplo, 110/80. (Tal vez oiga que aluden a esto como "110 sobre 80"). El primer número es la presión en las arterias cuando el corazón se contrae. Esto se denomina *presión arterial sistólica.* El segundo número es la presión en las arterias cuando el corazón se relaja entre las contracciones. Esto se denomina *presión arterial diastólica.*

La presión arterial varía entre las distintas personas. También cambia a menudo durante el día. La presión puede aumentar si la persona está emocionada o se ejercita. Casi siempre, disminuye cuando la persona descansa. Estos cambios a corto plazo de presión arterial son normales. Es sólo cuando la presión arterial se mantiene elevada por un tiempo que podría ser señal de un problema.

En la mayoría de las mujeres embarazadas, las lecturas inferiores a 120/80 son normales. Si la presión sistólica de una mujer embarazada es de 140 o su presión diastólica es de 90 durante varias lecturas, quiere decir que está demasiado alta.

Debido a las alzas y bajas normales en la presión arterial, si una mujer tiene una lectura alta, le podrían realizar otra lectura para determinar si se ha normalizado. El nivel normal de presión arterial puede ser un promedio de diversas lecturas tomadas en reposo.

En un embarazo saludable, el bebé recibe de la madre todos los nutrientes y oxígeno que necesita para desarrollarse normalmente. Esto sucede cuando una cantidad adecuada de sangre de la mujer fluye a través de la placenta, y los nutrientes y el oxígeno se transportan por el cordón umbilical hasta el bebé.

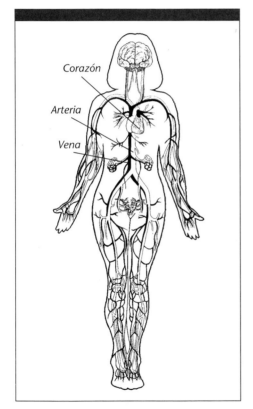

Corazón

Arteria

Vena

El corazón bombea sangre con abundante oxígeno a través de las arterias (vasos sanguíneos de color claro) hacia el resto del cuerpo. Las venas (vasos sanguíneos de color oscuro) llevan la sangre de regreso al corazón.

La lectura de presión arterial

$$\frac{110}{80}$$ = sistólica = presión en las arterias cuando se contrae el corazón

= diastólica = presión en las arterias cuando se relaja el corazón

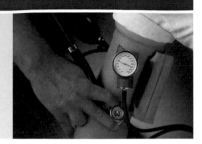

Un nivel alto de presión arterial puede causar problemas durante el embarazo. Cuando una mujer tiene presión arterial alta en el embarazo, dicha presión podría afectar el desarrollo del bebé.

La hipertensión crónica

Cuando el nivel de presión arterial ha estado elevado por un tiempo antes del embarazo, se denomina hipertensión crónica o idiopática. Este padecimiento continúa durante el embarazo y después de dar a luz al bebé. Es vital controlar la hipertensión crónica ya que puede causar problemas de salud, como insuficiencia cardíaca o derrame cerebral.

Durante el embarazo, la hipertensión crónica también puede afectar el desarrollo del bebé. Muchas mujeres con hipertensión crónica pueden suspender el uso de medicamentos durante el embarazo ya que la presión arterial se normaliza. Otras mujeres necesitan continuar con el tratamiento durante sus embarazos. Hable con su médico para determinar cuál es el mejor tratamiento para usted. En algunos casos, la mujer podría cambiar a un medicamento

distinto que mantenga normalizada la presión arterial pero sea más seguro de usar durante el embarazo.

La hipertensión gestacional

Cuando la presión arterial alta se presenta por primera vez durante la segunda mitad del embarazo, se denomina *hipertensión gestacional*. Este tipo de presión arterial alta se normaliza después de que nace el bebé. Una mujer con este padecimiento puede que necesite ver al médico con más frecuencia para que le examinen su presión arterial. Cuando la hipertensión gestacional ocurre con otros hallazgos, se denomina preeclampsia. La hipertensión gestacional puede causar preeclampsia.

La preeclampsia

La preeclampsia es un padecimiento médico grave que afecta todos los órganos del cuerpo. Por ejemplo, este padecimiento sobrecarga a los riñones y por consiguiente aumenta la cantidad de proteína en la orina de la mujer. Algunas señales de preeclampsia son, entre otras, las siguientes:

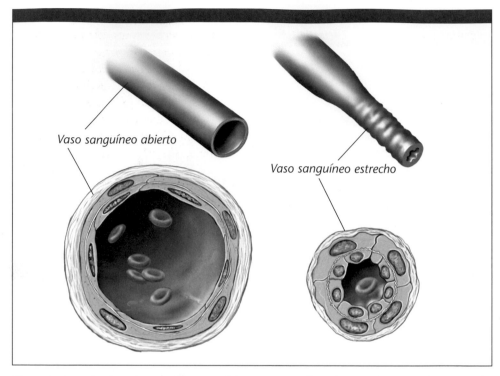

Vaso sanguíneo abierto

Vaso sanguíneo estrecho

Cuando los niveles de presión arterial son normales, los vasos sanguíneos están abiertos y por lo tanto la sangre fluye fácilmente a través de ellos. Cuando la presión está alta, sin embargo, los vasos sanguíneos se estrechan y por lo tanto la sangre tiene dificultad para fluir a través de ellos.

➤ Dolor de cabeza

➤ Problemas de la vista

➤ Aumento rápido de peso

➤ Hinchazón (edema) en las manos y el rostro

Los médicos desconocen por qué les da preeclampsia a algunas mujeres. Pero se ha determinado que algunas mujeres tienen un riesgo mayor que otras. El riesgo de presentar preeclampsia aumenta en las mujeres que:

➤ Están embarazadas por primera vez

➤ Tuvieron preeclampsia durante embarazos previos

➤ Tienen un historial de hipertensión crónica

➤ Tienen por lo menos 35 años

➤ Están embarazadas con más de un bebé

➤ Tienen ciertos padecimientos médicos, como *diabetes* o alguna enfermedad de los riñones

➤ Son obesas

➤ Son afroamericanas

➤ Tienen ciertos trastornos inmunitarios, como lupus

Es posible que la mujer con preeclampsia necesite estar recluida en el hospital para vigilar el estado del bebé. En algunos casos, es necesario adelantar el parto. Cuando la preeclampsia es grave, se podrían afectar adversamente los órganos de la mujer, como los riñones, el hígado, el cerebro, el corazón y los ojos. En algunos casos se producen convulsiones. Esto se denomina eclamsia.

Cuando la preeclampsia es grave podría requerir que se adelante la fecha del parto, aun si el bebé no se ha desarrollado completamente. Si el bebé nace prematuramente, puede que tenga complicaciones. La preeclampsia es una enfermedad grave tanto para la mujer como para el bebé y puede, en casos poco comunes, causar la muerte de ambos.

Cuidados especiales

Si una mujer sabe que tiene presión arterial alta antes del embarazo, hay

Qué puede hacer si tiene presión arterial alta

Si tiene presión arterial alta crónica, siga los siguientes pasos para que su embarazo transcurra sin peligro:

Antes del embarazo

➤ Colabore con su médico para reducir su presión arterial.

➤ Reduzca su peso con la ayuda de una dieta y un programa de ejercicios, si fuera necesario.

➤ Tome el medicamento para la presión arterial de la forma recetada.

➤ Pregúntele al médico si su medicamento para la presión arterial puede usarse sin riesgo durante el embarazo.

➤ Deje de fumar.

Durante el embarazo

➤ Acuda a su médico periódicamente. Comience cuanto antes para que sea posible detectar con prontitud cualquier cambio que surja en su presión arterial y peso.

➤ Si tiene presión arterial alta, alguna enfermedad renal o cualquier otro factor de riesgo, asegúrese de decírselo al médico durante los primeros días de su embarazo.

➤ Si presenta algún signo de advertencia de preeclampsia, dígaselo al médico de inmediato.

➤ Examínese la presión arterial y el peso en la casa, si el médico sugiere que lo haga.

medidas que ella y su médico pueden tomar para reducir la probabilidad de que se produzcan efectos adversos tanto para ella como para el bebé (consulte el cuadro). Por este motivo, lo mejor que una mujer puede hacer es acudir al médico antes del embarazo y recibir atención prenatal con regularidad.

En cada consulta prenatal, le medirán el peso y la presión arterial, y se le tomará una muestra de orina (para determinar el nivel de proteína). De esta forma es posible detectar si han ocurrido cambios. Una vez que el médico esté consciente de que la mujer tiene presión arterial alta, la podría examinar más a menudo.

Cuando la presión arterial aumenta levemente durante las primeras semanas o a mediados del embarazo, reposar en cama podría reducir la presión. El reposo en cama puede ser en la casa o en el hospital. Si la presión arterial no aumenta a niveles peligrosos, el embarazo podría continuar hasta que el parto comience naturalmente.

Si se presenta preeclampsia, la única cura verdadera es dar a luz al bebé. La decisión de dar a luz al bebé depende del riesgo que corra la madre y si el riesgo del bebé es mayor en el útero de la madre o en una sala especial de recién nacidos. El trabajo de parto podría ocurrir natural-mente o inducirse (provocarse). Algunas veces es necesario dar a luz por cesárea si la salud de la madre y el bebé lo ameritan.

Antes de decidir si debe dar a luz al bebé prematuramente, el médico podría esperar para ver si mejora la situación. Durante el trabajo de parto, se podrían administrar medicamentos para evitar las convulsiones o para bajar la presión arterial.

La diabetes

La diabetes ocurre cuando el cuerpo tiene dificultad para producir o usar insulina. La insulina es una hormona que convierte la glucosa de los alimentos en energía. La glucosa es un azúcar que provee el combustible principal del cuerpo. Si no hay suficiente insulina, o si la insulina no convierte suficiente glucosa en combustible, el nivel de glucosa en la sangre podría elevarse mucho. Controlar bien los niveles de glucosa en la sangre disminuye los riesgos a la madre y al bebé.

Algunas mujeres tienen diabetes antes de quedar embarazadas. Otras presentan esta enfermedad sólo durante el emba-razo. En cualquiera de los casos, es necesario administrar insulina u otros medicamentos para controlar los niveles de glucosa.

La diabetes antes del embarazo

Aproximadamente 1 de cada 100 mujeres tiene diabetes antes de quedar embara-zada. Si tiene diabetes, es buena idea controlar la enfermedad antes de quedar embarazada. Durante el embarazo, le podrían dar mucho seguimiento a su salud y a los niveles de glucosa en la sangre. Al planificar, controlar y recibir atención especial, la probabilidad de tener un bebé saludable es muy buena.

No es posible curar la diabetes, sólo puede controlarse. Las mujeres que tienen diabetes deben recibir atención desde el principio para reducir el riesgo de que surjan problemas. La diabetes puede aumentar su riesgo de lo siguiente:

➤ *Aborto espontáneo.* El riesgo de perder el embarazo es aún mayor si el padecimiento no está normalizado.

➤ *Defectos congénitos.* Los defectos cardíacos, de los riñones y los problemas de la columna vertebral son más comunes entre los bebés cuyas madres tienen diabetes. La tasa de defectos congénitos es aún mayor si la enfermedad no está bien controlada.

➤ *Polihidramnios* (exceso de líquido amniótico). El polihidramnios puede evitar que la madre respire bien debido a que el líquido en el útero contrae los pulmones. También puede provocar trabajo de parto y parto prematuro.

➤ *Macrosomía.* Cuando el tamaño del bebé es demasiado grande, es difícil dar a luz por vía vaginal. Si el médico sospecha que el bebé ha crecido demasiado, estudiará la posibilidad de dar a luz por cesárea.

➤ *Muerte fetal.* Aunque esto ocurre en raras ocasiones, las mujeres con diabetes están más propensas a perder a sus bebés que las mujeres sin la enfermedad.

➤ *Síndrome de dificultad respiratoria.* La diabetes puede causar que los pulmones del bebé maduren más lentamente. El síndrome de dificultad respiratoria puede ocurrir cuando los pulmones del bebé no se han desarrollado completamente. Este estado puede afectar su respiración después del parto.

➤ *Preeclampsia.* (Consulte "La preeclampsia" para obtener más información).

La diabetes gestacional

La diabetes que ocurre durante el embarazo se denomina diabetes gestacional. Por lo general se normaliza después de que nace el bebé. Más de la mitad de las mujeres con diabetes gestacional presentan diabetes más tarde en la vida.

Algunas mujeres que presentan diabetes gestacional no tienen factores de riesgo conocidos. Pero hay ciertos factores que aumentan la probabilidad de que ocurra este estado:

➤ Tener más de 30 años

➤ Tener sobrepeso (Consulte la tabla del IMC en el Capítulo 5)

➤ Tener uno o más miembros de la familia con diabetes

➤ Pertenecer a un grupo étnico con incidencia alta de diabetes (hispano, indígena estadounidense, asiático, afroamericano)

➤ Haber tenido diabetes gestacional durante un embarazo previo o haber tenido un bebé muy grande

Su médico hará una prueba de tamizaje para detectar diabetes si tiene varios de estos factores de riesgo. La prueba de tamizaje del nivel de glucosa con frecuencia se administra entre las semanas 24 y 28 de embarazo o antes de esta fecha según sus factores de riesgo. Para esta prueba, la paciente toma una mezcla especial con azúcar. Al cabo de una hora, se extrae sangre y se envía a un laboratorio donde un técnico mide el nivel de glucosa en la sangre.

Si la prueba de tamizaje del nivel de glucosa muestra niveles altos, se administrará una prueba de tolerancia a la glucosa. Esta prueba es semejante a la prueba de tamizaje del nivel de glucosa. Sin embargo, toma más tiempo—alrededor de 3 horas—y requiere cuatro muestras de sangre. Esta prueba se hace en ayunas. La prueba de 3 horas le da al médico información más precisa sobre el diagnóstico a fin de dar tratamiento a la enfermedad.

En los casos de diabetes gestacional leve, los niveles de glucosa en la sangre a menudo pueden controlarse con una dieta especial y ejercicios. Si el problema es más grave, es necesario administrar medicamentos además de llevar una dieta especial. El nivel de glucosa en la sangre debe examinarse todos los días.

Si la diabetes no está controlada, el exceso de azúcar en la sangre aumenta el riesgo de tener un bebé con macrosomía. Los bebés con macrosomía son excesivamente grandes, pesan por lo menos 10 libras y es posible que no puedan pasar sin riesgo por el canal de parto.

Los bebés excesivamente grandes a menudo tienen los siguientes problemas médicos:

➤ Niveles bajos de glucosa

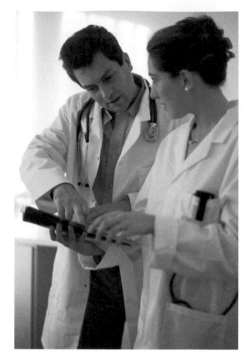

➤ Niveles bajos de calcio y magnesio

➤ Cantidad excesiva de glóbulos rojos

➤ Ictericia

➤ Problemas respiratorios

Para determinar el estado de salud del bebé, el médico podría ordenar pruebas especiales. La ecografía se usa para evaluar el peso del bebé. La amniocentesis puede mostrar si los pulmones del bebé han madurado lo suficiente como para dar a luz prematuramente, si fuera necesario.

Al cabo de varios meses después del parto, se podría repetir la prueba de tolerancia a la glucosa. Si los resultados de la prueba son normales, la salud puede mantenerse con un programa balanceado de dieta y ejercicios. De esta forma disminuye la probabilidad de que surjan

problemas en los embarazos futuros y se
ayuda a reducir el riesgo de tener diabetes
posteriormente en la vida.

Cómo controlar la diabetes

Las mujeres que tienen diabetes deben
dar mucho seguimiento a los siguientes
factores para mantener normalizados los
niveles de glucosa:

➤ *Dieta.* La cantidad de calorías nece-
    sarias depende del peso. Aun si la
    diabetes está bajo control, es posible
    que sea necesario llevar una dieta
    nueva durante el embarazo. Casi
    siempre, la dieta consiste en alimentos
    y bocadillos especiales dispersados
    durante el transcurso del día. Los
    bocadillos a la hora de acostarse
    ayudan a mantener un nivel adecuado
    de glucosa en la sangre durante la
    noche. Puede que sea necesario ajustar
    la dieta a medida que se acerca el
    parto. También es posible que haya
    que hacer cambios para ayudar a
    reducir los niveles de glucosa o
    cumplir mejor con las necesidades
    del bebé en crecimiento.

➤ *Ejercicio.* El ejercicio reduce la cantidad
    de insulina necesaria para mantener
    normalizados los niveles de glucosa en
    la sangre. El tipo y la cantidad de ejer-
    cicio necesario dependen de la salud de
    la mujer, su estado físico y el tiempo
    que lleva embarazada.

➤ *Medicamentos.* El tratamiento puede
    administrarse en forma de inyecciones
    de insulina o de píldoras de agentes
    hipoglucémicos, lo cual está deter-
    minado por diversos factores. Estos

medicamentos ayudan a mantener
normalizado el nivel de glucosa en
la sangre. Dado que no atraviesan la
placenta, no afectan al feto directamente. Cuánta cantidad y con qué
frecuencia es necesario administrar
el medicamento depende de varios
factores. Es probable que la cantidad
de medicamento aumente durante el
embarazo y se nivele hacia el final. Esto
significa que es necesario ajustar las
dosis de vez en cuando.

➤ *Niveles de azúcar en la sangre.* Para
    determinar la cantidad de medica-
    mento que es necesario administrar, es
    vital examinarse los niveles de glucosa
    en la sangre todos los días en la casa.
    Es posible que sea necesario examinar
    estos niveles varias veces al día. Hay
    varias formas de hacerlo en la casa.

Cuidados especiales

Las mujeres con diabetes necesitan
atención médica especial durante el
embarazo. Si tiene diabetes, tal vez
necesite hacer lo siguiente:

➤ Acudir al médico más a menudo.

➤ Acudir a un médico con capacitación
    especial en la atención de la diabetes.

➤ Colaborar con un dietista para crear
    planes de comidas.

➤ Permanecer hospitalizada si el
    tratamiento en la casa no da resultado.

➤ Realizarse ciertas pruebas para ayudar a
    detectar cualquier problema que surja.

Hay una prueba que muestra el
promedio de azúcar en la sangre durante

los 2 a 3 meses previos. Esta prueba mide una sustancia en la sangre denominada hemoglobina A_{1C}. En la sangre, la glucosa se une a la hemoglobina. La cantidad de glucosa unida a la hemoglobina es la hemoglobina A_{1C}. Un aumento del nivel de hemoglobina A_{1C} significa que los niveles de glucosa no se han regulado adecuadamente durante el transcurso de varias semanas.

También es posible que sea necesario realizarse algunas pruebas para determinar el estado de salud del bebé. Las pruebas como la ecografía, amniocentesis y control fetal le permiten al médico dar seguimiento a la salud del bebé (consulte el Capítulo 13 para obtener los detalles sobre estas pruebas). Cuando llegue el momento de dar a luz al bebé, la mayoría de las mujeres pueden tener un parto vaginal.

Las enfermedades cardíacas

Las enfermedades cardíacas afectan aproximadamente del 1 al 4% de las mujeres embarazadas. Entre los problemas cardíacos figuran los defectos congénitos (defectos que están presentes al nacer), la enfermedad reumática cardíaca, las cirugías cardíacas previas y ataques previos al corazón.

Las mujeres que tienen una enfermedad cardíaca deben hablar con sus médicos antes de tratar de concebir. El riesgo de que surjan problemas durante el embarazo depende del tipo de defecto y el nivel de gravedad. Es posible que también sea necesario recibir la atención de un especialista maternoinfantil o un cardiólogo (un experto en enfermedades cardíacas). Estos profesionales proporcionan los detalles sobre cómo un problema cardíaco puede afectar al embarazo y cómo el embarazo puede afectar al corazón. A veces, es necesario tomar medidas antes de quedar embarazada para corregir algún padecimiento.

El embarazo produce cambios importantes en el sistema circulatorio. El volumen de sangre aumenta del 40 al 50%. Este aumento obliga al corazón a trabajar más arduamente. Tomar las cosas con calma ayudará a contrarrestar las exigencias adicionales del corazón.

El trabajo de parto y parto agregan más carga al corazón. Las contracciones durante el trabajo de parto también aumentan la carga del corazón. Hay medicamentos para el dolor que ayudan a reducir este problema.

Aunque las contracciones del trabajo de parto le agregan más carga al corazón, el parto vaginal es más seguro que el parto por cesárea en la mayoría de los casos. El médico podría usar fórceps o extracción por vacío para reducir la cantidad de veces que hay que pujar y acortar el trabajo de parto.

Las enfermedades cardíacas pueden aumentar el riesgo de tener un parto prematuro o un bebé pequeño. Además, las mujeres con enfermedades congénitas cardíacas tienen entre un 4 y un 5% de probabilidad de tener un bebé con un defecto congénito.

Los trastornos de los pulmones

Es común tener falta de aliento durante el embarazo. Pero ello no significa que el bebé no está recibiendo suficiente oxígeno. (Para obtener algunos consejos sobre este síntoma, consulte "Dificultad para respirar" en el Capítulo 7). Sin embargo, algunos trastornos pulmonares pueden causar problemas:

➤ *Asma*. Esta enfermedad de los pulmones causa respiración sibilante (resuellos) y dificultad para respirar. El asma priva al bebé de oxígeno si no se le da tratamiento. La mayoría de los medicamentos para el asma se pueden usar con seguridad durante el embarazo. La mujer con asma no debe suspender el uso de inhaladores ni de píldoras recetadas cuando quede embarazada sin antes consultar con el médico. En muchos casos de asma grave, los ataques continuarán durante el embarazo. Es vital recibir atención médica periódicamente para vigilar la salud del bebé y asegurarse de que el asma pueda controlarse.

➤ *Neumonía*. Esta infección de los pulmones puede ser más intensa durante el embarazo que en otras etapas. La enfermedad puede causar que tanto la madre como el bebé reciban menos oxígeno. Si el médico sospecha que tiene neumonía, podría ordenar una radiografía para confirmarlo. Se cree que este tipo de radiografía no causa ningún daño durante el embarazo, pero la mujer debe decirle al técnico de radiología que está embarazada. Para mayor seguridad, se colocará un delantal de plomo sobre el vientre para proteger al bebé de la radiación. Es necesario administrar antibióticos para tratar la neumonía. En algunos casos, puede que sea necesario permanecer hospitalizada hasta que la infección se cure.

Las enfermedades de los riñones

Si los riñones están afectados adversamente por una enfermedad o no

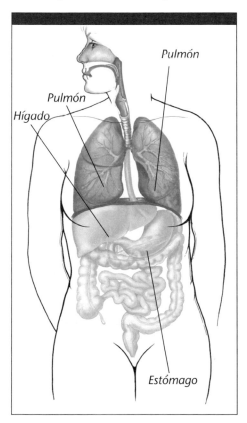

Pulmón

Pulmón

Hígado

Estómago

funcionan de la forma adecuada, podría verse afectado el embarazo. Las enfermedades renales (de los riñones) durante el embarazo pueden causar hipertensión, parto prematuro y el nacimiento de un niño muerto.

Las enfermedades renales a menudo se diagnostican mediante el historial médico, examen físico y las pruebas de sangre y orina. La presencia de proteína en la orina puede ser una señal de que existe una enfermedad renal, por ejemplo. Éste es otro motivo por el cual se obtiene una muestra de orina durante cada consulta prenatal.

Los trastornos convulsivos

La epilepsia y ciertos otros trastornos causan convulsiones. Una convulsión puede consistir en pequeños espasmos musculares, o puede ser un ataque intenso que causa que la persona pierda el conocimiento y el control de la vejiga y los intestinos.

La mayoría de las mujeres con trastornos convulsivos tienen bebés saludables, pero pueden surgir problemas. La incidencia de defectos congénitos es de dos a tres veces mayor si la madre tiene un trastorno convulsivo que en los embarazos donde la madre no presenta este padecimiento. Los problemas más comunes de bebés que nacen de mujeres con trastornos convulsivos son labio leporino, hendidura del paladar y defectos cardíacos. Nadie sabe a ciencia cierta por qué ocurren estos problemas.

Algunos medicamentos que se usan para tratar el padecimiento podrían ser la causa.

Si tiene un trastorno convulsivo y queda embarazada, no suspenda el uso del medicamento **anticonvulsivo** sin antes hablar con su médico. En algunos casos, las convulsiones pueden ser más perjudiciales que el medicamento que se usa para controlarlas o prevenirlas.

La cantidad necesaria de medicamento a menudo cambia durante el embarazo. El médico controlará los niveles del medicamento y ajustará las dosis según sea necesario. Cuando los niveles del medicamento están bien controlados, debe haber poco cambio en el número o la intensidad de las convulsiones.

Los medicamentos que tratan los trastornos convulsivos pueden agotar los depósitos de ácido fólico. Este nutriente es vital durante el embarazo. Los defectos del tubo neural están asociados con deficiencias de ácido fólico (consulte "Trastornos genéticos y defectos congénitos" en el Capítulo 13). Tomar suplementos de ácido fólico reduce el riesgo de tener un bebé con un defecto del tubo neural.

La obesidad

La obesidad durante el embarazo puede causar problemas tanto para la madre como para el bebé. La obesidad se define como un índice de masa corporal superior a 29 (consulte la tabla del IMC en el Capítulo 6). La obesidad es un problema importante de la salud. Más de un 30% de las mujeres adultas son obesas.

Las mujeres embarazadas obesas corren peligro de tener muchos problemas médicos graves. Tienen 10 veces más probabilidad de tener presión arterial alta durante el embarazo (consulte "La presión arterial alta"). También tienen un mayor riesgo de tener diabetes gestacional (consulte "La diabetes gestacional") y mayores probabilidades de dar a luz por cesárea. El índice de complicaciones de parto por cesárea aumenta en las mujeres obesas. La diabetes o niveles altos de presión arterial aumentan la probabilidad de necesitar dar a luz por cesárea. El bebé también corre un peligro mayor de nacer con defectos congénitos, especialmente defectos del tubo neural.

Las mujeres obesas que están planificando quedar embarazadas, deben bajar de peso primero. Hable con su médico sobre sus planes para tener un bebé. El médico puede ayudarle a crear un plan saludable para bajar de peso antes de quedar embarazada.

Las mujeres obesas embarazadas no deben tratar de bajar de peso. En estas mujeres, un aumento de peso saludable durante el embarazo no debe ser mayor de 15 libras (consulte "El aumento de peso en el embarazo" en el Capítulo 6).

Los trastornos autoinmunitarios

Con los trastornos autoinmunitarios, el sistema inmunológico ataca a los propios tejidos del cuerpo. Por consiguiente, los órganos como la tiroides y otras partes del cuerpo podrían afectarse.

Muchas enfermedades autoinmunitarias presentan síntomas que coinciden con los de otras enfermedades. Por lo tanto, son difíciles de detectar. La mayoría de estos trastornos son crónicos. A menudo, no hay cura para ellos debido a que se desconoce la causa. Los síntomas pueden desaparecer por un tiempo y recrudecer con poca advertencia y por ninguna razón particular.

Los efectos de los trastornos autoinmunitarios dependen del tipo de trastorno y su gravedad. Las mujeres con estos trastornos necesitan recibir atención especial durante el embarazo.

El lupus eritematoso sistémico

El lupus eritematoso sistémico es una enfermedad autoinmunitaria; a menudo se alude a ella simplemente con el nombre de "lupus". Esta enfermedad puede afectar el cuerpo entero, así como la piel, las articulaciones, los riñones y el sistema nervioso. Algunas mujeres con lupus presentan sarpullido en el rostro. Otras tienen una forma más grave del padecimiento que causa fallo renal (riñones) y afecta el sistema nervioso, el corazón y la sangre.

El lupus tiende a atacar a las mujeres en edad de procrear. Tener lupus aumenta el riesgo de que se produzca un aborto espontáneo, parto prematuro, problemas de crecimiento fetal y nacimiento de un niño muerto. También puede afectar el ritmo cardíaco del feto y lesionar el corazón del bebé.

Alrededor de un 20 a 30% de las mujeres con lupus embarazadas tendrán hipertensión gestacional (consulte "La presión arterial alta"). Si tiene lupus, necesitará acudir al médico con más frecuencia durante el embarazo.

En un tercio de las mujeres que tienen lupus y quedan embarazadas, la enfermedad empeora durante el embarazo. Los síntomas también pueden recrudecer después del alumbramiento. Si los riñones de la mujer no se han visto afectados por el lupus y transcurren 6 meses sin que presente síntoma alguno antes de quedar embarazada, tendrá una menor probabilidad de tener problemas durante el embarazo. El lupus eritematoso sistémico puede tratarse con **corticoesteroides** u otros medicamentos que pueden usarse durante el embarazo.

La artritis reumatoide

La artritis reumatoide es una enfermedad autoinmunitaria que ataca las articulaciones. Causa dolor, molestias, calor e hinchazón en las articulaciones pequeñas y medianas. También causa entumecimiento por la mañana, y una sensación general de fatiga y malestar.

La artritis reumatoide puede recrudecer y luego mejorar por un tiempo, o empeorar y lesionar las articulaciones. Durante el embarazo, la artritis reumatoide mejora en gran medida para muchas mujeres.

La artritis reumatoide a menudo se trata con medicamentos antinflamatorios, como la aspirina y el acetaminofeno. Es posible que se receten otros medicamentos, además de reposo y terapia física. Ciertos medicamentos que a veces se usan para tratar la artritis reumatoide deben evitarse durante el embarazo. Entre éstos figuran el metotrexato y la ciclofosfamida.

El síndrome antifosfolípido

El síndrome antifosfolípido es un padecimiento que se produce cuando el cuerpo genera niveles elevados de anticuerpos antifosfolípidos. Los anticuerpos son proteínas que se producen a consecuencia de un estímulo. Por ejemplo, en algunos casos, son útiles para proteger al cuerpo contra enfermedades. A veces los anticuerpos pueden ser perjudiciales.

Durante el embarazo, el trastorno puede causar preeclampsia, coágulos de sangre y derrame cerebral. También está asociado con abortos naturales, desarrollo fetal retrasado y muerte fetal. A menudo puede tratarse exitosamente durante el embarazo. El síndrome antifosfolípido con frecuencia se trata con el uso de medicamentos que reducen la densidad de la sangre y dosis bajas de aspirina.

La esclerosis múltiple

La esclerosis múltiple es una enfermedad que ataca al sistema nervioso central. Los síntomas de este padecimiento varían entre una persona y otra. Entre ellos figuran fatiga, problemas de la vista, pérdida del equilibrio y control muscular, temblores y entumecimiento.

Los síntomas también pueden cambiar de vez en cuando en la misma persona. Una persona puede tener recrudecimientos en los que los síntomas empeoran y también tener períodos sin síntoma alguno.

El embarazo no corre riesgo con la esclerosis múltiple. El bebé puede desarrollarse normalmente. Además, el embarazo no empeora este padecimiento. La mejor terapia es llevar un estilo de vida saludable con buena nutrición, ejercicios, reposo y atención prenatal.

Durante el parto, algunas veces las debilidades de la esclerosis múltiple pueden evitar que la mujer puje con suficiente fuerza. Si éste es el caso, el médico podría usar fórceps o succión para ayudar a salir al bebé por el canal de parto.

La enfermedad de la tiroides

La tiroides es una glándula en el cuello que regula ciertas funciones clave del cuerpo. Algunos trastornos causan que la tiroides libere una cantidad excesiva o insuficiente de la hormona tiroidea. Hipotiroidismo significa que la tiroides no está tan activa como debe. Hipertiroidismo significa que la tiroides está demasiado activa. Ambos pueden afectar adversamente a usted y a su bebé durante el embarazo (consulte el cuadro).

El tratamiento con medicamentos y una supervisión estrecha por parte del médico pueden disminuir el riesgo de que surjan problemas. Su médico medirá los niveles de la hormona tiroidea en el cuerpo a intervalos periódicos durante el embarazo para garantizar que los niveles sean saludables. La probabilidad de que surjan problemas durante el embarazo es mayor cuando no se le da tratamiento ni se controla esta enfermedad.

Los riesgos asociados con una enfermedad de la tiroides durante el embarazo

Riesgos asociados con el hipotiroidismo

Bebé

➤ Tamaño más pequeño de lo normal

➤ Parto prematuro (nace antes de la semana 37 de embarazo)

➤ Deficiencia en la aptitud mental (si no se le da tratamiento o no está controlado)

Madre

➤ Preeclampsia—Un padecimiento del embarazo en el cual hay niveles elevados de presión arterial, hinchazón debido a la retención de líquidos, y función renal (riñones) anormal

➤ Desprendimiento placentario— Un padecimiento en el cual la placenta se ha comenzado a separar de la pared interna del útero antes de que nazca el bebé.

Riesgos asociados con el hipertiroidismo

Bebé

➤ Tamaño más pequeño de lo normal

➤ Parto prematuro

➤ Potencialmente mortal

➤ Hipertiroidismo que requiere tratamiento con medicamentos por un período breve después del parto

Madre

➤ Latidos cardíacos irregulares o insuficiencia cardíaca

➤ Crisis tiroidea (hipertiroidismo grave)

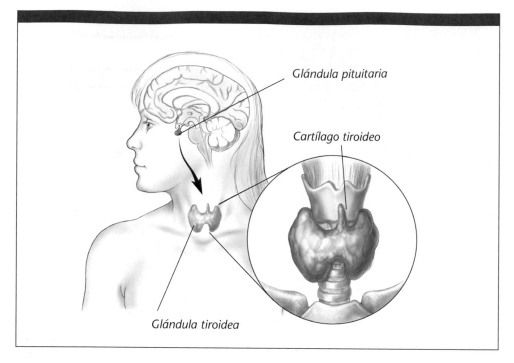

Glándula pituitaria

Cartílago tiroideo

Glándula tiroidea

Muchos de los medicamentos que se usan para el tratamiento de la enfermedad de la tiroides durante el embarazo no son perjudiciales al feto. Sin embargo, el yodo radioactivo, que a veces se usa para tratar el hipertiroidismo, no debe usarse durante el embarazo. Este medicamento puede lesionar la glándula tiroidea del feto. Al hacerlo, podría causar que el bebé tenga hipotiroidismo.

Algunas mujeres podrían no tener problemas con la tiroides durante el embarazo pero presentar problemas después del parto. Este estado se denomina tiroiditis de posparto. A menudo, este problema es pasajero y los niveles hormonales se normalizan rápidamente. A veces, este padecimiento puede producir hipotiroidismo a largo plazo, el cual requiere tratamiento.

Si tiene historial o síntomas de la enfermedad de la tiroides y está considerando quedar embarazada o ya está embarazada, hable con su médico. Las pruebas del funcionamiento de la glándula tiroidea no forman parte de la atención prenatal rutinaria.

Las discapacidades físicas

Para las mujeres que están físicamente discapacitadas, el embarazo y el convertirse en madres pueden presentar retos especiales. Pero eso no quiere decir—ni debe decir—que no pueden ser madres.

Es buena idea para las mujeres con discapacidades y sus parejas reunirse con el médico antes de quedar embarazadas. De esta manera se reduce la probabilidad

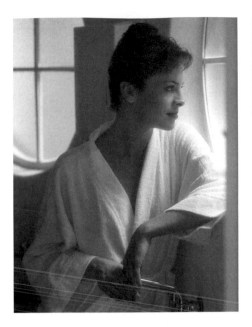

Los siguientes problemas de salud mental pueden afectar a la mujer antes y durante el embarazo:

➤ Trastornos del estado de ánimo, como depresión grave y trastorno bipolar

➤ Esquizofrenia

➤ Trastornos de la ansiedad, como trastorno obsesivo-compulsivo y fobias

➤ Trastornos de la personalidad

Algunas enfermedades mentales pueden tener un factor genético. La mujer con una enfermedad mental debe considerar consultar con un consejero especialista en genética para determinar la probabilidad de pasarle el padecimiento al bebé.

Las enfermedades mentales pueden tener un efecto sobre el embarazo de varias maneras. Si tiene una enfermedad mental o tuvo una anteriormente, asegúrese de decírselo al médico. Él o ella podría gestionar para que reciba asesoramiento o servicios sociales o de salud mental por parte de agencias comunitarias.

de que surjan problemas durante el embarazo.

Es necesario recibir atención especial después de que comience el embarazo. El médico podría colaborar estrechamente con el médico de atención primaria u otros especialistas. Él o ella posiblemente sugiera sesiones de terapia ocupacional o física para ayudarle a lidiar mejor con la carga que el embarazo le añade al cuerpo.

Antes del nacimiento del bebé, puede que necesite instalar o modificar un equipo especial en la casa para ayudarle a cuidar del bebé. Al salir del hospital, es posible que necesite atención de posparto a domicilio para usted y su bebé.

El embarazo puede causar que empeoren las enfermedades mentales. O bien, podría causar que vuelvan a aparecer ciertos problemas emocionales. Esto puede ser el resultado de cambios hormonales o tensión.

Algunas mujeres pueden tener depresión durante el embarazo o después del parto, aun si no tienen un historial de ello. Más de 1 de cada 10 madres futuras sufre depresión que persiste. Si tiene síntomas de depresión o alguna otra enfermedad mental, es importante que reciba tratamiento

Las enfermedades mentales

Tanto como 1 de cada 6 mujeres embarazadas tiene problemas de salud mental.

(consulte el cuadro). Pida ayuda de su pareja y seres queridos, y procure recibir el asesoramiento que necesite.

Si no se les da tratamiento a las enfermedades mentales, la mujer podría infligirle daño al bebé. Por ejemplo, podría tener dificultad para alimentarse bien, obtener el reposo necesario o atender sus propias necesidades de otras maneras. También podría estar menos propensa a recibir atención prenatal periódicamente.

El médico necesita saber sobre los medicamentos que toma para controlar un trastorno mental o emocional. Algunos medicamentos podrían perjudicar al bebé. Hay otros medicamentos que se considera que pueden administrarse sin riesgo durante el embarazo, (por ejemplo, los antidepresivos), y con otros se desconoce el efecto que tienen sobre el bebé.

El médico junto con un profesional de la salud mental pueden aconsejarle a la mujer si es necesario suspender algún medicamento recetado. En muchos casos, el beneficio de mantener el padecimiento bajo control es mayor que los posibles riesgos del medicamento que se usa para tratarlo.

Es vital recibir atención de salud mental después de que nazca el bebé. Algunas mujeres tienen un problema

Los signos de depresión

Los signos de depresión pueden parecerse a los altibajos normales del embarazo. Por ello, puede que sea difícil diagnosticar la depresión durante el embarazo. Es normal sentirse melancólica de vez en cuando. Pero debe decirle al médico si se siente triste la mayor parte del tiempo durante por lo menos 2 semanas, o si tiene algún síntoma de depresión:

➤ Estado de humor deprimido la mayor parte del día, casi todos los días

➤ Falta de interés en el trabajo u otras actividades

➤ Sentimientos de culpa, desesperanza e inutilidad

➤ Pensamientos sobre la muerte o de suicidio

➤ Dormir más de lo habitual o no poder dormir por la noche

➤ Falta de apetito o pérdida de peso (o comer mucho más de lo habitual y aumentar de peso)

➤ Agotamiento o falta de energía

➤ Dificultad para prestar atención y tomar decisiones

➤ Dolores y molestias que no mejoran con tratamiento

de salud mental después del parto. Las mujeres con problemas de salud mental tienen una incidencia 20 veces mayor de ser ingresadas en un hospital debido a una enfermedad psiquiátrica al cabo de un mes de haber dado a luz, que durante los 2 años antes del parto. También están más propensas a tener depresión durante el posparto. (Para obtener más información, consulte "La depresión durante el posparto" en el Capítulo 12).

Las primeras semanas después de la llegada de un recién nacido pueden ser muy estresantes para cualquier madre nueva. Durante las primeras semanas, es importante obtener ayuda y apoyo para que la mujer se sienta cómoda a medida que se ajusta a su papel de madre.

Qué puede hacer

Si tiene un padecimiento médico, con la atención adecuada, tiene una buena probabilidad de tener un embarazo y un bebé saludables. Si se entera por primera vez durante el embarazo de que tiene alguna enfermedad, es posible que la noticia sea chocante. Además de aprender sobre el embarazo y el parto, deberá aprender cómo atender un padecimiento médico. Su médico puede ayudarla a hacer los ajustes necesarios y crear un plan de tratamiento.

Recuerde que muchas mujeres con problemas médicos tienen bebés saludables. Colabore con su médico para dar seguimiento a su salud y tomar las medidas necesarias para garantizar que usted y su bebé tengan el mejor desenlace posible.

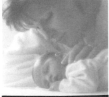

CAPÍTULO **15**

Las complicaciones durante el embarazo

Aunque el embarazo y el parto son sucesos naturales, a veces, a pesar de recibir el mejor tratamiento, surgen problemas. Algunos problemas requieren atención de inmediato o atención especial por su bien y el de su bebé. Ciertos factores pueden aumentar el riesgo que corre la mujer de presentar problemas. En algunos casos, estos riesgos pueden detectarse por adelantado. Aun en las mujeres más saludables y en el mejor estado físico, pueden surgir situaciones sin advertencia alguna.

Si su embarazo es de alto riesgo, su médico y el equipo de atención médica seguirán de cerca su evolución. Se encargarán de adaptar su atención prenatal según sus necesidades y le darán atención especial durante el transcurso del trabajo de parto y parto. Si sospecha o encuentra algún problema, como los que se describen a continuación, comuníquese con su médico.

El aborto espontáneo

Un aborto espontáneo ocurre cuando el embarazo termina antes de la semana 20 de gestación. El aborto espontáneo a veces se denomina "aborto natural" y por lo general ocurre en alrededor de un 15 a 20 % de todos los embarazos, generalmente durante los primeros 3 meses. La señal más común de que tal vez ha ocurrido un aborto espontáneo es la producción de sangrado. Los cólicos en la parte inferior del abdomen constituyen otro indicio. Este dolor viene y va y es más intenso que un dolor de menstruación.

Casi siempre se desconoce la causa que provoca un aborto espontáneo. Cuando se determina, puede ser debido a uno de los siguientes factores:

➤ *Cromosomas.* Más de un 75% de los abortos espontáneos que ocurren durante las primeras 13 semanas de embarazo los produce un problema con los cromosomas del bebé. Muchas veces estos problemas ocurren por

Indicios de un aborto espontáneo

Llame a su médico si presenta alguno de los siguientes síntomas:

➤ Manchas de sangre o sangrado con o sin dolor

➤ Sangrado intenso o constante con dolor abdominal o cólicos

➤ Un chorro de líquido que sale por la vagina sin dolor ni sangrado (es posible que sea necesario examinarla para determinar si se han roto las membranas)

Si el sangrado es intenso y cree que ha secretado tejido fetal, colóquelo en un frasco limpio y lléveselo al médico para examinarlo. El médico querrá examinarla para determinar si el cuello uterino está dilatado.

casualidad; sin embargo, a veces estos problemas están asociados con la edad de la mujer. En raras ocasiones, puede producirse debido a un problema genético (consulte el Capítulo 13).

➤ *Enfermedad de la mujer.* Algunos problemas, como las enfermedades cardíacas o la diabetes fuera de control, pueden estar asociados con abortos espontáneos repetidos. Tratar la enfermedad antes del embarazo puede ayudar a reducir el riesgo.

➤ *Desequilibrio hormonal.* Es posible que el cuerpo de la mujer no produzca una cantidad adecuada de la hormona progesterona necesaria para que continúe el embarazo.

➤ *Trastornos del sistema inmunológico.* El cuerpo de la mujer podría producir anticuerpos que no son necesarios o una cantidad excesiva de los mismos.

➤ *Problemas uterinos.* Algunas mujeres nacen con un útero que puede que no tenga la forma adecuada. Otros

problemas uterinos que pueden estar asociados con abortos espontáneos los causa la presencia de **fibromas** (tumores benignos en el útero). Estos problemas pueden corregirse mediante cirugía.

A las mujeres que han tenido más de un aborto espontáneo se les podría enviar a consultar con un médico especializado en este campo. Se realizará un examen físico completo y análisis de sangre para determinar si hay algún problema. Es posible que también se realicen los siguientes procedimientos:

➤ Histerosalpingografía. Se toma una radiografía del útero y de las trompas de Falopio tras inyectar los órganos con una pequeña cantidad de líquido.

➤ Histeroscopia. Se introduce un instrumento delgado semejante a un telescopio a través de la vagina y el cuello uterino para ver el interior del útero.

➤ Laparoscopia. Se introduce un instrumento delgado denominado laparoscopio a través de una incisión pequeña que se hace cerca del ombligo. El instrumento tiene una luz que alumbra la parte interna para permitirle al médico ver los órganos pélvicos.

➤ Ecografía. Se usan ondas sonoras para ver los órganos internos.

➤ Sonohisterografía. Se inyecta una solución salina en el útero para agrandar las paredes del útero. Entonces se introduce una sonda ecográfica por la vagina para examinar las estructuras y el revestimiento interno del útero.

Los sentimientos de aflicción que se producen tras un aborto espontáneo pueden ser intensos. Las mujeres se encuentran a menudo buscando las razones del suceso y podrían culparse. La recuperación emocional es tan importante como la física. (Consulte el Capítulo 16 para obtener más información sobre la aflicción y cómo enfrentarse a esta pena).

El sangrado vaginal

El sangrado vaginal durante el embarazo puede tener diversas causas. Tal vez sea necesario realizar algunos exámenes y pruebas, como la ecografía. Es posible que al volver a realizar la prueba de embarazo o practicar un examen de ecografía se determine que una de estas situaciones está presente:

➤ El embarazo es ectópico (localizado fuera del útero).

➤ Ha ocurrido o se va a producir un aborto espontáneo.

➤ El embarazo es normal.

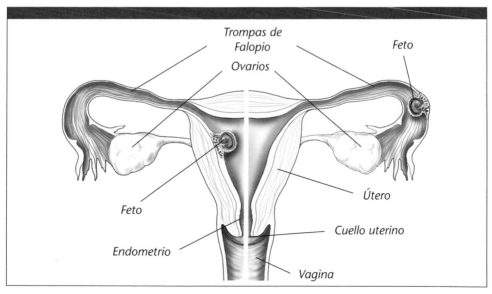

Los embarazos normales (*izquierda*) ocurren en el útero. Los embarazos ectópicos (*derecha*) pueden ocurrir en una trompa de Falopio.

En muchos casos, el sangrado se detiene por su cuenta y el bebé nace a término sin ningún problema.

A veces el sangrado puede volverse muy intenso y requerir tratamiento inmediato. Informe todo tipo de sangrado a su médico. Él o ella puede decir cuál es la medida correcta que debe tomarse basándose en sus síntomas y la etapa del embarazo.

Las primeras semanas de embarazo

Durante el comienzo del embarazo, es posible que algunas mujeres sangren levemente (manchas de sangre). Esto se denomina sangrado de implantación y puede ocurrir cuando el óvulo fertilizado se adhiere al revestimiento del útero. Algunas mujeres pueden confundir este tipo de sangrado con el período menstrual. Si hay alguna duda, se podría realizar una prueba de laboratorio para confirmar el embarazo.

Muchas mujeres que sangran sienten muy poco o ningún dolor. Más de la mitad de las mujeres que sangran durante las primeras semanas de embarazo dejan de sangrar y el embarazo progresa a término. Otras veces, el sangrado y los dolores se vuelven muy intensos y fuertes, y posteriormente se produce un aborto espontáneo.

Las últimas semanas de embarazo

La causa de sangrado durante la segunda mitad del embarazo puede ser algún problema pequeño. La mujer podría sangrar si el cuello uterino se inflama, por ejemplo. Sin embargo, algunos sangrados podrían ser muy intensos y poner en peligro a la madre y al bebé. Comuníquese con su médico o enfermera de inmediato si sangra durante las últimas semanas de embarazo. Es posible que necesite acudir al hospital para recibir atención especial.

Cuando el sangrado vaginal es intenso, a menudo supone un problema con la placenta. Los problemas más comunes son desprendimiento placentario y placenta previa. En el caso de desprendimiento placentario, la placenta se separa de la pared del útero antes o durante el parto. Al hacerlo, por lo general se produce sangrado vaginal y dolor constante e intenso en el abdomen. El bebé podría recibir menos oxígeno, lo cual puede ser perjudicial.

En el caso de placenta previa, la placenta se encuentra en la parte inferior del útero y cubre parte o todo el cuello uterino. Al hacerlo, se obstruye la salida del bebé del útero. Las mujeres que tienen placenta previa y sangran requieren atención inmediata y es posible que sea necesario hospitalizarlas.

Tanto el desprendimiento placentario como la placenta previa pueden ser lo suficientemente graves como para requerir que el parto se realice prematuramente. Algunas mujeres con placenta previa necesitan dar a luz por cesárea.

La incompatibilidad del tipo sanguíneo

La sangre de cada persona está clasificada en uno de cuatro tipos: A, B, AB u O. Los tipos sanguíneos están determinados por la clase de antígenos que se encuentran en los glóbulos rojos. Los antígenos son

Problemas placentarios

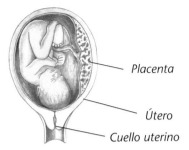

- Placenta
- Útero
- Cuello uterino

En un embarazo normal, la placenta se adhiere a la pared uterina lejos del cuello uterino.

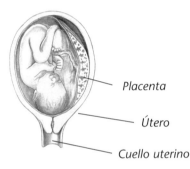

- Placenta
- Útero
- Cuello uterino

El desprendimiento placentario ocurre cuando la placenta se despega de la pared uterina.

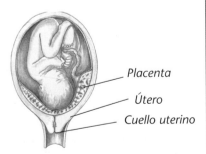

- Placenta
- Útero
- Cuello uterino

Placenta previa ocurre cuando la placenta se desplaza hacia la parte inferior del útero y obstruye el cuello uterino.

proteínas en la superficie de las células que pueden provocar una respuesta del sistema inmunitario.

El tipo A tiene sólo antígenos A, el tipo B tiene sólo antígenos B, el tipo AB tiene antígenos A y B, y el tipo O no tiene ninguno de estos antígenos. Hay otros antígenos que pueden especificar aun más el tipo sanguíneo. Uno de los antígenos más comunes es el factor Rh.

Como parte de la atención prenatal, se realizarán algunas pruebas de sangre para determinar su tipo sanguíneo. Si la sangre carece del factor Rh, se denomina Rh negativa. Si tiene este antígeno, se denomina Rh positiva. La sangre de más del 85% de la población del mundo es Rh positiva.

Si la madre es Rh negativa y el padre del bebé es Rh positivo, el bebé podría heredar el factor Rh del padre. Por lo tanto, el bebé sería Rh positivo también. Puede que surjan problemas cuando la sangre del bebé tiene el antígeno Rh y la sangre de la madre no lo tiene.

Si una cantidad pequeña de la sangre del bebé se combina con la sangre materna, el cuerpo de la madre podría responder como si se tratara de una alergia. Entonces produciría anticuerpos contra los antígenos Rh de la sangre del bebé. Esto significa que ella se ha vuelto sensible. Los anticuerpos podrían atacar la sangre del bebé. Al hacerlo, los anticuerpos descomponen los glóbulos rojos del bebé y causan anemia. Por consiguiente, podrían causar una enfermedad grave o incluso la muerte del bebé o recién nacido.

Si el tipo de sangre Rh es opuesto al de la madre, el primer embarazo corre un

La sensibilización y la inmunoglobulina Rh

La sensibilización de la madre puede ocurrir en cualquier momento si la sangre fetal se combina con la materna. Esto puede suceder durante el embarazo o después de cualquier tipo de aborto, embarazo ectópico o amniocentesis. Después de uno de estos sucesos, le administrarán RhIg a la mujer Rh negativa para evitar que se sensibilice. Los efectos de la RhIg parecen durar sólo alrededor de 12 semanas. Por este motivo, se administra nuevamente cada vez que haya una posibilidad de que se mezcle la sangre del bebé con la materna.

Las mujeres embarazadas pueden recibir la RhIg sin riesgo. El único efecto secundario conocido es dolor en el sitio de la inyección o fiebre leve. Las inyecciones de RhIg no acarrean el riesgo de transmitir la infección por el virus de inmunodeficiencia humana.

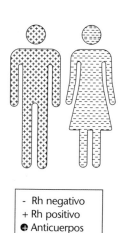 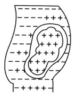 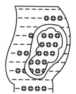

- Rh negativo
+ Rh positivo
❹ Anticuerpos

Primer embarazo: Una mujer Rh negativa puede tener un bebé Rh positivo.

Las células del bebé Rh positivo entran en el torrente sanguíneo de la madre. La mujer se sensibiliza—se forman anticuerpos para combatir las células Rh positivas.

Segundo embarazo: En el siguiente embarazo Rh positivo, los anticuerpos atacan a los glóbulos rojos fetales.

riesgo mínimo. Los anticuerpos se producen y acumulan al cabo de un tiempo tras la exposición a los antígenos. Una vez que se forman los anticuerpos, no desaparecen. Por lo tanto, presentarían un problema durante embarazos posteriores. El mejor tratamiento es evitar la sensibilización y formación de anticuerpos desde un principio.

Si la madre es Rh negativa y las pruebas de laboratorio muestran que no se ha sensibilizado, el médico podría administrar inyecciones de **inmunoglobulina Rh (RhIg)** para evitar que se formen anticuerpos contra los antígenos del factor Rh. Las inyecciones de RhIg se administran alrededor de la semana 28 de embarazo y otra vez justamente después del parto (si el bebé es Rh positivo) para evitar causarle daño al próximo hijo. La RhIg también puede administrarse si la madre tuvo un aborto espontáneo o ciertos procedimientos, como la amniocentesis, durante el embarazo.

Si la madre ya está sensible, corre riesgo el bebé. Por lo tanto, los niveles de anticuerpos de la sangre materna se examinarán durante el embarazo. Si han aumentado, se realizarán pruebas para comprobar el estado de salud del bebé.

Puede que el bebé tenga anemia y necesite una transfusión de sangre. Al cabo de 18 semanas de embarazo, se podría transfundir sangre mientras el bebé aún está en el útero. Si el bebé está suficientemente desarrollado, se podría considerar la opción de que el parto se realice prematuramente. Es probable que el bebé reciba atención en una sala de cuidados especiales para recién nacidos.

La presentación de nalgas

Es normal que el bebé se mueva en el útero hasta la semana 34 de embarazo. Alrededor de esa fecha, la mayoría de los bebés se mueven de manera que la cabeza quede orientada hacia abajo, cerca del canal de parto. Esto se denomina *presentación de vértice* (el vértice es la parte superior de la cabeza). Si esto no sucede, las nalgas, o las nalgas y los pies del bebé estarán orientados de tal forma que aparecen primero durante el parto. Esto se denomina presentación de nalgas, y ocurre en alrededor de 1 de cada 25 partos a término.

Se desconocen las causas de la presentación de nalgas, pero es más probable que ocurra en algunas mujeres en las siguientes circunstancias:

➤ Han tenido más de un embarazo.

➤ Hay más de un bebé en el útero.

➤ El parto es prematuro.

➤ El útero tiene una cantidad excesiva o deficiente de líquido amniótico.

➤ La forma del útero no es normal o tiene tumores, como fibromas.

➤ Hay placenta previa.

La presencia de defectos congénitos es un poco más común entre los bebés que presentan primero las nalgas. Es posible que un defecto congénito sea la causa por la cual el bebé no se ha girado a una posición de vértice antes de nacer.

A veces, es posible girar al bebé por *versión externa*, también denominada "versión", de manera que la cabeza quede orientada hacia abajo. La versión puede ser una alternativa para algunas mujeres. Es posible realizarla en la semana 36 de embarazo. La versión no implica cirugía, pero produce ciertas molestias. Durante este procedimiento, es posible que se administren medicamentos para relajar el útero. Posteriormente, el médico hará un examen de ecografía para determinar la condición y posición del bebé, la localización de la placenta y la cantidad de líquido amniótico en el útero. La ecografía también se usa durante el procedimiento para determinar cómo evoluciona el cambio de posición.

Con la versión, el médico coloca las manos en ciertos puntos específicos de la parte inferior del abdomen, entonces empuja para girar al bebé. El bebé gira lentamente como si diera una vuelta de

Presentación de nalgas

En la presentación de vértice, la cabeza del bebé aparece primero y por lo general estira el cuello uterino lo suficiente para permitir que el resto del cuerpo pase por el canal de parto.

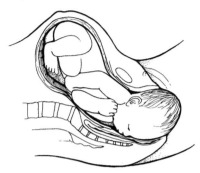

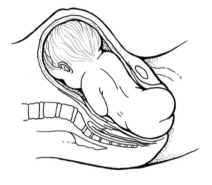

En la presentación de nalgas, donde la parte inferior del cuerpo aparece primero, puede que haya menos espacio para permitir que salga la cabeza del bebé.

campana. Antes, durante y después de la versión, se vigilará estrechamente el latido cardíaco del bebé.

Más de la mitad de los intentos de versión logran exitosamente girar al bebé. Sin embargo, algunos bebés regresan a la posición inicial de presentación de nalgas. Si esto sucede, el médico podría intentar el procedimiento nuevamente.

Aunque casi nunca ocurren problemas con la versión, hay un leve riesgo de que ocurra lo siguiente:

➤ Ruptura de membranas

➤ Problemas con el ritmo cardíaco del bebé

➤ Comienzo del trabajo de parto

➤ Desprendimiento placentario

Si surge algún problema, se detendrán de inmediato los esfuerzos por girar al bebé. El médico podría aconsejar entonces dar a luz por cesárea. Si el bebé continúa presentándose de nalgas para la fecha probable del parto, el parto por cesárea podría ser la mejor opción. Aunque el parto por cesárea acarrea ciertos riesgos, puede que sea menos arriesgado que el parto vaginal si el bebé se presenta de nalgas.

Es más difícil dar a luz a un bebé con presentación de nalgas que a un bebé en posición normal con la cabeza orientada hacia abajo. El parto vaginal de un bebé con presentación de nalgas conlleva un peligro mayor que el parto vaginal de un bebé en la posición normal. Esto se debe a que al llegar a la fecha del parto, la cabeza del bebé es la parte más grande y más firme de su cuerpo. Cuando la posición del bebé es normal, con la cabeza orientada hacia abajo, la cabeza aparece primero. En la mayoría de los casos, es posible extraer el resto del cuerpo por el canal de parto. En un parto con presentación de nalgas, sin embargo, la cabeza es lo último que aparece. Puede que sea difícil ayudarla a que atraviese el canal de parto. Durante el parto vaginal, también hay un riesgo mayor de que haya un prolapso del cordón umbilical. Éste es un estado en el que el cordón umbilical se desplaza por el cuello uterino y entra en el canal de parto antes que el bebé. Al hacerlo, se podría obstruir el flujo de sangre a través del cordón umbilical.

Es más difícil dar a luz a un bebé con presentación de nalgas, incluso por cesárea. Además, el parto por cesárea no resuelve todos los problemas, como por ejemplo, un defecto congénito, que están asociados con la presentación de nalgas. Si el bebé está bastante desarrollado y el parto se avecina, o si la mujer va a tener gemelos, puede que no sea posible planificar el parto por cesárea de un bebé con presentación de nalgas.

Los embarazos múltiples

Cuando una mujer está embarazada con más de un bebé, se dice que tiene un embarazo múltiple. Los embarazos múltiples se han vuelto más comunes durante las últimas dos décadas. Actualmente representan alrededor de un 3% de todos los embarazos. Uno de los motivos del aumento en la incidencia de embarazos múltiples es que una cantidad mayor de mujeres recibe tratamiento para la infertilidad, a fin de ayudarles a quedar embarazadas. Durante este tratamiento, se producen y fertilizan muchos óvulos.

Los siguientes factores pueden aumentar las probabilidades de tener un embarazo múltiple:

➤ Tener un historial familiar de embarazos múltiples.

➤ Recibir medicamentos u otros tratamientos para la fertilidad.

➤ Tener por lo menos 35 años.

El tipo más común de embarazo múltiple es el embarazo con gemelos, donde el útero contiene dos fetos. Aproximadamente 1 de cada 32 partos en Estados Unidos es de gemelos. Hay dos tipos de gemelos. En un tipo, dos óvulos separados se fertilizan, lo que produce *gemelos fraternos*; en el otro, un solo óvulo se divide en dos fetos, denominados *gemelos idénticos*. El nacimiento de gemelos idénticos ocurre rara vez, es decir en menos de uno de cada 100 partos.

Aún más raro es el embarazo con tres o más bebés. Tres o más bebés se forman cuando más de un óvulo se fertiliza, al dividirse un solo óvulo fertilizado o por la combinación de ambos métodos. El nacimiento de trillizos (tres bebés) o más

¿Cómo se forman los gemelos?

Tal vez se pregunte por qué a veces los gemelos se parecen tanto y otras veces no se parecen en nada. Todo tiene que ver con la forma en que se forman los gemelos.

Gemelos fraternos

La mayoría de los gemelos son fraternos. Cada uno se desarrolla a partir de un óvulo y espermatozoide separados. Como regla general, los ovarios de la mujer liberan un óvulo todos los meses para que se fertilice. A veces, dos o más óvulos se liberan y se fertilizan. Al hacerlo, se crean gemelos fraternos. (A veces estos gemelos se describen como dicigóticos, que significa dos cigotos o dos óvulos fertilizados).

Cada uno de los gemelos fraternos tiene su propia placenta y saco amniótico. Dado que cada gemelo se desarrolla a partir de la unión de óvulos y espermatozoides diferentes, estos gemelos se parecen sólo en la misma medida que los hermanos y hermanas. Los gemelos pueden ser ambos varones, dos niñas o uno de cada uno.

Gemelos idénticos

A veces, por causas desconocidas, un óvulo fertilizado se divide durante las primeras etapas del embarazo y se desarrolla en dos o más fetos. Los dos fetos que se forman de esta manera son gemelos idénticos (o monocigóticos). Ambos comparten la placenta y a menudo cada uno tiene su propio saco amniótico.

Dado que los gemelos idénticos comparten desde un principio el material genético, tienen el mismo sexo, grupo sanguíneo, color de cabello y color de los ojos. Estos gemelos pueden parecerse tanto que incluso sus madres pueden tener dificultad para distinguirlos.

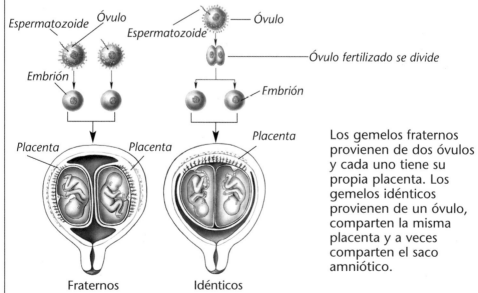

Los gemelos fraternos provienen de dos óvulos y cada uno tiene su propia placenta. Los gemelos idénticos provienen de un óvulo, comparten la misma placenta y a veces comparten el saco amniótico.

bebés ocurre una vez cada 540 partos en Estados Unidos. Sin embargo, los trillizos ocurren naturalmente en sólo 1 de cada 3,000 partos. Los demás partos de bebés múltiples ocurren a consecuencia de tratamientos para la fertilidad.

La mayoría de los embarazos múltiples se diagnostican antes del parto. Si el médico sospecha un embarazo múltiple, podría realizar un examen de ecografía para confirmarlo. La ecografía también se usa para examinar el desarrollo de los bebés. Hay algunos indicios asociados con la presencia de un embarazo múltiple:

➤ Ataques intensos de náuseas y vómitos durante el primer trimestre.

➤ Mayor movimiento fetal que en embarazos anteriores.

➤ El útero crece con mayor rapidez o más de lo esperado.

➤ Se oye más de un latido cardíaco.

El riesgo de que surjan problemas durante el embarazo aumenta con el número de bebés. Es decir, el riesgo de problemas es mayor con gemelos que con un solo feto, y hay un riesgo más elevado aún con trillizos que con gemelos, y así sucesivamente.

Las mujeres embarazadas con más de un bebé quizás necesiten atención especial durante el embarazo, trabajo de parto y parto. Durante el embarazo, se necesita consumir alrededor de 500 calorías adicionales por día o un total de 2,700 calorías al día para gemelos. Es posible tomar vitaminas y minerales adicionales para cumplir con esas necesidades.

Hay ciertas complicaciones que tienen una probabilidad mayor de ocurrir con un embarazo múltiple:

➤ Presión arterial alta o anemia

➤ Parto prematuro (Consulte "El parto prematuro")

➤ Ruptura prematura de membranas (consulte "La ruptura prematura de membranas")

➤ Problemas de desarrollo fetal

En el caso de gemelos, es posible que uno o ambos necesiten nacer por cesárea. Cómo nacen depende de la posición, el peso y el estado de salud de los bebés. Si ambos están orientados con la cabeza hacia abajo, puede que nazcan por vía vaginal. Se dará seguimiento al ritmo cardíaco de cada gemelo durante el parto. En los embarazos con tres o más bebés, por lo general se practica una cesárea. Los gemelos y trillizos con frecuencia nacen antes de la semana 37 de gestación. El pediatra o neonatólogo— un médico experto en la atención de recién nacidos—examinará a los bebés después del parto.

El parto prematuro

El embarazo por lo general dura alrededor de 40 semanas. Los bebés que nacen antes de la semana 37 son *prematuros*, y por lo general no se han desarrollado completamente. Esto sucede en alrededor de un 12% de los bebés que nacen en Estados Unidos cada año. Mientras más temprano nazca el bebé, mayor será el riesgo de que se presente algún problema. Los partos prematuros causan un 75% de las muertes de recién nacidos que no están relacionadas con la presencia de un defecto congénito. Es posible que los bebés prematuros presenten algún problema inmediatamente que requiera atención especial en el hospital, y puede que tengan problemas a largo plazo, como de aprendizaje y de la conducta, así como dificultades de la vista, audición y respiración.

El trabajo de parto prematuro puede presentarse en cualquier mujer, sin advertencia alguna. Algunos de los siguientes factores se han asociado con el trabajo de parto prematuro:

➤ Embarazos previos con trabajo de parto o parto prematuro

➤ Problemas especiales durante el embarazo

➤ Embarazo múltiple

➤ Cirugía abdominal durante el embarazo

➤ Infección en la madre

➤ Sangrado a mediados del embarazo

➤ Peso de la madre inferior a las 110 libras

➤ Pérdida de embarazo previo durante el segundo trimestre

➤ Placenta previa

➤ Ruptura prematura de membranas ("romper fuente" antes de tiempo)

➤ Presión arterial alta

➤ Enfermedad crónica en la mujer

➤ Exceso de líquido en el saco amniótico

➤ Defectos congénitos del bebé

Algunos defectos del útero, como la insuficiencia del cuello uterino, también han estado asociados con el comienzo prematuro del trabajo de parto. El cuello uterino se considera insuficiente cuando se abre antes que el embarazo llegue a término. Se desconocen las causas que provocan este suceso. El examen de ecografía podría utilizarse para medir la longitud del cuello uterino.

A algunas mujeres con insuficiencia del cuello uterino se les podría realizar un procedimiento denominado *cerclaje*. Cerclaje es un procedimiento mediante el cual se cierra con suturas el cuello uterino. Las suturas por lo general se extraen en la semana 37 de embarazo.

Los indicios de trabajo de parto prematuro

Un parto prematuro puede producirse si el comienzo del trabajo de parto ocurre antes de que finalice la semana 37. En los casos en los que es posible detectar en sus primeras etapas el parto prematuro, se toman medidas para prorrogarlo a fin de darle al bebé más tiempo para desarrollarse y madurar. Incluso unos pocos días adicionales en el útero pueden ser importantes para garantizar la salud del bebé. El cuadro señala los indicios del trabajo de parto prematuro.

A veces, es relativamente fácil de determinar que el trabajo de parto está ocu-

Indicios de un parto prematuro

Llame a su médico o enfermera de inmediato si nota alguna de las siguientes señales:

➤ Cambio en las secreciones vaginales (se vuelve aguada, tiene mucosidad o está teñida de sangre)

➤ Aumento en la cantidad de secreción vaginal

➤ Presión pélvica o en la parte inferior del abdomen

➤ Dolor constante y sordo ubicado en la parte inferior de la espalda

➤ Cólicos abdominales leves, con o sin diarrea

➤ Contracciones regulares o frecuentes, u opresión uterina, que a menudo no producen dolor (cuatro veces cada 20 minutos u 8 veces por hora durante más de una hora)

➤ Ruptura de membranas (romper fuente—ya sea que el líquido salga a chorros o poco a poco)

rriendo prematuramente. Por ejemplo, usted misma puede determinar si está teniendo contracciones. Acuéstese de lado y palpe suavemente la superficie entera de la parte inferior del abdomen con los dedos de las manos. Trate de palpar si la superficie del útero se siente bien apretada. Por lo general esta sensación no es dolorosa. Si siente estas contracciones, lleve un registro de ellas durante una hora. Anote cuándo comienza y termina cada una. Si tiene contracciones que ocurren cuatro veces cada 20 minutos o que ocurren ocho veces por hora durante más de una hora, llame de inmediato al médico. Es posible que tenga trabajo de parto prematuro.

La única manera de determinar si una mujer realmente ha entrado en trabajo de parto prematuro es examinándole el cuello uterino. Durante el trabajo de parto, el cuello uterino se adelgaza (borra) y se abre (dilata) para permitirle al bebé entrar en el canal de parto.

Las evaluaciones de control fetal podrían también realizarse para examinar el latido cardíaco del bebé y las contracciones del útero. La ecografía podría utilizarse para calcular el tamaño y la edad del bebé, y para examinar el cuello uterino.

A veces las contracciones han comenzado pero no se han roto las membranas y el cuello uterino no se ha dilatado. Si esto sucede entre las semanas 24 y 35 de embarazo, el médico podría medir la cantidad de una sustancia denominada *fibronectina* en las secreciones vaginales. Si la cantidad de fibronectina es normal, es poco probable que el parto suceda prematuramente dentro de las próximas 2 semanas.

Si hay una buena posibilidad de que vaya a ocurrir un parto prematuro, se tomará la decisión sobre si se debe o no extraer al bebé. Un factor clave es si los pulmones del bebé se han desarrollado lo suficiente como para funcionar fuera del útero. La amniocentesis podría usarse para analizar los pulmones del bebé. Si los pulmones no han madurado, no estarán cubiertos con una cantidad adecuada de una sustancia denominada **surfactante**. Sin esta capa, el bebé podría tener dificultad para respirar. Esto se denomina el síndrome de dificultad respiratoria y es la causa más común de muerte entre los bebés prematuros.

Si parece que el bebé va a llegar, se administrará un medicamento denominado corticoesteroide. Este medicamento aumenta la cantidad de surfactante en los pulmones del bebé. Por consiguiente, ayuda al desarrollo de los pulmones del bebé, reduce los problemas de sangrado y aumenta la probabilidad de salvar al bebé. Los corticoesteroides tienen una mayor posibilidad de funcionar cuando el trabajo de parto prematuro comienza entre las semanas 24 y 34 de embarazo.

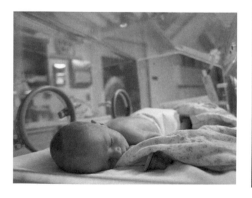

Cómo prevenir que ocurra un parto prematuro

Durante las etapas iniciales del trabajo de parto, si no hay ningún indicio de que la madre o el bebé esté en peligro de contraer una infección, sangrar o presentar algún otro problema, se tomarán medidas para tratar de detener el trabajo de parto. Al hacerlo, el bebé tendrá más tiempo de desarrollarse y madurar.

Es posible administrar medicamentos para detener o aplazar el trabajo de parto prematuro. Estos medicamentos se denominan **tocolíticos** y pueden aplazar el trabajo de parto entre 2 y 7 días. A veces estos medicamentos se administran para permitir que el corticoesteroide ayude al desarrollo de los pulmones del bebé. Además, esta demora podría permitir trasladar a la mujer a un hospital que proporcione cuidados especiales a los bebés prematuros.

Al igual que con todos los demás medicamentos, los tocolíticos pueden producir efectos secundarios. Cada mujer reacciona a ellos a su propia manera. Entre los efectos secundarios figuran los siguientes:

➤ Pulso acelerado

➤ Opresión o dolor de pecho

➤ Sensación de mareo

➤ Dolor de cabeza

➤ Sensación de calor

➤ Temblores o nerviosismo

Se les podría pedir a las mujeres que corren riesgo de presentar trabajo de parto prematuro que limiten sus actividades.

Algunas mujeres pueden necesitar permanecer en el hospital por un tiempo. El consejo del médico depende de los hallazgos que produzcan los exámenes y demás pruebas.

La progesterona puede prevenir que ocurra un parto prematuro en algunas mujeres que han tenido un parto prematuro anteriormente. Pero es necesario realizar más estudios para determinar si la progesterona puede evitar que se produzca un parto prematuro en las mujeres con otros factores de riesgo, como las que tienen bebés múltiples.

El bebé prematuro

A veces, el parto prematuro ha evolucionado a tal punto que es imposible detenerlo. En algunos casos, es mejor que nazca el bebé—aun si el parto ocurre antes de tiempo. Las razones son, entre otras, infección, presión arterial alta, sangrado u otros indicios de que el bebé está teniendo problemas.

El trabajo de parto y parto prematuro conllevan ciertos riesgos que requieren cuidados especiales. Es posible que los trasladen a usted y a su bebé a un hospital que pueda brindar atención experta. El bebé posiblemente tenga que permanecer hospitalizado después que la den de alta a usted.

El aspecto de los bebés prematuros es distinto al de los bebés a término. Es posible que estén enrojecidos y delgados debido a que tienen una cantidad insuficiente de grasa debajo de la piel y los vasos sanguíneos están más cerca de la superficie. Mientras más temprano nazca el bebé, menos desarrollado estará. Esta falta de desarrollo puede causar problemas

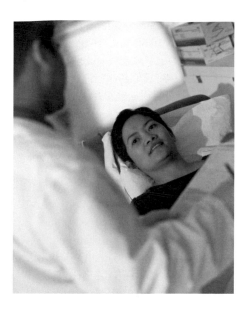

respiratorios (como el síndrome de dificultad respiratoria), problemas de la alimentación o un riesgo mayor de contraer infecciones. Las tasas de supervivencia son mejores para los bebés después de la semana 24. A partir de la semana 32, se reduce la posibilidad de que nazca el bebé con problemas a largo plazo.

La ruptura prematura de membranas

En la mayoría de los casos, al "rompimiento de fuente" (ruptura de las membranas que contienen el líquido amniótico) le siguen otros indicios de trabajo de parto. No obstante, a veces, las membranas se rompen antes de que comience el trabajo de parto. Esto se denomina *ruptura prematura de membranas.*

Llame a su médico si tiene una secreción de líquido por la vagina. El médico va a querer evaluarla para determinar si las membranas se han roto. A veces puede que tenga secreciones por otros motivos. El diagnóstico de ruptura de membranas depende de su historial médico, examen físico y pruebas de laboratorio. Se confirma cuando se detecta líquido amniótico en la vagina. Otras pruebas, como la ecografía, pueden realizarse cuando el diagnóstico no está definido.

Aunque siempre se pierde líquido cuando las membranas se rompen, el bebé produce más líquido. Al hacerlo, se perderá más líquido del útero.

Una de cada 10 mujeres presenta ruptura prematura de membranas. No se entiende del todo por qué esto ocurre. Algunas causas pueden estar asociadas con infecciones o sangrado.

Junto con la ruptura prematura de membranas, pueden surgir otros problemas:

➤ Infección del líquido amniótico, en el bebé o en la madre

➤ Problemas con el cordón umbilical

➤ Desprendimiento placentario

Si estos problemas ocurren, el médico decidirá si deberá inducir el parto. El estado en que las membranas se rompen prematuramente antes de que el bebé esté listo para nacer (anterior a la semana 37 de embarazo), se denomina ruptura prematura de membranas en bebés premaduros. Si esto sucede, por lo general se tomarán medidas para aplazar el parto hasta que el bebé esté más desarrollado.

La mayoría de las mujeres con ruptura prematura de membranas necesitan permanecer en el hospital. El motivo de ello es que es posible que ocurra una infección repentinamente. También el bebé corre riesgo de compresión del cordón umbilical.

Para controlar la ruptura prematura de membranas en bebés premaduros se recomienda reposo y administración de líquidos y medicamentos. También podrían administrarse antibióticos o corticoesteroides según la fase del embarazo. Los antibióticos pueden reducir el riesgo de infección y del síndrome de dificultad respiratoria. Los corticoesteroides se usan para ayudar a desarrollar los pulmones del bebé y reducir el riesgo de presentar el síndrome de dificultad respiratoria.

El embarazo posmaduro

La mayoría de las mujeres (80%) dan a luz entre las semanas 38 y 42 de embarazo. Estos embarazos se denominan

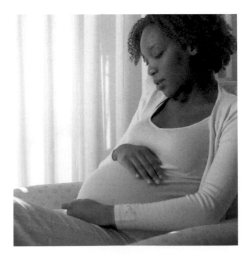

embarazos a término. En hasta un 10% de los embarazos normales no se produce el parto para la semana 42. Estos embarazos se denominan posmaduros.

Es vital saber la edad gestacional del bebé para determinar si un embarazo es posmaduro. No obstante, puede que sea difícil determinar la edad exacta del bebé. Por ejemplo, puede que la mujer no esté segura de cuándo tuvo su último período menstrual. Por este motivo, se usa más de un método para comprobar la edad del bebé (consulte "La fecha prevista de parto" en el Capítulo 2).

Sólo una cantidad pequeña de los embarazos que sobrepasan las 42 semanas presentan problemas. De hecho, alrededor de un 95% de los bebés posmaduros nacen sin problema alguno. A medida que el embarazo continúa pasada la semana 42, el bebé corre un riesgo mayor de presentar lo siguiente:

➤ *Síndrome de inmadurez.* El bebé nace desnutrido, tiene el cuerpo alargado y delgado, tiene una mirada de alerta, mucho cabello, uñas largas y la piel está delgada y arrugada.

➤ *Macrosomía.* El bebé crece más grande de lo normal, lo cual puede causar problemas durante y después del embarazo.

➤ *Aspiración de meconio.* El bebé inhala meconio (desechos verdosos que producen los intestinos del bebé dentro del líquido amniótico). Al hacerlo, se obstruyen las vías respiratorias y causa que el bebé tenga que luchar para respirar. Este estado exige tratamiento inmediato.

Varias pruebas pueden realizarse para determinar el bienestar del bebé. Estas pruebas a menudo comienzan entre las semanas 40 y 42 de embarazo. Algunas pruebas se realizan en el consultorio médico. Hay otras que se realizan en el hospital. (El Capítulo 3 trata a fondo las pruebas para determinar el bienestar fetal).

Si el bebé parece estar activo y saludable y la cantidad de líquido amniótico parece ser normal, se podrían realizar estudios de control a horas determinadas hasta que comience el trabajo de parto por su cuenta. Durante la semana 42 de embarazo, se induce el trabajo de parto para evitar los problemas de un nacimiento posmaduro. Algunas mujeres se preguntan por qué el médico no provoca el trabajo de parto antes de la semana 42 de embarazo. En primer lugar, hay una probabilidad de que la fecha prevista del parto no sea exacta. A menudo, ni la madre ni el médico están seguros si el bebé está completamente desarrollado y listo para nacer. En segundo lugar, en algunas mujeres, es posible que el cuello uterino no esté listo para que comience el trabajo de parto.

Si el cuello uterino no está listo, pueden administrase una serie de medicamentos para ayudar a dilatarlo. Estos medicamentos se denominan agentes de "maduración del cuello uterino". Si el bebé parece tener algún problema, es posible que sea necesario inducir el trabajo de parto. La inducción puede realizarse de varias maneras. (Para obtener los detalles sobre la maduración del cuello uterino y la inducción del trabajo de parto, consulte "Formas para estimular el trabajo de parto" en el Capítulo 8).

Si surgen problemas, el bebé podría extraerse por cesárea. Después del parto, es posible que el bebé posmaduro necesite cuidados especiales.

Los cuidados especiales

Si en su embarazo ocurren algunas complicaciones, su médico controlará su salud hasta que dé a luz. En la mayoría de los casos, dará a luz a un bebé saludable. Siga los consejos del médico y tome las medidas necesarias para mantenerse saludable.

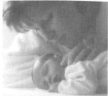

CAPÍTULO 16

La pérdida del embarazo

La mayoría de los bebés nacen saludables. Pero a veces, aun con la mejor atención, es posible que algo salga mal. Si su bebé muere, puede que se sienta conmovida, enojada, culpable y muy apenada. Si el bebé vive pero tiene un problema físico o mental grave, también puede que sienta la misma pena y aflicción. Estos sentimientos son normales. Son las formas de atravesar por el proceso normal de aflicción y les ayudan a usted y a sus seres queridos a sobrellevar la pena.

La mayoría de las mujeres se sienten emocionalmente apegadas a sus bebés mucho antes de que nazcan. Este proceso se denomina vínculo. Ese vínculo se hace cada vez más fuerte durante el transcurso del embarazo. A medida que pasan las semanas y los meses del embarazo, puede que se imagine qué aspecto tendrá el bebé y cómo se comportará. Entre las semanas 16 y 20 de embarazo, más o menos, cuando comience a sentir el movimiento del bebé, el vínculo podría volverse mucho más intenso. El padre también desarrolla un apego fuerte con el niño que va a nacer. Puede que comparta muchos de sus sentimientos.

La muerte de un bebé puede causar una inmensa tristeza y conmoción. En casi todos los casos, es un suceso inesperado. La pérdida de un bebé en cualquier etapa—durante el embarazo o después del parto—es una tragedia.

El aborto espontáneo

El aborto espontáneo, o la pérdida del embarazo en sus primeras semanas, puede ocurrir en cualquier embarazo. Este suceso puede causar sufrimiento y desilusión. La intensidad de sus sentimientos no siempre coincide con la etapa del embarazo en que ocurre la pérdida. Un aborto espontáneo puede provocar la misma pena que el nacimiento de un niño muerto.

Además de sentirse afligida, es posible que se sienta culpable o que ha fracasado.

Cómo lidiar con la pena

Considere hacer algunas de estas actividades que pueden ser útiles después de perder un embarazo:

➤ Hable sobre el bebé con sus familiares y amistades allegadas.

➤ Lea libros y artículos relacionados con cómo lidiar con la pérdida o que ofrezcan consuelo.

➤ Exprese sus sentimientos escribiendo en un diario o cartas al bebé y a otras personas.

➤ Manténgase físicamente activa—dé una caminata diaria, por ejemplo.

➤ Dígales a sus amistades y familiares lo que pueden hacer por usted, ya sea cocinar una comida, hacer mandados o simplemente acompañarla.

➤ Únase a un grupo de apoyo, ya sea en persona o en línea.

➤ Busque un consejero que se especialice en la aflicción; el hospital podría referirla a alguien.

➤ Duerma suficiente todas las noches.

➤ Consuma alimentos saludables y bien balanceados.

➤ No beba alcohol ni use drogas.

Lo cierto es que es posible que nunca sepa la razón que provocó el aborto espontáneo. Pero debe saber que no es su culpa. No hay prueba alguna que demuestre que trabajar, ejercitarse o tener relaciones sexuales aumenta el riesgo de que ocurra un aborto espontáneo, por ejemplo. Además, por lo general no es posible prevenir este suceso. Algunas mujeres sufren varios abortos espontáneos seguidos, lo cual puede hacer aun más difícil la experiencia.

Experimentar un aborto espontáneo puede ser devastador y no hay una forma correcta o incorrecta de enfrentarse a la pena. Tome medidas que le ayuden a lidiar con sus sentimientos.

Muerte fetal y neonatal

La muerte de un bebé en el útero después de 20 semanas de embarazo se denomina muerte fetal. Esto sucede en alrededor de 1 de cada 200 embarazos. La mayoría de estas muertes ocurren antes de que comience el trabajo de parto.

Por lo general, el primer indicio de que hay un problema es que el bebé deja de moverse. La ecografía se usa entonces para determinar si el bebé está vivo. Si su bebé se muere en el útero, su médico le hablará sobre las mejores opciones para el parto. A menudo, lo mejor podría ser inducir el trabajo de parto. Esta decisión depende de su estado de salud y de la etapa del embarazo.

Después del parto, se examinan al bebé y la placenta para determinar la causa de la muerte. En tanto como en un tercio de los casos, se desconoce el motivo que produce la muerte de un niño en el útero.

Cuando un bebé muere dentro de un plazo de 28 días del parto, se denomina muerte neonatal. Esta experiencia puede hacerla sentirse abrumada y enojada. Deseará saber por qué esto le sucedió a su bebé.

La muerte neonatal a menudo ocurre por que el bebé tenía defectos congénitos o nació prematuramente. También pueden haber complicaciones durante el trabajo de parto y el parto que provoquen la muerte. Entre estas complicaciones figuran problemas con la placenta, el cordón umbilical, infección o falta de oxígeno.

Tener un bebé que nace muerto o muere al poco tiempo de nacer es un suceso sumamente doloroso. Necesitará recuperarse física y emocionalmente.

La aflicción

La aflicción es una respuesta normal y natural ante la pérdida de un bebé. Atravesar por la aflicción y el luto de la pérdida del bebé son procesos de recuperación que le ayudarán a adaptarse y seguir adelante con su vida.

La meta no es "recuperarse" de la muerte del bebé. Eso nunca sucederá. Pero puede aprender a seguir adelante.

Las etapas de la aflicción

Durante la aflicción es posible sentir una amplia gama de emociones. Al igual que cada embarazo es especial, las distintas reacciones que se producen ante la pérdida de un embarazo también son especiales. Sus experiencias con la muerte, la cultura en la que se haya criado, la función que desempeñe en su familia y lo que crea que los demás esperan de usted influirán en el proceso que siga.

El proceso de aflicción que comienza después de la pérdida de un ser querido puede durar 2 años o más. Este proceso atraviesa por ciertas etapas que pueden coincidir entre sí y repetirse. Cada persona que atraviese por el proceso de aflicción, se recuperará de su propia manera. Sin embargo, el proceso por lo general sigue un patrón común en muchas personas y consiste de choque, entumecimiento emocional e incredulidad; búsqueda y añoranza; enojo o ira; depresión y soledad y aceptación.

El choque, entumecimiento emocional y la incredulidad

Al enfrentarse a la noticia de la muerte de su bebé, los padres a menudo piensan "Esto no puede estar sucediendo" o "No puede ser cierto". Tal vez niegue que el suceso haya ocurrido. Puede que tenga dificultad para comprender la noticia o no sienta absolutamente nada. Aunque usted y su pareja se encuentren juntas físicamente, cada uno puede tener una sensación muy privada de aislamiento o vacío.

La búsqueda y la añoranza

Estos sentimientos tienden a coincidir con el choque emocional inicial y se vuelven cada vez más intensos. Puede que comience a buscar el motivo de la muerte del bebé—¿quién o qué le causó la muerte? Es común durante esta etapa sentirse sumamente culpable. Tal vez piense que de alguna forma usted provocó la muerte del bebé y se culpe por lo que hizo o no hizo. Es posible que sueñe con el bebé y añore la vida que pudo haber tenido con él o ella. Quizás incluso crea que se está volviendo loca.

El enojo o la ira

"¿Qué hice para merecer esto?" y "¿Cómo es posible que esto me esté sucediendo?" son sentimientos comunes que se suscitan después de la muerte de un bebé. En esta etapa de la aflicción, es posible que se encuentre cuestionando sus creencias religiosas. Puede que dirija su ira contra su pareja, el médico, el personal del hospital o incluso contra otras mujeres cuyos bebés nacieron saludables. Si usted y su pareja están enojados uno con el otro, puede que les sea difícil darse consuelo. Es bueno aceptar la ira, expresarla y deshacerse de ella. La ira se vuelve peligrosa para la salud cuando se reprime y se dirige en su propia contra.

La depresión y la soledad

En esta etapa, toma conciencia de que ha perdido a su bebé. Puede que se sienta agotada y débil, triste, malhumorada e impotente. Tal vez tenga dificultad para reanudar su rutina habitual. Puede que ya no cuente con el apoyo que recibió de las amistades y familiares durante las primeras semanas después de la muerte, aunque todavía necesite consuelo y consi-deración. Puede que se vean afectadas sus relaciones con las demás personas porque ellas no comprenden sus sentimientos. Lentamente comenzará a valerse por sí misma y a lidiar con la pena.

La aceptación

En esta etapa final de la aflicción, usted acepta lo que ha sucedido. La muerte de su bebé ya no domina sus pensamientos. Comienza a sentirse renovada con energía. Aunque nunca olvidará a su bebé, empieza a pensar en él o ella con menos frecuencia y menos dolor. Comienza a reanudar su rutina habitual y vida social. Se divierte con sus amistades y hace planes para el futuro. Tal vez se sienta lista para comenzar a planificar su próximo embarazo.

Otros indicios de aflicción

A medida que llora la pérdida del bebé, puede que tenga otros sentimientos o síntomas que son naturales y normales. Es probable que experimente los siguientes síntomas durante los primeros meses de su pérdida:

➤ Molestias y dolores en los senos y brazos

➤ Opresión en el pecho y la garganta

➤ Palpitaciones

➤ Dolores de cabeza

➤ Dificultad para dormir

➤ Pesadillas

➤ Falta de apetito

➤ Cansancio y agotamiento rápido

➤ Dificultad para recordar cosas y concentrarse

➤ Imágenes del bebé en la mente

Las madres que lloran la pérdida de sus bebés a menudo sienten que sus cuerpos les han fallado. Al principio, es posible que quiera ignorar su salud, trabajo y aspecto personal. Estos sentimientos pueden ser más intensos si tiene el cuerpo adolorido o se recupera lentamente del parto del bebé.

Aunque tal vez no le preocupe su propia salud, es necesario que le dé atención especial a sus necesidades. Si en cualquier momento se siente preocupada por lo que sucede en su cuerpo o mente, hable con alguien con quien se sienta a gusto y la escuche. Permítase tener tiempo para recuperarse, tanto física como emocionalmente.

Usted y su pareja

La relación con su pareja podría verse afectada por la tensión de la pérdida del bebé. Es posible que tengan dificultad para comunicar los pensamientos y sentimientos uno con otro. Uno o ambos podrían sentir hostilidad hacia el otro. Puede que se les haga difícil volver a tener relaciones sexuales o hacer lo que antes disfrutaban. Esto es normal. Traten de tener paciencia el uno con el otro. Dígale a su pareja cuáles son sus necesidades y cómo se siente. Reserve unos momentos para dar afecto, cariño y acercarse más. Pongan más empeño en mantenerse abiertos y honestos.

Durante el proceso de aflicción, es posible que su pareja no reaccione igual que usted. Puede que sus sentimientos sean distintos a los suyos y que sea capaz de seguir adelante antes que usted. Tal vez su pareja no esté lista a la misma vez que usted para hablar sobre la pena. Cada persona debe sentir que puede lamentar la pérdida en su propia manera. Trate de

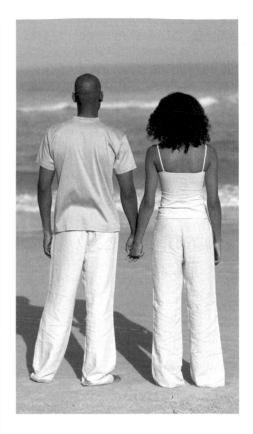

comprender y responder a las necesidades de su pareja y a las suyas también.

Tomar decisiones

Cuando muere un bebé, es necesario tomar ciertas decisiones—aun si no tiene deseos de enfrentarse a nada. Tal vez desee tomar ciertas medidas, como nombrar al bebé o tener un servicio en conmemoración para él o ella que le ayude a atravesar por el proceso de recuperación.

La despedida

Puede que desee o no desee ver al bebé cuando nazca. Aunque es posible que inicialmente suene atemorizante o mórbido, algunos padres que han atravesado por el proceso de aflicción sugieren que ver al bebé puede ser beneficioso. Tal vez le ayude a aceptar mejor la pérdida y a poder desapegarse de él o ella. Puede crear una memoria personal de su bebé que siempre tendrá consigo. La mayoría de los padres encuentran que la verdad es mucho más tierna y dócil de lo que se habían imaginado.

Elegir el nombre

Nombrar al bebé ayuda a darle una identidad. El nombre le permite a usted, sus amistades y su familia aludir al niño específico, no sólo "al bebé que perdió". Es posible que desee usar el nombre que escogió inicialmente o elegir otro.

Los recuerdos

Muchos padres atesoran los recuerdos que tienen de sus bebés. Tal vez sea buena idea pedirle a la enfermera un mechón del cabello, una huella de la mano o del pie, el brazalete de identificación o la tarjeta de la cuna de su bebé.

Los retratos también pueden ayudar a crear recuerdos de su bebé. Aun si no cree que desea tener retratos de su bebé, considere que se los tomen de todas formas para que los tenga si cambia de parecer.

La autopsia

El médico podría hacer una *autopsia*— un examen de los órganos del bebé—u otras pruebas para ayudar a determinar la causa de la muerte. Aunque tal vez el médico no pueda determinar la causa exacta de la muerte del bebé, la autopsia podría ayudar a responder a las preguntas sobre lo que sucedió. La información que brinde la autopsia puede ser útil para su familia a la hora de planificar embarazos futuros.

Muchos padres se sienten aliviados al saber la causa de la muerte o al enterarse de que no se hallaron problemas especiales. La autopsia no aplaza el entierro ni previene mantener el ataúd abierto durante el servicio fúnebre. Puede que el seguro no cubra los costos.

Entierro o servicio conmemorativo

Puede que desee tener un servicio religioso o conmemorativo. A muchos padres les consuela en gran medida que la familia y las amistades reconozcan la vida y la muerte de sus bebés y expresen la pena durante un servicio especial.

Necesitará decidir qué se hará con el cuerpo de su bebé. Puede que desee comunicarse con una funeraria para programar el entierro o cremación. Algunos padres encuentran consuelo en tener una tumba que puedan visitar. Hable con el personal del hospital para determinar cuáles son sus opciones.

El regreso a casa

Es difícil abandonar el hospital con las manos vacías y enfrentarse al cuarto vacío del bebé. Una vez que llegue a la casa, también puede que sea difícil lidiar con los familiares y amistades. La mayoría de la gente no estará consciente del efecto que esta pérdida tiene en usted ni sabrá cómo apoyarla durante su pena. Aunque no tiene la intención de herirla, la gente a menudo no comprende el dolor que causa la pérdida de un bebé.

Aunque la gente la estima y desea consolarla, puede que digan cosas que la hagan sufrir, como "Todavía eres joven y puedes intentarlo otra vez", "Debes sentirte agradecida de tener otros hijos", "A veces las cosas pasan porque convienen", "Sé valiente", o "Ya verás que te recuperarás de esto". Tal vez la gente evite hablar sobre el bebé porque se siente incómoda.

Durante este momento, debe anteponer sus necesidades. Dígale a la gente lo que desea de ella y cómo se siente. No debe sentirse que debe tener valentía para complacer a los demás.

Para mitigar el dolor de decirle a la gente lo que ha acontecido, puede enviar anuncios del nacimiento y muerte del bebé. La gente que conoce casualmente y que observa que ya no está embarazada puede que no se haya percatado de la muerte del bebé. Tal vez hagan preguntas. Considere preparar una oración sencilla que pueda usar para responder.

Si tiene a otros hijos en la casa, dígales que el bebé ha muerto. Tratar de proteger a los hijos de la muerte no funciona. Los niños pueden percibir su tristeza, ira y miedo. Al decirles a los niños pequeños lo que ha sucedido, evite echarle la culpa a algo o a alguien. Asegúrese de que ellos comprendan que no tienen la culpa por la muerte del bebé. Los niños a menudo se sienten enojados y tienen celos de un bebé nuevo. La noticia de la muerte del bebé puede hacerles pensar que los pensamientos y sentimientos que tuvieron de alguna forma causaron el suceso.

Los niños a veces temen que tal vez ellos o sus padres corren peligro de morir. Necesita asegurarles que ellos no hicieron

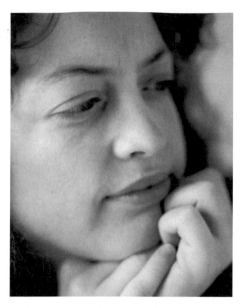

nada para causar la muerte del bebé y que usted ni ellos corren peligro alguno. Las respuestas de los niños ante una muerte pueden ser muy variadas. Depende de sus edades y personalidades. Dígales que usted puede ver que ellos están alterados por la muerte del bebé y que usted se siente igual. Asegúrese de incluir a sus hijos en el entierro o servicio conmemorativo.

Una vez que regrese a la casa, tome libre el tiempo que había planificado para después del nacimiento del niño, si es posible. Puede que sea difícil regresar a las presiones del trabajo y ver a sus compañeros si todavía no está lista para ello. A veces esta alternativa no está disponible y tiene que regresar a trabajar o reanudar todas las actividades de su vida inmediatamente.

No se sorprenda si vuelve a sentirse afligida en la fecha prevista del parto o en los aniversarios del nacimiento o muerte del bebé. Esto se denomina "reacción de aniversario" o "aflicción persistente". Tal vez

Sistemas de apoyo

Ponerse en contacto con uno de los recursos señalados aquí puede ayudarle a lidiar con la pena. Estas organizaciones ofrecen apoyo, amistad y comprensión. También ofrecen servicios en Internet y algunas tienen grupos de apoyo locales a los que puede unirse.

CLIMB: Center for Loss in Multiple Birth, Inc.
PO Box 91377
Anchorage AK 99509-1377
907-222-5321
Correo electrónico:
climb@pobox.alaska.net
www.climb-support.org

The Compassionate Friends
PO Box 3696
Oak Brook, IL 60522-3696
877-969-0010 ó 630-990-0010
Fax: 630-990-0246
Correo electrónico:
nationaloffice@compassion
   atefriends.org
www.compassionatefriends.org

First Candle/SIDS Alliance
1314 Bedford Avenue, Suite 210
Baltimore, MD 21208-6605
800-221-7437 ó 410-653-8226
Fax: 410-653-8709
Correo electrónico:
info@firstcandle.org
www.sidsalliance.org

International Stillbirth Alliance
1427 Potter Road
Park Ridge, IL 60068
Correo electrónico:
info@stillbirthalliance.org
www.stillbirthalliance.org

RESOLVE/The National Infertility Association
1310 Broadway
Somerville, MA 02144
617-623-1156 ó 888-623-0744
Correo electrónico:
info@resolve.org
www.resolve.org

SHARE: Pregnancy and Infant Loss Support, Inc.
St. Joseph's Health Center
300 First Capitol Drive
St. Charles, MO 63301-2893
800-821-6819 ó 636-947-6164
Fax: 636-947-7486
Correo electrónico:
share@nationalshareoffice.com
www.nationalshareoffice.com

le atemoricen esos días y sufra durante ellos, mientras que la familia y amistades parecen haber olvidado. Es beneficioso estar consciente de que tiene esos sentimientos e informarles a los demás cómo se siente. A menudo, los padres encuentran que es útil hacer algo especial para marcar la fecha—como visitar la tumba o hacer un donativo a una organización caritativa en nombre del niño.

Buscar apoyo

A medida que lamenta su pena, puede que a veces se sienta indefensa. El sufrimiento que siente por la muerte de su bebé puede recordarle experiencias dolorosas anteriores, como otras pérdidas y muertes, problemas de infertilidad o familiares. A menudo, el sufrimiento de esas experiencias anteriores puede regresar e interponerse en el proceso de recuperación.

Busque un grupo de personas que puedan apoyarla inmediatamente después de la muerte del bebé y durante los meses que siguen. Tenga en cuenta que usted no está sola. Hay varias personas que tienen los conocimientos y destrezas necesarias para ayudarla. Tal vez su médico o enfermera pueda dirigirla a los sistemas de apoyo de su comunidad. Entre éstos figuran las educadoras de parto, los grupos de autoayuda, trabajadores sociales y miembros del clero. Algunos de estos recursos pueden ser más útiles que otros. Necesitará encontrar el que mejor se adapte a sus necesidades.

Muchos padres que lamentan la muerte de sus niños encuentran beneficioso participar en grupos de padres que han tenido la misma experiencia. Los miembros de estos grupos de apoyo comprenden sus sentimientos, tensiones y temores, y saben el tipo de consideración que necesita.

Obtener asesoramiento profesional también puede ayudar a mitigar el sufrimiento, la culpa y la depresión. Hablar con un consejero capacitado puede ayudarle a comprender y aceptar lo que ha acontecido. Puede que desee recibir ayuda sólo para usted, para usted y su pareja o para la familia entera. Hay varias razones para obtener ayuda:

➤ Se siente "atrapada" en una fase del proceso de aflicción que no le permite hacerles frente a algunos problemas.

➤ Tiene problemas físicos o emocionales graves que no le permiten funcionar. Entre éstos figuran no poder regresar a trabajar, perder interés en su salud y aspecto, tener dificultad para dormir o quedarse acostada todo el día. (Para obtener más información sobre la depresión, consulte el Capítulo 12).

¿Otro embarazo?

Antes de pensar en quedar embarazada nuevamente, permita que transcurra un tiempo para que usted y su pareja puedan lidiar con sus sentimientos. Después de perder a un bebé, algunas parejas sienten la necesidad de tener otro bebé de inmediato. Creen que de esa manera se llenará el vacío que sienten o se mitigará el dolor. Un bebé nuevo no puede reemplazar al bebé que ha muerto. Si tiene un bebé al poco tiempo de la muerte del otro bebé, tal vez se le haga difícil pensar en el hijo nuevo como una persona separada y especial.

Si decide quedar embarazada nuevamente, tenga en cuenta que la probabilidad de perder a otro bebé es muy pequeña en la mayoría de los casos. Aun así, es posible que se sienta ansiosa y preocupada durante el siguiente embarazo. Hable con su médico o enfermera sobre la muerte del bebé. Averigüe cuál es la probabilidad de que vuelva a suceder y lo que puede hacer para reducir este riesgo. Su médico podría sugerir que se someta a varias pruebas antes o durante el embarazo para detectar si surge algún problema en sus primeras etapas. (El Capítulo 18 trata más a fondo la planificación del siguiente embarazo).

El futuro

El dolor de perder a su bebé nunca desaparecerá por completo, pero no será siempre el enfoque principal de su vida y sus pensamientos. Llegará el momento en que usted podrá hablar y pensar sobre el bebé con más facilidad y menos dolor. Y un día se encontrará haciendo las cosas que acostumbraba hacer—como disfrutar de actividades favoritas, reanudar amistades y mirar con esperanza hacia el futuro.

CAPÍTULO **17**

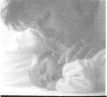

Las infecciones durante el embarazo

Las infecciones las causan diminutos organismos que invaden el cuerpo y luego se propagan. Estos organismos pueden ser bacterias o virus. El cuerpo depende del sistema inmunológico para combatir a los invasores y tratar de eliminarlos. Mientras se lleva a cabo esta batalla, su cuerpo podría presentar algunos síntomas, como salpullido, dolor, fiebre e hinchazón. También puede producir anticuerpos en la sangre.

Los anticuerpos son proteínas especiales que se producen en la sangre para combatir las infecciones que se contraen. Son una parte clave del sistema inmunológico. Hay pruebas que demuestran que están presentes. Si hay anticuerpos presentes contra alguna enfermedad, quiere decir que la persona ha estado expuesta a esa enfermedad. En muchos casos, una vez que el cuerpo produce anticuerpos contra una enfermedad, la persona desarrolla inmunidad a esa enfermedad y no la contraerá en el futuro.

Las infecciones pueden variar de resfriados leves, a enfermedades seme-

jantes a la gripe o bien, enfermedades potencialmente mortales. Hay ciertas infecciones que pueden perjudicar al feto si la madre está expuesta a ellas durante el embarazo. Aunque un resfriado o la gripe a menudo no causa daño alguno a la madre ni al feto, los medicamentos de venta sin receta que se usan para tratarlos pueden ser perjudiciales.

A veces la infección no produce ningún síntoma o los síntomas no se presentan de inmediato. Mientras más pronto se detecte y trate una infección, menor será la probabilidad de que cause problemas médicos a largo plazo.

Algunas infecciones pueden prevenirse con *vacunas*. Sin embargo, hay ciertos tipos de vacunas que no son seguras durante el embarazo. Las vacunas contienen una pequeña cantidad del mismo organismo que causa la infección o una pequeña cantidad de un organismo semejante. Esta cantidad es suficiente para causar la producción de anticuerpos, pero no suficiente como para causar la enfermedad.

313

Las vacunas

Las vacunas ayudan a prevenir enfermedades que se producen a causa de una infección. Al igual que con todos los medicamentos, las vacunas deben administrarse durante el embarazo sólo si son necesarias y seguras. Lo mejor es recibir todas las vacunas antes de quedar embarazada. Si es necesario administrar alguna vacuna durante el embarazo, la mejor opción es esperar hasta el cuarto mes.

Evite estar expuesta al sarampión, rubéola, paperas y varicela durante el embarazo. Vacúnese contra el sarampión, la rubéola y las paperas por lo menos 1 mes antes de quedar embarazada. También debe recibir la vacuna contra la varicela por lo menos 1 mes antes de quedar embarazada. Si está embarazada pero no se ha vacunado, pregúntele al médico cuándo debe hacerlo. Las vacunas son seguras para usted y su bebé durante la lactancia. Las mujeres embarazadas también deben vacunarse contra la influenza (gripe) si estarán embarazadas durante la temporada de la gripe (noviembre a marzo).

Las siguientes vacunas por lo general no se administran a las mujeres embarazadas, pero los beneficios podrían tener más peso que los riesgos si tiene la probabilidad de entrar en contacto con estas infecciones:

➤ Hepatitis A

➤ Hepatitis B

➤ Pulmonía por neumococos

➤ Rabia

➤ Polio

➤ Difteria

➤ Tétanos

Las siguientes vacunas contienen virus vivos y deben evitarse durante el embarazo:

➤ Enfermedad de Lyme

➤ Sarampión

➤ Paperas

➤ Rubéola

➤ Varicela

La mejor forma de protegerse contra las infecciones es vacunarse o evitar estar expuesta a ellas antes y durante el embarazo. Si cree que ha estado expuesta a una infección, dígaselo de inmediato al médico o la enfermera. A veces es posible tomar medidas para evitar problemas y reducir el riesgo que correría el bebé.

Las enfermedades venéreas

Las *enfermedades venéreas* son infecciones que se transmiten de una persona a otra a través de contacto sexual. Algunas enfermedades venéreas pueden ser perjudiciales durante el embarazo. Por ejemplo, si tiene una enfermedad venérea, está más propensa a tener un parto prematuro e inflamación del revestimiento del útero.

Si cree que tiene una enfermedad venérea, pida que le hagan las pruebas y obtenga tratamiento de inmediato. Su pareja también debe recibir tratamiento. Ninguno de los dos debe tener relaciones sexuales hasta que haya concluido el tratamiento.

La clamidia y gonorrea

La *clamidia* y la *gonorrea* son las enfermedades venéreas más comunes en Estados Unidos. Estas infecciones las produce una bacteria que se transmite de una persona a otra a través de actividades sexuales. Las infecciones son parecidas en muchas formas y a menudo ocurren a la misma vez. Estas bacterias infectan los mismos sitios de las vías reproductoras de la mujer. En muchos casos, el cuello uterino, recto y la uretra (la abertura por donde pasa la orina) están infectados.

Los síntomas más comunes en los hombres con clamidia o gonorrea consisten en secreciones del pene y dolor al orinar. La mujer muchas veces no presenta síntoma alguno y a menudo se percata de que está infectada con una de estas enfermedades venéreas cuando su pareja sexual le informa que tiene la infección o cuando se hace una prueba. Las pruebas que detectan estas enfermedades venéreas forman parte de la atención prenatal rutinaria. Estas enfermedades se tratan con antibióticos, aun durante el embarazo.

Las mujeres embarazadas infectadas corren un riesgo mayor de tener ruptura prematura de membranas y parto prematuro. Algunas mujeres podrían incluso tener un aborto espontáneo.

La clamidia y la gonorrea pueden infectar a los recién nacidos durante el parto vaginal. Los ojos del recién nacido son un blanco fácil para la clamidia. Para evitar que se produzcan daños, se les da tratamiento a los ojos de todos los recién nacidos independientemente de si la madre tiene o no tiene clamidia. La clamidia puede también causar neumonía en el recién nacido.

La clamidia y la gonorrea pueden causar la enfermedad inflamatoria pélvica. Ésta es una infección grave que se propaga desde la vagina y el cuello uterino al área de la pelvis. Puede atacar el útero, las trompas de Falopio y los ovarios.

El virus de herpes simple

El *herpes genital* es una infección causada por el virus del herpes simple. Los síntomas consisten en llagas o ampollas dolorosas en los órganos sexuales o alrededor de ellos. El herpes también

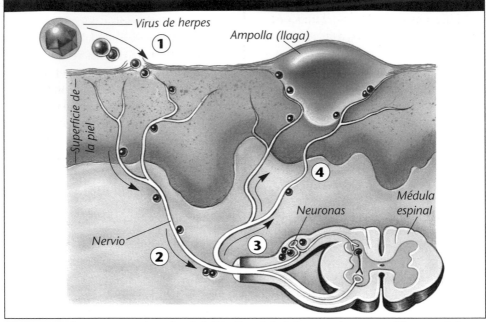

El virus de herpes atraviesa la piel (1). De ahí viaja por el cuerpo (2) y se aloja en las neuronas cerca de la columna vertebral (3). Cuando algún suceso provoca un brote nuevo de herpes, el virus abandona su lugar de reposo y se traslada por los nervios hasta regresar nuevamente a la superficie de la piel (4).

puede atacar la boca, los ojos, los dedos y otras partes del cuerpo. Otros síntomas son glándulas hinchadas, fiebre, escalofrío, dolores musculares, fatiga y náuseas. A veces no hay síntoma alguno.

La infección se transmite mediante el contacto directo con una persona con llagas activas. En algunos casos, el virus puede transmitirse a otras personas aun cuando las llagas han sanado.

No hay cura para el herpes genital. Sin embargo, hay medicamentos disponibles para tratar los síntomas. Aunque las llagas de herpes se curan, el virus permanece en las neuronas cerca de la columna vertebral y se queda allí hasta que algún suceso provoque un nuevo brote. Entonces, las llagas brotan nuevamente.

En algunos casos poco comunes, los recién nacidos pueden infectarse con el virus de herpes durante el parto. Si esto ocurre, se podría perjudicar el sistema nervioso, causar ceguera, retraso mental o la muerte. El riesgo es mayor cuando la mujer contrae herpes por primera vez durante las últimas semanas de embarazo. Aunque ocurre muy raras veces, el herpes genital durante el embarazo puede provocar un aborto espontáneo.

Si alguna vez ha tenido herpes genital o ha tenido relaciones sexuales con una persona infectada, dígaselo al médico o enfermera. Es posible que él o ella quiera determinar si usted tiene lesiones abiertas. Si ha tenido herpes anteriormente pero no tiene llagas de herpes, el bebé puede nacer por vía vaginal. Si hay indicios de una infección activa durante el trabajo de parto, es posible que necesite tener al bebé por cesárea. El parto por cesárea reduce el riesgo de que el bebé entre en contacto con el virus. Sin embargo, el bebé podría infectarse sin pasar por la vagina. Esto puede suceder si se ha roto el saco amniótico unas horas antes del parto.

El virus del papiloma humano

El *virus del papiloma humano (VPH)* es un virus muy común que puede causar *verrugas genitales*. Sin embargo, es posible tener este virus sin presentar dichas verrugas. En las mujeres, las verrugas aparecen agrupadas en la vulva, dentro de la vagina, en el cuello uterino o alrededor del ano. A veces las verrugas causan comezón (picazón) y sangrado. Las verrugas en el área genital pueden transmitirse fácilmente de una persona a otra durante el acto sexual, lo cual incluye el sexo oral y anal.

El riesgo de que los bebés de madres con el VPH contraigan la infección es leve. En casos poco comunes, el recién nacido podría tener verrugas en la garganta, pero esto no es motivo suficiente para que el parto se realice por cesárea.

Las verrugas genitales pueden desaparecer por su cuenta. Ciertos medicamentos que se recetan para tratar las verrugas no deben usarse durante el embarazo. Esto se debe a que se absorben a través de la piel y pueden causar defectos congénitos.

Las verrugas pueden crecer en tamaño y número durante el embarazo. Raras veces las verrugas en la vagina o cuello uterino causan problemas durante el parto. Las verrugas pueden reducir la elasticidad del canal de parto u obstruirlo. Si esto sucede, es necesario dar a luz por cesárea.

Si hay muchas verrugas o son grandes, se podrían eliminar mediante una cirugía menor. Este tratamiento con frecuencia puede realizarse sin riesgo durante el embarazo. En algunos casos, lo mejor es esperar hasta que nazca el bebé para comenzar el tratamiento.

La sífilis

La sífilis puede ser una enfermedad venérea grave. Esta infección la causa un organismo denominado espiroqueta. La sífilis ocurre en varias etapas y es más fácil transmitirla en algunas etapas que en otras. Si no se le da tratamiento, la sífilis puede lesionar el corazón y el cerebro, causar ceguera, demencia y provocar la muerte. Si se detecta y trata en sus primeras etapas, los daños pueden ser menores.

La sífilis puede transmitirse desde la sangre de la mujer embarazada al bebé y causar abortos espontáneos, la muerte fetal o la ruptura prematura de membranas. Los bebés que nacen con sífilis pueden tener defectos congénitos. Tratar al bebé infectado después del nacimiento previene que ocurran más daños en muchos casos.

La sífilis puede ser difícil de detectar en la mujer. La llaga que marca el sitio de la infección—denominada *chancro*—no es dolorosa. Podría estar alojada en la vagina y por lo tanto no se puede ver. El chancro aparece sólo en las primeras etapas de la sífilis. Los síntomas que se presentan posteriormente consisten en salpullido, pereza o fiebre leve.

En las etapas iniciales de la sífilis, puede realizarse una prueba de sangre que a veces detecta la enfermedad. Si se observa un chancro, la infección puede diagnosticarse raspando tejido del chancro. Aunque el chancro desaparece por su cuenta sin tratamiento, la infección continúa. Una vez que desaparece el chancro, la única forma confiable de diagnosticar la sífilis es mediante una prueba de sangre.

El tratamiento con antibióticos puede detener el daño al bebé, pero no es posible revertir el daño que ya se haya producido. El tratamiento durante los primeros 3 ó 4 meses del embarazo evitará que se produzcan daños a largo plazo.

La tricomoniasis

La *tricomoniasis* es una enfermedad venérea que ataca la vagina. Puede que no produzca síntoma alguno pero, si se producen, consisten en secreciones vaginales, ardor e irritación. Las mujeres infectadas corren un riesgo mayor de tener ruptura prematura de membranas y parto prematuro.

Es posible tratar la tricomoniasis sin riesgo con antibióticos durante el embarazo. De esta forma se pueden aliviar los síntomas, aumentar la probabilidad de curar la enfermedad y reducir la posibilidad de transmitir la infección a otras personas.

El virus de inmunodeficiencia humana

El virus de inmunodeficiencia humana (VIH) se transmite mediante el contacto con los líquidos del cuerpo—principal-mente sangre o semen—de una persona infectada. Las formas más comunes de transmitir esta infección son a través del contacto sexual y al compartir las agujas que se usan para inyectarse drogas. En casos poco comunes, la infección podría transmitirse a través de una transfusión de sangre. Desde 1985 se realizan pruebas en el suministro de sangre de Estados Unidos para detectar el VIH. La sangre infectada no se usa. La leche materna de una mujer con VIH también puede transmitir el virus a su bebé.

Una vez que se encuentra en el cuerpo, el VIH destruye las células que forman parte del sistema inmuno-lógico—la defensa natural del cuerpo contra las enfermedades. Al hacerlo, el cuerpo queda expuesto a infecciones que pueden causar la muerte. Cuando una persona con VIH contrae una de estas infecciones o tiene un nivel muy bajo de células del sistema inmunológico, se dice que tiene el *síndrome de inmunodefi-ciencia adquirida (SIDA).*

Una vez que se contrae la infección del VIH, no hay cura. La persona infectada tendrá el virus por el resto de su vida. En la mayoría de los casos, la persona infec-tada con VIH no se enferma inmediata-mente. Es posible que transcurran más de 5 años antes de que aparezcan los síntomas. A veces las personas infectadas con VIH tienen una enfermedad breve, como gripe. Los síntomas que se producen posteriormente son, entre otros, pérdida de peso, fatiga, ganglios linfáticos hinchados, sudor nocturno, fiebre, diarrea y tos.

A continuación se señalan algunas formas de reducir el riesgo de contraer la infección del VIH:

➤ Use condones (profilácticos) de látex al tener relaciones sexuales.

➤ No se inyecte drogas.

➤ Evite tener relaciones sexuales con más de una pareja.

➤ Evite tener relaciones sexuales con alguien que use drogas o tenga otras parejas sexuales.

El VIH puede transmitirse de la madre al bebé durante el embarazo o en el parto. El bebé podría también infectarse durante el parto vaginal. Algunas mujeres pueden beneficiarse de dar a luz por cesárea.

Las pruebas del VIH

En Estados Unidos, alrededor de 2 de cada 1,000 mujeres embarazadas están infectadas con el VIH. Es posible que una mujer esté infectada con este virus y no lo sepa.

Tratar a la madre infectada con el VIH reduce en gran medida la probabilidad de transmitirle el virus al bebé. Por este motivo, todas las mujeres embarazadas deben realizarse la prueba del VIH como parte de las pruebas prenatales rutinarias. Si una mujer embarazada determina que está infectada, puede comenzar a recibir tratamiento y evitar transmitir la infección al bebé. Si tiene alguna pregunta sobre la prueba o los posibles resultados, hable con su médico.

Una prueba para detectar el VIH se denomina enzimoinmunoanálisis (ELISA, por sus siglas en inglés). Esta prueba muestra si hay anticuerpos contra el VIH presentes en la sangre, lo que sería un indicio de infección. Si el resultado es positivo, se repite el enzimoinmunoaná-

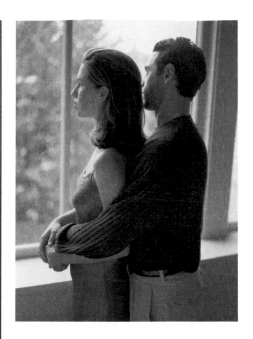

lisis y se realiza otra prueba, denominada inmunotransferencia, para confirmarla. Si ambas pruebas son positivas, se diagnostica la infección por el VIH. Esto significa que la infección está presente y puede transmitirse a otras personas, incluso al feto.

En muy raras ocasiones, las pruebas pueden producir resultados falso-positivos o indefinidos. Un resultado falso-positivo significa que la prueba muestra que la persona está infectada cuando realmente no lo está. Esto ocurre en 1 a 2% de los casos.

Hay otros factores que pueden causar que los resultados no sean correctos. Una vez que una persona esté expuesta al VIH, es necesario que transcurran semanas o meses antes de que se produzcan suficientes anticuerpos en la sangre como para que la prueba arroje resultados positivos. Esto significa que si una persona estuvo expuesta al virus sólo una semana antes de la prueba, el resultado de dicho análisis será negativo. Esto se denomina resultado falso-negativo.

El tratamiento del VIH

No hay cura para el VIH ni el SIDA, pero los tratamientos pueden prolongar la vida. Las mujeres que queden embarazadas mientras usan medicamentos para tratar el VIH deben continuar con el tratamiento. El tratamiento para la infección del VIH reduce en gran medida la probabilidad de transmitirle el virus al feto.

Si una mujer embarazada infectada con el VIH comienza el tratamiento durante las semanas 14 a 34 de embarazo, se reduce en gran medida la probabilidad de infectar al feto. Sin este tratamiento, alrededor de un 25% de los bebés (1 de cada 4) que nace de una mujer infectada con el VIH contraerá el virus. Con el tratamiento, ese número se reduce a menos de un 8%, o aproximadamente 1 de cada 12. Para obtener mejores resultados, los medicamentos del VIH deben tomarse durante el embarazo, trabajo de parto y parto. Algunas mujeres podrían beneficiarse de dar a luz por cesárea. Se le debe administrar el medicamento también al recién nacido durante las primeras 6 semanas de vida.

Después del parto, es necesario administrar cuidados especiales para evitar transmitirle la infección al bebé de otras maneras. La mujer debe tener cuidado de no permitir que los líquidos de su cuerpo entren en contacto con las membranas mucosas del bebé (en la boca, ojos, nariz y recto). Tampoco debe amamantar a su bebé. Es importante continuar también con el tratamiento.

La tuberculosis

La tuberculosis es una enfermedad causada por una bacteria que se transmite por el aire. Se propaga cuando una persona tose o estornuda. Por lo general, la infección ocurre en los pulmones. Pero la infección de tuberculosis también puede ocurrir en otras partes del cuerpo, como los genitales, el cerebro, los riñones o los huesos.

Si una mujer embarazada cree que ha estado expuesta a la tuberculosis, ha emigrado de un país con una incidencia alta de tuberculosis o tiene ciertos padecimientos médicos, debe someterse a una prueba cutánea (en la piel) para detectar esta enfermedad. Si el resultado de la prueba cutánea es positivo, le harán una radiografía del pecho.

La tuberculosis puede estar activa o latente. La gente con tuberculosis activa puede tener síntomas como fiebre, pérdida de peso, sudor nocturno, tos, dolor de pecho y fatiga. La infección activa por lo general aparece en una radiografía del pecho.

La gente con tuberculosis latente por lo general no presenta síntomas y tiene radiografías normales del pecho. La mayoría de la gente infectada con tuberculosis tiene la forma latente de esta enfermedad. Sus cuerpos pueden detener la propagación de la bacteria. La bacteria se vuelve inactiva pero permanece viva en el cuerpo y puede activarse posteriormente.

En la mayoría de las mujeres embarazadas, el tratamiento de la infección latente de la tuberculosis debe prorrogarse hasta que hayan transcurrido 2 ó 3 meses después del parto. Si la tuberculosis está latente pero amenaza con volverse activa, el tratamiento debe comenzar de inmediato. Entre los factores de riesgo figuran haber estado recientemente infectada con tuberculosis (durante los últimos 2 años), haber tenido un resultado positivo en la prueba del VIH e inyectarse drogas.

Hay muchos medicamentos que se usan para tratar la tuberculosis latente. El tratamiento dura de 2 a 9 meses. Es importante terminar con el tratamiento. También es posible administrar vitamina B_6 como parte del tratamiento. La mujer puede amamantar con seguridad si aún está bajo tratamiento después de que nazca el bebé.

La tuberculosis activa se trata con varios medicamentos durante un período mínimo de 9 meses. La mayoría de los medicamentos que se usan para tratar la tuberculosis son seguros y pueden administrarse durante el embarazo. Después del parto, es posible que sea necesario mantener alejado al bebé por un tiempo. Por lo general, la gente no está contagiosa al cabo de 2 semanas de tratamiento. Después de esa fecha, generalmente es seguro amamantar.

Durante la fase latente o activa de la tuberculosis, el feto podría infectarse a través de la sangre o inhalando la bacteria durante el parto. Por este motivo, el bebé recibirá tratamiento para la tuberculosis después del parto.

La hepatitis

La hepatitis es una infección viral que afecta al hígado. Las cuatro clases más comunes de infecciones de hepatitis son los tipos A, B, C y D. El tipo A no puede

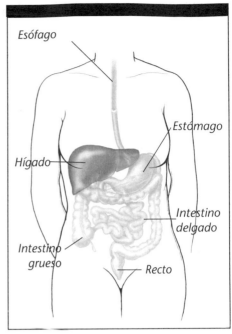

La hepatitis B lesiona el hígado y puede perjudicar al feto durante el embarazo. Todas las mujeres embarazadas deben hacerse una prueba para detectar esta infección.

transmitirse y el tipo D es poco común. La hepatitis B es la más preocupante durante el embarazo ya que tiene una mayor probabilidad de transmitirse al bebé.

La hepatitis B puede transmitirse entre personas a través de líquidos corporales infectados. Entre éstos figuran sangre, semen, líquidos vaginales y saliva. Los siguientes factores aumentan el riesgo de contraer una infección de hepatitis B:

➤ Inyectarse drogas y compartir agujas

➤ Tener varios compañeros sexuales

➤ Trabajar en un empleo relacionado con la salud que la exponga a sangre y productos sanguíneos

➤ Vivir con una persona infectada con hepatitis B

➤ Recibir productos sanguíneos (por ejemplo, para un trastorno de la coagulación)

Algunas personas infectadas con hepatitis B tienen hepatitis crónica. Algunos síntomas son fatiga, falta de apetito, náuseas y dolores musculares. La hepatitis crónica puede ser mortal. Algunas personas con hepatitis tienen problemas del hígado, como cirrosis (endurecimiento) del hígado y cáncer de hígado. La mayoría de las personas que contraen hepatitis no pueden transmitirla a otras personas una vez que la hepatitis se haya curado.

Es posible que algunas personas con hepatitis B no se sientan enfermas ni muestren indicios de la enfermedad. Sin embargo, son portadoras de la infección. Tienen el virus en el cuerpo y son capaces de contagiar a otras personas.

Hay pruebas de sangre que detectan si una persona ha estado infectada con hepatitis B. Todas las mujeres embarazadas deben someterse a una prueba de hepatitis B. La infección puede ser difícil de diagnosticar sin dichas pruebas ya que los síntomas—náuseas y vómitos—ocurren a menudo en el embarazo de todas formas. Si es posible que esté infectada, el médico le administrará **inmunoglobulina de hepatitis B**. Esta sustancia contiene anticuerpos contra el virus y puede reducir la gravedad de la enfermedad. También se puede recetar reposar, llevar una dieta e ingerir líquidos.

Una mujer portadora puede transmitirle el virus de hepatitis B a su bebé

Vacuna contra la hepatitis B

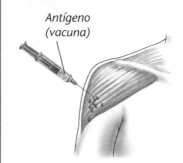

Se inyecta la vacuna contra la hepatitis.

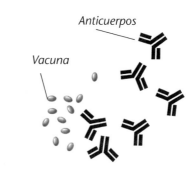

La vacuna estimula la producción de anticuerpos.

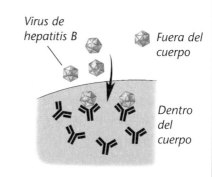

Cuando una persona está expuesta al virus de hepatitis B, los anticuerpos previenen la infección.

durante el parto. La probabilidad de que el bebé contraiga el virus depende de cuándo se infectó la madre. Si fue durante las primeras semanas de embarazo, la probabilidad es de menos de un 10% de que el bebé se infectará con el virus. Si fue más tarde en el embarazo, la probabilidad de que el bebé se infecte podría ser de un 90%. La hepatitis puede ser muy grave en los bebés, incluso puede ser mortal. Aun los bebés que aparentan estar bien corren riesgo de presentar problemas graves de salud.

Los recién nacidos infectados tienen un alto riesgo (hasta un 90%) de convertirse en portadores crónicos de hepatitis B. Si se convierten en portadores, como adultos tienen un 25% de probabilidad de morir de cirrosis o cáncer de hígado.

Hay una vacuna disponible para prevenir la infección de hepatitis B. Todos los adolescentes o adultos con un riesgo elevado de contraer el virus de hepatitis B deben vacunarse. Los bebés también deben recibir la vacuna. Esta vacuna se administra en tres dosis. Las primeras dos dosis se administran con un mes de intervalo entre cada dosis y la tercera al cabo de 6 meses.

En las madres infectadas, el bebé también recibirá la inmunoglobulina de hepatitis B a poco tiempo del parto. Con este tratamiento, la probabilidad de que el bebé contraiga la infección es de sólo 1 en 20. Si el bebé recibe la vacuna, es seguro amamantarlo.

La hepatitis C es una enfermedad que ocurre ahora con más frecuencia que antes. En muy raras ocasiones se transmite al bebé al amamantarlo. No hay una vacuna disponible para prevenir la infección de hepatitis C.

Las infecciones vaginales

Cuando hay un desequilibrio en las bacterias que proliferan en la vagina, se podría producir una infección denominada *vaginosis bacteriana*. Esta infección es la causa más común de secreciones vaginales. La secreción produce un olor a pescado. La vaginosis bacteriana no es una enfermedad venérea. Algunas mujeres pueden correr un riesgo mayor de presentar complicaciones, como parto prematuro o ruptura prematura de membranas si tienen esta infección.

Las infecciones de la vejiga y los riñones

Las infecciones de la vejiga (también denominadas infecciones de las vías urinarias) son comunes durante el embarazo. Cuando las infecciones son graves, pueden causar problemas tanto a la madre como al feto. Algunas infecciones de la vejiga pueden sólo detectarse mediante pruebas. Dado que es posible que no hayan síntomas, las pruebas son una parte rutinaria de la atención prenatal. Algunos síntomas asociados con una infección de la vejiga, como dolor al orinar, pueden producirse por otros problemas, como por una infección de la vagina o vulva.

La *cistitis* es una infección de las vías inferiores (vejiga). Se trata con antibióticos. Algunos síntomas son los siguientes:

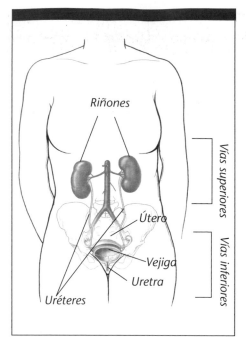

Riñones

Vías superiores

Útero

Vejiga

Uretra

Uréteres

Vías inferiores

El sistema urinario de la mujer está dividido en una vía superior e inferior.

➤ Necesidad incrementada de orinar

➤ Ardor o dolor al orinar

➤ Dolor en la parte inferior del abdomen

➤ Sangre en la orina

La **pielonefritis** es una infección de las vías superiores (riñones). La causa más común es una infección de la vejiga que no recibe tratamiento o no se cura con tratamiento. Por este motivo los medicamentos recetados para la infección de la vejiga deben terminarse, aun si los síntomas desaparecen. Los síntomas consisten en escalofríos, fiebre, ritmo cardíaco acelerado y náuseas o vómitos. La infección de los riñones puede provocar un parto prematuro o una infección grave. La pielonefritis se trata con antibióticos por vía intravenosa o inyecciones de antibióticos. Después que los síntomas desaparecen, se examina la orina para detectar si aún hay indicios de la infección.

El estreptococo del grupo B

La bacteria estreptococo del grupo B es bastante común en las mujeres embarazadas. Aproximadamente del 10 al 30% de las mujeres embarazadas tienen estreptococo del grupo B. Esta bacteria puede estar alojada en las vías digestivas, urinarias y reproductoras de las mujeres y los hombres. En las mujeres, la bacteria de estreptococo del grupo B se encuentra con más frecuencia en la vagina y el recto. El estreptococo del grupo B no es una enfermedad venérea.

La bacteria de estreptococo del grupo B es distinta a la bacteria estreptocócica que causa infección de la garganta. El estreptococo del grupo B puede residir en el cuerpo sin causar síntoma alguno. La bacteria puede infectar la vejiga, los riñones, los pulmones o el útero y causar dolor e inflamación. Estas infecciones a menudo no son graves y pueden tratarse con antibióticos. Cuando la bacteria de estreptococo del grupo B está presente pero no causa infección, se dice que la persona está "*colonizada*".

Aunque el estreptococo del grupo B es bastante común durante el embarazo, son muy pocos los bebés que se enferman por la infección de esta bacteria. Si la bacteria se transmite de la mujer al bebé, el bebé se

Factores de riesgo para contraer la infección por estreptococo del grupo B

Las mujeres con estos factores de riesgo están más propensas a tener bebés con una infección por estreptococo del grupo B:

➤ Trabajo de parto prematuro (trabajo de parto que comienza antes de la semana 37 de embarazo)

➤ Ruptura prematura de membranas durante una etapa premadura (ruptura del saco amniótico antes de la semana 37 de embarazo)

➤ Ruptura prolongada de membranas (18 horas o más antes del parto)

➤ Parto anterior de un niño con infección por estreptococo del grupo B

➤ Temperatura superior a los 100.4°

➤ Presencia de estreptococo del grupo B en la orina

infectará. Sólo del 1 al 2% de los bebés se infecta. Los bebés que se infectan pueden tener infecciones a poco tiempo de contraer la bacteria o posteriormente.

Las infecciones que ocurren al poco tiempo de contraer la bacteria comienzan cuando el bebé pasa a través del canal de parto colonizado con la bacteria de estreptococo del grupo B. Estas infecciones ocurren dentro de un plazo de 7 días del parto. La mayoría ocurre durante las primeras 6 horas. Esta infección puede causar problemas serios e incluso la muerte en algunos bebés.

Las infecciones que se adquieren posteriormente ocurren después de los primeros 7 días de vida. Alrededor de la mitad de las infecciones que se adquieren posteriormente se transmiten de la madre al bebé durante el parto. La otra mitad se adquiere por otros medios de infección,

como al tener contacto con personas infectadas con la bacteria de estreptococo del grupo B.

Cuando las pruebas y el tratamiento se realizan entre las semanas 35 a 37 de embarazo, el riesgo disminuye en gran medida, pero no es posible prevenir todos los casos. Las infecciones que se adquieren al poco tiempo del parto y las infecciones posteriores pueden ser graves. Ambas pueden causar inflamación de los vasos sanguíneos, los pulmones, el cerebro y la médula espinal del bebé. Ambos tipos causan la muerte en aproximadamente un 5% de los bebés infectados.

Las pruebas

La forma más precisa de diagnosticar el estreptococo del grupo B es mediante un cultivo. Para realizar la prueba, se usa un aplicador de algodón para tomar muestras de la vagina y el recto. La muestra se envía entonces a un laboratorio. Pueden transcurrir 2 días antes de obtener los resultados.

El período más útil para diagnosticar el estreptococo del grupo B es durante las semanas 35 a 37 de embarazo. Si el resultado es positivo, o muestra que hay estreptococo del grupo B, se administrarán antibióticos durante el trabajo de parto para evitar que se infecte el bebé.

Las mujeres que ya han tenido un bebé con una infección de estreptococo del grupo B, o han tenido una infección de las vías urinarias por estreptococo del grupo B durante el embarazo, no necesitan someterse a las pruebas. A estas mujeres les administran antibióticos durante el trabajo de parto.

El tratamiento

Todas las mujeres con resultados positivos para la infección causada por estreptococo del grupo B deben recibir tratamiento con antibióticos durante el trabajo de parto. Las mujeres bajo riesgo de contraer una infección de estreptococo del grupo B deben también recibir antibióticos durante el trabajo de parto (consulte el cuadro).

El antibiótico, que por lo general es penicilina, se administra por una vena. Los antibióticos funcionan sólo si se administran durante el trabajo de parto. El motivo de ello es que la bacteria se prolifera a un ritmo tan rápido que, si se da tratamiento antes de ese suceso, podría volver a proliferarse antes del trabajo de parto.

La infección por estreptococo del grupo B en un bebé tiene 20 veces más probabilidades de ocurrir si la madre no recibe tratamiento con antibióticos. No es necesario administrar antibióticos durante el parto por cesárea, aun si la madre es portadora del estreptococo del grupo B.

Otras infecciones

Hay otras infecciones que pueden causar problemas graves en las mujeres embarazadas o en sus bebés. Si está expuesta a estas infecciones durante el embarazo, pregúntele al médico sobre los efectos que causan durante el embarazo. Hay vacunas para muchas de estas enfermedades. Si no ha contraído ninguna de estas infecciones, es buena idea vacunarse contra ellas antes del próximo embarazo. En algunos casos, las vacunas pueden administrarse sin riesgo durante el embarazo (consulte el cuadro sobre vacunas).

El citomegalovirus

El *citomegalovirus (CMV)* es el virus más común que se transmite durante el embarazo. A diferencia de las demás infecciones virales, el CMV puede volver a aparecer aunque la persona haya estado infectada anteriormente y haya producido anticuerpos. Las personas que corren un riesgo mayor de contraer esta infección son los trabajadores médicos y de laboratorio, las madres de niños pequeños en centros que cuidan niños (guarderías) y los proveedores que cuidan niños.

Es difícil detectar el CMV debido a que rara vez produce síntomas. (Cuando lo hace, los síntomas son, entre otros, fiebre, ganglios linfáticos hinchados, dolor de garganta y fatiga). Las mujeres infectadas pueden transmitir la infección a sus bebés durante el embarazo, parto o al amamantar. Sin embargo, los bebés que nacen a término y son saludables tienen anticuerpos protectores y pueden ser amamantados.

Entre los problemas que causa el CMV en los bebés figura la ictericia (piel y ojos amarillentos que se producen cuando el hígado no funciona de la forma adecuada), microcefalia (tener la cabeza demasiado pequeña y retraso mental), sordera y problemas oculares. El riesgo de que el bebé contraiga la infección es mayor si la mujer presenta la infección por primera vez durante el embarazo. Esto ocurre en raras ocasiones.

No hay tratamiento para el citomegalovirus. La mejor forma de prevenir esta infección es evitar el contacto con personas infectadas y lavarse las manos a menudo. Las mujeres que corren un riesgo elevado deben someterse a las pruebas para determinar si han estado expuestas a este virus.

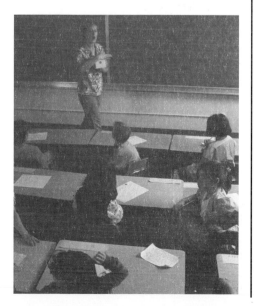

Las enfermedades de la niñez

Aunque se considera que algunas infecciones son propias de la niñez, también pueden ocurrir en adultos. Algunas pueden causar problemas graves en las mujeres embarazadas. Si ha tenido alguna de las enfermedades ilustradas en la Tabla 17-1 (en las siguientes páginas) es probable que no las vuelva a contraer. Además, hay vacunas para muchas de ellas. Si está expuesta a un niño que ha recibido la vacuna recientemente, usted y su bebé no corren riesgo alguno. Dado que muchos niños no han sido vacunados, estas enfermedades se han propagado mucho. Dígale a su médico si ha estado expuesta a estas enfermedades mientras está embarazada.

La influenza

La influenza (comúnmente denominada gripe) es una infección contagiosa del sistema respiratorio. Hay varios virus que pueden producir esta infección. Los síntomas principales consisten en fiebre, dolor de cabeza, fatiga, dolores musculares, tos, congestión, goteo nasal y dolor de garganta. El embarazo puede aumentar el riesgo de sufrir complicaciones por la gripe, como neumonía.

Todas las mujeres que van a quedar embarazadas durante la temporada de la gripe (de noviembre a marzo) deben recibir la vacuna contra esta enfermedad.

La protección que confiere la vacuna por lo general comienza al cabo de 1 ó 2 semanas de haber recibido la inyección. La protección dura 6 meses o más

Tabla 17–1. Enfermedades de la niñez

Enfermedad	Señales	Cuándo aparecen las señales
Varicela	➤ Salpullido ➤ Ampollas llenas de líquido que causan comezón (picazón) y que posteriormente se secan y producen costras ➤ Fiebre ➤ Malestar	10 a 21 días después de la exposición
Quinta enfermedad (eritema infeccioso) (parvovirus B19)	➤ Síntomas semejantes a un resfriado seguidos por sarpullido en las mejillas, brazos, piernas y tronco del cuerpo ➤ A veces, dolor en las articulaciones e hinchazón	Por lo general 4 a 14 días después de la exposición, pero a veces tanto como 20 días después de la exposición
Rubéola (sarampión alemán)	➤ Salpullido sin comezón ➤ Fiebre ➤ Ganglios linfáticos hinchados ➤ Dolor e hinchazón en las articulaciones	2 a 3 semanas después de la exposición
Sarampión ("sarampión rojo")	➤ Fiebre ➤ Goteo nasal y ojos lacrimosos ➤ Diminutas manchas blancas en el interior de la boca ➤ Salpullido que comienza en la frente y se propaga hacia los pies	7 a 11 días después de la exposición
Paperas	➤ Fiebre ➤ Glándulas hinchadas debajo de la mandíbula	12 a 25 días después de la exposición

Cuándo puede transmitirse	Riesgos durante el embarazo
1 a 2 días antes de que aparezca el sarpullido y hasta que todas las ampollas formen costra (un máximo de 5 días después de que aparezca el salpullido)	➤ La madre podría tener neumonía ➤ El recién nacido podría tener una enfermedad grave si la madre contrae la infección en la última semana antes del parto
Antes de que aparezca el sarpullido	➤ Aborto espontáneo en los primeros 3 a 4 meses ➤ Anemia en el feto si se contrae más tarde en el embarazo
En cualquier momento desde 10 días antes a 10 días después de que aparezcan las señales	➤ Aborto espontáneo ➤ Parto prematuro ➤ Defectos congénitos, especialmente si la madre tiene rubéola en el primer mes de embarazo
En cualquier momento desde 2 días antes hasta alrededor de 4 días después de que aparezca el salpullido	➤ La madre podría contraer neumonía ➤ Aborto espontáneo ➤ Bajo peso al nacer
En cualquier momento desde 3 días antes hasta por lo menos 10 días después de que aparezcan las señales	➤ Aborto espontáneo, trabajo de parto prematuro

tiempo. La vacuna contra la gripe se considera segura durante cualquier etapa del embarazo. Sin embargo, la vacuna administrada por rociador nasal no está aprobada para usarse en mujeres embarazadas.

La enfermedad de Lyme

La enfermedad de Lyme la produce la picadura de una garrapata de venado infectada, lo cual a menudo es difícil de ver a simple vista. El primer indicio de esta enfermedad es una llaga que parece un blanco de tiro. La llaga puede que desaparezca, pero la infección permanece presente. La enfermedad de Lyme también puede causar síntomas semejantes a la gripe, como articulaciones hinchadas o adoloridas y dolores musculares. Al cabo de varias semanas, algunas personas presentan salpullido, meningitis, parálisis de los músculos faciales o problemas cardíacos. Los antibióticos a menudo curan la infección.

Es prudente evitar las áreas de bosques densos si está embarazada. Si hay áreas donde puede haber garrapatas, use camisas de manga larga y pantalones largos metidos dentro de los calcetines (medias). Si encuentra una garrapata en su cuerpo que ha permanecido allí por más de 24 horas, llame a su médico. Hay una vacuna disponible que puede ayudar a prevenir la infección en las mujeres que corren un alto riesgo de contraer la enfermedad de Lyme.

El virus del Nilo occidental

La infección por el virus del Nilo occidental con mayor frecuencia la causa la picadura de un mosquito infectado. La gente infectada con el virus del Nilo occidental puede que no presente síntoma alguno. En algunos casos, la infección puede causar la fiebre del Nilo occidental o una enfermedad grave del Nilo occidental. La fiebre del Nilo occidental puede causar síntomas semejantes a la gripe, como fiebre, dolor en el cuerpo y de cabeza. No hay un tratamiento determinado para la infección por el virus del Nilo occidental. Se desconoce aún si la infección con este virus durante el embarazo puede afectar al bebé. Sin embargo, si está embarazada, es prudente protegerse contra las picaduras de mosquitos usando pantalones largos, camisas de manga larga y aplicándose repelente de mosquitos cuando se encuentre afuera.

La toxoplasmosis

El parásito que causa la *toxoplasmosis* puede vivir en cualquier animal que resida afuera. La gente puede contraer la infección comiendo carnes crudas o si no están bien cocidas, además de verduras sin lavar. La infección también puede producirse al entrar en contacto con las heces de los animales. El parásito no se transmite de una persona a la otra. La forma más común en que se contrae la infección en Estados Unidos es trabajando en un jardín sin guantes. En raras ocasiones, puede ocurrir al cambiar la caja de arenilla de gatos, especialmente si el gato pasa tiempo afuera.

La toxoplasmosis puede que no produzca síntoma alguno o una enfermedad leve en los adultos. Si se producen síntomas, éstos son semejantes a la gripe y pueden durar de varios días a varias semanas. Si contrae la infección antes de quedar embarazada, no la transmitirá a su bebé. Esta infección sólo puede transmitirse al bebé si la contrae por primera vez mientras está embarazada. Es probable que el bebé no se infecte si contrae toxoplasmosis durante los primeros 3 meses de embarazo.

Si contrae la infección, el recién nacido puede tener infecciones graves de los ojos, hígado y bazo dilatados, o pulmonía. A veces los problemas surgen al cabo de meses o incluso años, como pérdida de la audición, problemas con la visión y retraso mental. Algunas veces hay tratamiento disponible. Los bebés infectados reciben tratamiento al poco tiempo del parto para prevenir problemas a largo plazo.

La mejor forma de protegerse contra la toxoplasmosis es evitar estar expuesta a esta infección. Asegúrese de comer carnes bien cocidas y evitar entrar en contacto con la caja de arenilla de los gatos. Las mujeres embarazadas deben usar guantes a prueba de agua o evitar trabajar en el jardín en áreas con heces. Lávese siempre las manos con agua y jabón después de tocar la tierra, los gatos o la carne o verduras sin cocinar.

El ántrax (carbunco)

El ántrax es una enfermedad causada por una bacteria denominada *Bacillus anthracis*. Hay tres formas en que una persona puede infectarse con ántrax :

1. Por vía cutánea (a través de la piel)

2. Por inhalación (a través de los pulmones)

3. Por vía gastrointestinal (a través del sistema digestivo)

Las infecciones de ántrax en Estados Unidos son sumamente raras. El ántrax no se transmite de una persona a otra. La persona podría infectarse con ántrax al manipular productos o comer carnes de animales infectados que no se hayan cocinado adecuadamente. El ántrax también puede usarse como arma. La mayoría de la gente expuesta al ántrax cae enferma al cabo de 1 semana de la exposición.

El ántrax por lo general puede tratarse con ciertos antibióticos. En algunos casos, los antibióticos se usan para ayudar a prevenir la infección después de que la persona ha estado expuesta a la bacteria. Hay antibióticos disponibles que pueden usarse con seguridad durante el embarazo.

Cómo mantenerse saludable

Éstas son las mejores formas de prevenir infecciones durante el embarazo.

➤ Asegúrese de que sus vacunas estén al día antes de quedar embarazada.

➤ Conozca los síntomas de las infecciones para que pueda tomar medidas si contrae alguna.

➤ Compórtese en formas que eviten aumentar su riesgo de contraer una infección.

➤ Trate de evitar estar expuesta a una infección.

➤ Practique buenas costumbres de higiene, como lavarse a menudo las manos.

Si contrae una infección durante el embarazo, es posible que pueda recibir tratamiento para evitar que se perjudiquen usted y su bebé. En algunos casos, no hay tratamiento para la enfermedad o no es seguro recibirlo durante el embarazo. Es posible que su bebé necesite recibir tratamiento después del parto para tratar la enfermedad.

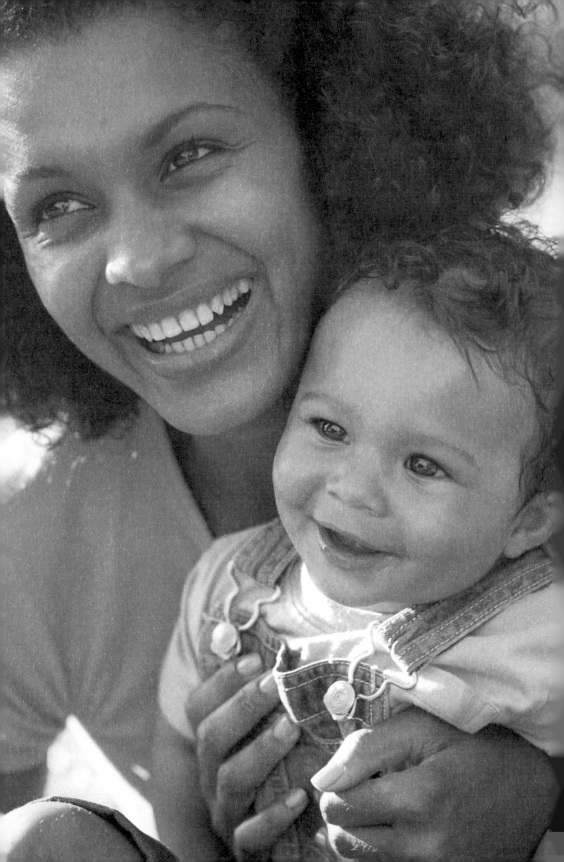

EL MANTENIMIENTO DE LA SALUD

La crianza de los hijos puede ser una de las labores más difíciles y remuneradoras de su vida. Aunque tal vez sea un reto mantener su propia salud mientras cuida de un hijo, es vital que lo haga.

Acuda a su médico con regularidad para obtener atención médica preventiva. Los exámenes y las pruebas de detección pueden encontrar problemas antes de que se produzcan enfermedades y las vacunas pueden ayudar a evitarlas.

Su obstetra-ginecólogo y el personal del consultorio son una parte importante del equipo de atención médica. Ellos pueden darle consejos sobre cómo llevar un estilo de vida saludable. Tomar las decisiones adecuadas sobre su estilo de vida es lo mejor que puede hacer para mantenerse saludable. Las decisiones que tome pueden ayudarla a sentirse bien hoy y prevenir problemas médicos en el futuro.

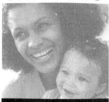

CAPÍTULO 18

Cómo mantener la buena salud y el bienestar

Aunque ya no esté embarazada, tiene buenas razones para mantener un buen estado de salud. Llevar una dieta sana y un estilo de vida saludable y hacerse exámenes médicos regulares, ayudarán a garantizar un buen estado de salud para usted y su familia. También la ayudarán a prepararse para tener hijos en el futuro.

Una dieta saludable

Alimentarse bien es una de las mejores medidas que puede tomar para mantenerse saludable. Las dietas saludables dan más energía, mejoran su sensación de bienestar y reducen el riesgo de padecer alguna enfermedad. Los alimentos que consume están asociados con el riesgo de presentar problemas de salud graves, como enfermedades del corazón, cáncer, diabetes y osteoporosis.

Selección diariasde alimentos

El primer paso hacia una dieta saludable es evaluar los alimentos de su dieta diaria. Comer una variedad de alimentos todos los días ayuda a garantizar una dieta balanceada.

La Guía Pirámide de Alimentos (consulte el Capítulo 6) puede ayudarla a elegir alimentos a la hora de planificar una dieta balanceada. Esta guía ilustra el número de porciones que debe consumir todos los días de cada uno de estos seis grupos de alimentos:

1. Pan, cereales, arroz y pasta

2. Frutas

3. Verduras

4. Carnes, aves, pescado, frijoles secos, huevos y nueces

5. Leche, yogur y queso

6. Grasas, aceites y golosinas

Trate de elegir la mayoría de sus alimentos del grupo de pan, ccreales, arroz y pasta. Este grupo tiene el número mayor (6 a 11) de porciones recomendadas. Aunque parezcan demasiadas porciones, realmente no lo son. Por

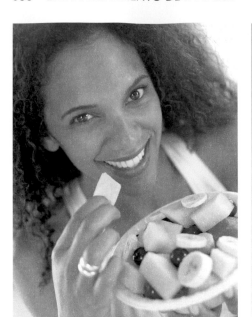

ejemplo, una rebanada de pan equivale a una porción, al igual que 1/2 taza de arroz o pasta o 1 onza de cereal. Por lo tanto, si se come un plato de cereal de desayuno, dos rebanadas de pan con el almuerzo y 1 taza de arroz o pasta y un panecillo con la cena, recibirá todo lo que necesita de ese grupo de alimentos.

Para bajar de peso, la mejor opción es elegir entre una variedad de alimentos, como los que tienen más proteína y menos carbohidratos. Hable con su médico o dietista para obtener más información.

Cómo controlar el peso

Para mantenerse saludable, debe mantener su peso dentro del mejor nivel correspondiente a su estatura. Es posible que haya visto tablas de estatura y peso que sugieren pesos para los hombres y mujeres basados en el tamaño de constitución—pequeño, mediano y grande. Actualmente, muchos

médicos usan la tabla del índice de masa corporal (IMC) (consulte el Capítulo 6) para determinar si su peso es normal.

El IMC compara la estatura de la persona con su peso y determina si tiene sobrepeso. Tener un IMC de 20 a 24 es normal, y de 25 a 29 es sobrepeso. Una mujer con un valor de 30 o más es obesa.

Es buena idea perder el peso aumentado durante el último embarazo antes de quedar embarazada nuevamente. Al hacerlo, podría evitar el aumento excesivo de peso que experimentan algunas mujeres después de varios embarazos. También puede ayudarle a prevenir la diabetes (diabetes gestacional) e hipertensión durante el embarazo. Puede bajar de peso consumiendo alimentos sanos y haciendo ejercicios. Hable con su médico sobre el plan para bajar de peso más adecuado para usted.

Los suplementos alimenticios

Puede que sea difícil obtener todos los nutrientes que necesite en su dieta. Es posible que algunas mujeres necesiten tomar vitaminas o minerales adicionales. Es buena idea tomar una multivitamina diariamente, pero hable con su médico si cree que se beneficiaría de suplementos vitamínicos adicionales. No tome más vitaminas de las que el médico sugiera. El hierro, calcio y ácido fólico son suplementos clave que las mujeres deben considerar tomar (consulte la Tabla 18-1).

Alimentos que debe evitar

El exceso de grasa

Cuando el cuerpo digiere la comida, descompone los alimentos en

Tabla 18–1. Suplementos vitamínicos básicos para las mujeres de 19 a 50 años

Suplemento	Uso	Aportes Dietéticos Recomendados (RDA)	Fuentes naturales
Hierro	El hierro es necesario para producir glóbulos rojos nuevos. Niveles bajos de hierro pueden causar anemia—bajo recuento sanguíneo. Las mujeres anémicas se sienten cansadas, débiles y se ven pálidas.	8 mg	Hígado, carnes, frijoles y chícharos o guisantes secos, ciruelas, jugo de ciruela
Calcio	El calcio ayuda a mantener fuertes los huesos y prevenir la osteoporosis.	1,000 mg	Yogur, requesón, espinaca, tofú, jugo de naranja enriquecido
Ácido fólico	Todas las mujeres que puedan quedar embarazadas deben tomar ácido fólico para reducir el riesgo de tener un bebé con ciertos defectos congénitos de la columna y el cráneo, especialmente antes y durante los primeros meses del embarazo.	400 µg	Espinaca, berza, naranjas, limones, pan enriquecido, pasta, harina, galletas de soda, cereal y arroz

carbohidratos, proteínas y grasas y luego los convierte en energía. Es necesario consumir algo de grasa en la dieta para que el cuerpo funcione (por ejemplo, para absorber ciertas vitaminas). Sin embargo, el exceso de grasa puede hacerla aumentar de peso.

Hay dos tipos de grasas en los alimentos—saturadas e insaturadas. Las grasas saturadas son sólidas a temperatura ambiente. Las grasas insaturadas son líquidas a temperatura ambiente y son mejores que las grasas saturadas ya que no aumentan tanto el nivel de colesterol. La mejor opción, sin embargo, es restringir el consumo de todo tipo de grasa.

Es fácil reducir la cantidad de grasa en la dieta. Comience por comer más frutas, verduras y granos integrales. Cambie de comidas altas en grasas a comidas bajas en esta sustancia. Por ejemplo, elija leche descremada en lugar de leche íntegra. Tenga en cuenta que la mayoría de las "comidas rápidas" y las comidas preparadas, como algunas meriendas (bocadillos), y las comidas para cocinar en el horno de microondas, tienen un contenido alto de grasa. El Capítulo 6 ofrece consejos sobre cómo reducir la cantidad de grasa en la dieta.

El colesterol dañino

Cuando el contenido de grasa en la dieta es alto, puede producir niveles elevados de colesterol dañino en el cuerpo. El alimento que consume se descompone en el hígado. El hígado usa la grasa del alimento y la transforma en lipoproteínas. Las lipoproteínas transportan la grasa a través de los vasos sanguíneos para usarla o almacenarla en otras partes del cuerpo. Un tipo de lipoproteína, denominada LDL o "colesterol dañino", puede adherirse a las paredes de los vasos sanguíneos.

Con el paso de los años, los depósitos de colesterol dañino pueden obstruir los vasos sanguíneos, endurecer o estrechar las arterias o incluso obstruir las arterias de órganos vitales como el corazón y cerebro. Al hacerlo, la persona podría posteriormente sufrir un ataque cardíaco o derrame cerebral. Usted puede reducir los niveles de colesterol consumiendo alimentos bajos en grasa (especialmente grasas saturadas) y colesterol, así como evitando ingerir cantidades excesivas de almidones y golosinas que pueden convertirse en grasas y colesterol. También debe mantener su IMC entre 20 y 24 y ejercitarse.

El hábito de fumar y el uso de alcohol y drogas ilícitas

Fumar disminuye la capacidad del cuerpo para reducir los niveles del colesterol dañino. Es la causa principal de enfermedades cardíacas y ha estado asociado con problemas reproductores, como infertilidad y menopausia prematura. Además, algunas personas (especialmente los niños) que viven alrededor de fumadores tienen problemas de salud por estar expuestos al humo como fumadores pasivos.

El alcohol reduce la reacción del cuerpo a las señales del cerebro. Al hacerlo, se afecta la capacidad para pensar, hablar, conducir un vehículo y realizar las actividades cotidianas. Beber en exceso puede perjudicar el hígado, el músculo del corazón y otros órganos, incluso puede aumentar el riesgo de tener osteoporosis, menopausia prematura, períodos irregulares, infertilidad y algunos tipos de cáncer. Beber en exceso también puede perjudicar la vida familiar, las relaciones con amistades y conducir a actividades delictivas o al suicidio.

Al igual que el alcohol, las drogas pueden interponerse en su vida cotidiana, causar daños al cuerpo e incluso provocar la muerte. Además, las drogas pueden tener efectos perjudiciales a largo plazo en la salud y vida futura del bebé, así como en la vida de toda su familia.

Es necesario tener paciencia y mucho apoyo para abandonar un hábito, especialmente si lo ha tenido por mucho tiempo. No tenga miedo ni se sienta avergonzada de pedir ayuda. Su médico puede sugerir formas para sobrellevar las primeras etapas y referirla a un grupo de apoyo.

En sus manos está la capacidad de tomar decisiones saludables en la vida. Alimentarse adecuadamente y evitar el uso de sustancias perjudiciales no sólo le ayudarán a mantener un buen estado de salud en el futuro, sino que le permitirán dar un buen ejemplo a su familia.

El ejercicio

Otro factor importante que le ayudará a lograr y mantener un buen estado físico es realizar alguna actividad física con regularidad. Después de tener el bebé puede que se pregunte cómo podrá volver a tener un buen estado físico. Al estar en forma, adquiere fortaleza y flexibilidad. También es una buena forma de relajarse y controlar su peso. Un programa de ejercicios puede ayudarle a lidiar con los rigores que enfrentan las madres nuevas y a mantenerse en buena salud en el futuro.

Cuando el médico considere que está lista para comenzar a hacer ejercicios, tal vez le dé algunos consejos para realizar ejercicios específicos durante el posparto (o puede consultar el Capítulo 12 para ver la rutina de ejercicios durante el posparto). A medida que el cuerpo se recupere del embarazo y usted se sienta cómoda con su rutina de posparto, puede progresar gradualmente a algunos tipos de ejercicios más vigorosos.

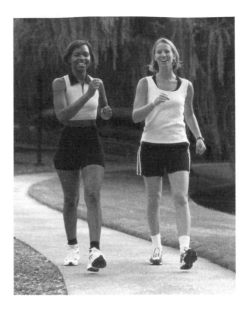

Los beneficios del ejercicio

Uno de los beneficios más importantes de realizar una actividad física regularmente es que promueve la salud cardiovascular—es decir, fortalece el corazón y el sistema circulatorio. Tener un corazón fuerte y saludable ayuda a reducir los niveles de colesterol y presión arterial. Ambos factores pueden reducir su riesgo de padecer de una enfermedad cardíaca. La actividad física regular también:

➤ Fortalece los músculos

➤ Aumenta la flexibilidad

➤ Da más energía

➤ Ayuda a controlar el peso

➤ Mejora su estado de ánimo

➤ Mejora la calidad del sueño

La actividad física ayuda a producir y mantener huesos fuertes. Las mujeres activas tienen huesos más fuertes que las mujeres que no se ejercitan. Este factor es importante ya que a medida que la mujer envejece, está más propensa a sufrir de

osteoporosis, un estado en que los huesos están debilitados. La actividad física regular también puede reducir el riesgo de presentar cáncer del colon y del seno.

No sólo es posible recibir beneficios físicos al hacer ejercicio con regularidad. Mantenerse activa promueve la salud mental, alivia las tensiones y reduce los sentimientos de depresión y ansiedad. La persona que se ejercita se siente mejor y por lo tanto presenta una imagen más saludable de su cuerpo.

No es necesario que tenga una rutina intensa de ejercicios para beneficiarse. De hecho, aun un grado moderado de actividad física diaria durante 30 minutos, lo cual puede realizarse en distintos momentos del día, es beneficioso para la salud.

Los tipos de ejercicios

Hay tres tipos de ejercicios—aeróbicos, de flexibilidad y fortalecimiento muscular— que pueden beneficiar su cuerpo en formas distintas. Lo mejor es combinar los tres tipos.

El ejercicio aeróbico hace que el corazón y los pulmones trabajen más arduamente y fortalece el estado físico de la persona. Al mejorar la fortaleza del corazón y los pulmones, aumenta la capacidad del cuerpo para usar oxígeno. También quema más calorías, lo que ayuda si está tratando de bajar o mantener su peso. Entre los ejercicios aeróbicos figuran caminar, trotar, esquiar, nadar, bailar, el ciclismo y los aeróbicos acuáticos.

El ejercicio que promueve la flexibilidad usa movimientos de estiramiento para aumentar la longitud de los músculos y la esfera de movimientos. Este tipo de ejercicio puede consistir en ejercicios de estiramiento de ciertos músculos o clases de yoga o baile. Los ejercicios de estiramiento ayudan al cuerpo a mantener su capacidad de movimiento a medida que envejece.

El ejercicio de fortalecimiento muscular aumenta la musculatura y retarda la pérdida de densidad de los huesos. También ayuda a fortalecer los músculos y huesos ejerciendo presión sobre ellos. A medida que aumenta la musculatura, aumentará también el tono muscular. Mientras más músculos tenga, mejor podrá su cuerpo quemar calorías. El ejercicio de fortalecimiento muscular consiste en levantar pesas y las piernas, o hacer encuclilladas. Evite ejercitar los mismos músculos dos días seguidos para que tengan tiempo de recuperarse. Puede hacer ejercicios de fortalecimiento muscular durante 30 minutos por sólo

2 ó 3 días a la semana para obtener resultados.

Cómo comenzar

Antes de comenzar con un programa de ejercicios, debe tener un buen estado de salud. Si acaba de tener un bebé, tiene un padecimiento del corazón o sobrepeso, hable con su médico antes de comenzar un plan de ejercicios (consulte el Capítulo 4).

Si ha transcurrido un tiempo desde la última vez que hizo ejercicios con regularidad, lo mejor es comenzar gradualmente. Comience con sólo 5 minutos al día y agregue 5 minutos todas las semanas hasta que llegue a un nivel de actividad de 30 minutos al día. El cuadro ofrece consejos adicionales sobre cómo evitar lesionarse al hacer ejercicios.

Planifique su programa de ejercicios para que se ajuste a sus intereses y estilo de vida. Si elige actividades que disfruta hacer, es más probable que continúe haciéndolas, lo cual es más importante. Por ejemplo, la jardinería y el baile son formas magníficas para ejercitarse. No olvide tomar en cuenta los quehaceres y actividades diarias, como subir escaleras, cargar bolsas y lavar el carro. El cuadro titulado "Las actividades y las calorías" tiene una lista de las actividades que puede elegir para adaptarlas a su vida cotidiana. Cuanto más ejercicio haga, más calorías quemará.

El ejercicio con el bebé

Ejercitarse con su bebé es una buena forma de regresar al estado físico que tenía. También les da la oportunidad a usted y a su bebé de establecer un vínculo

Datos que debe recordar sobre el ejercicio

Período de precalentamiento—Comience todas las sesiones de ejercicios con un período de precalentamiento que puede ser caminar lentamente o correr despacio en una bicicleta y hacer ejercicios de estiramiento durante 5 a 10 minutos.

Período de enfriamiento—Después de hacer ejercicios, haga movimientos para enfriar los músculos reduciendo lentamente la actividad y estirando los músculos durante 5 a 10 minutos.

Frecuencia del ejercicio—La actividad física debe formar parte de la vida cotidiana. Se debe realizar algún tipo de ejercicio aeróbico tres veces por semana. Mantenga su rutina durante todo el año. Si suspende las sesiones de ejercicio por más de 2 semanas, tal vez necesite reanudar su rutina a un nivel menos vigoroso. Más tarde puede aumentar el nivel según se sienta capaz de hacerlo.

Lesiones—Los ejercicios y las actividades deportivas pueden aumentar el riesgo de sufrir una lesión en los músculos, huesos o articulaciones. Es importante no excederse al comenzar con un programa de ejercicios. Alterne entre actividades livianas y vigorosas e incluya días de reposo en su rutina de ejercicios. También es beneficioso alternar los tipos de ejercicio que realiza a medida que mejora su estado físico para evitar sobrecargar una parte particular del cuerpo.

Cambios menstruales—El ejercicio vigoroso durante un período prolongado puede causar cambios en el ciclo menstrual. Raras veces los períodos de una mujer se detienen completamente. Si nota cambios en sus períodos o deja de tenerlos completamente, acuda a su médico. Nunca suponga que los cambios menstruales están relacionados con el ejercicio. Es necesario realizar un examen médico detallado para encontrar la causa.

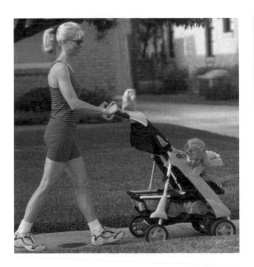

emocional e inspira una afición por la actividad física en usted y su familia que puede durar toda la vida.

Caminar es probablemente la mejor opción para ejercitarse con su bebé. Es gratis, relativamente seguro y puede hacerlo prácticamente en cualquier lugar y momento después de que nazca el bebé. Además, ver a otras personas y estar al aire libre puede ayudarle a aliviar la tensión y depresión que pueden sentir las madres nuevas durante las primeras semanas. Puede colocar al bebé en un cargador o en un coche de bebés y salir a caminar. Para aumentar el reto del ejercicio, puede caminar en un vecindario (colonia) con colinas.

Cuando se sienta capaz de hacerlo y reciba la autorización de su médico y el médico del bebé, puede hacer ejercicios más vigorosos. En la casa, puede cargar al bebé mientras sube y baja escaleras, o poner la música favorita del bebé y desplazarse alrededor de la habitación subiendo y bajando o meciendo suavemente al bebé. También puede hacer ejercicios con un vídeo de ejercicios diseñados para la madre y el bebé.

Cuando el clima lo permita, puede llevar al bebé al parque o a la pista de una escuela y ponerlo a jugar sobre una manta mientras se ejercita cerca del bebé.

Las actividades y las calorías

Dé seguimiento al número de calorías que quema mientras se ejercita o hace sus actividades cotidianas:

Actividad	Calorías que quema cada 30 minutos
Bailar	300
Trotar (5mph)	230
Jardinería	60–200
Despejar nieve con una pala	200
Subir escaleras	200
Aeróbicos de bajo impacto	200
Trapear pisos	100
Caminar (3mph)	100
Comprar comestibles	100
Recoger hojas con rastrillo	100

A medida que crece el bebé (por lo general alrededor de los 6 meses), puede considerar la posibilidad de unirse a un gimnasio o centro de recreación local para participar en una clase de yoga, acuática, de movimientos o de juegos para usted y su bebé.

Hacer del ejercicio una parte de su vida vale la pena de muchas maneras. Puede mejorar su aspecto y hacerla sentirse mejor. Cree el plan que se ajuste mejor a usted y a su familia. Piense en los ejercicios o deportes que disfruta practicar—elegir algo que disfrute hacer le ayudará a continuar con su rutina. Separe tiempo para hacer estas actividades casi todos los días de la semana.

La atención de salud rutinaria

Las mujeres de todas las edades pueden mantenerse saludables recibiendo atención médica rutinariamente. Las mujeres en ciertos grupos de edad tienen necesidades especiales de atención médica. Algunas mujeres pueden tener factores de riesgo que requieran más cuidados médicos. Estar consciente de lo que puede causar una enfermedad en su grupo de edad es buena idea. Al hacerlo, usted puede desempeñar un papel activo para tratar de prevenir problemas.

Las evaluaciones médicas específicas a la edad

Algunos problemas médicos son más probables a cierta edad. Realizarse exámenes médicos con regularidad la ayudará a determinar cuáles son estos problemas comunes. Su médico también puede mostrarle formas para ayudar a prevenirlos. La meta de la atención preventiva es evitar o controlar los problemas desde un principio.

Durante las consultas rutinarias, tendrá un examen físico. El médico también le pedirá su historial médico. Éste es un buen momento para hablar con el médico sobre sus preocupaciones relacionadas con la salud y los problemas que tenga. La Tabla 18-2 señala las pruebas necesarias para las mujeres entre los 19 y 39 años. Las mujeres mayores puede que necesiten pruebas y vacunas adicionales. Llene los blancos en la tabla para ayudarla a llevar un registro de la fecha de la última prueba y cuándo necesita la próxima. Si no recuerda cuándo fue la última vez que se realizó alguna prueba o recibió una vacuna determinada, el médico puede ordenar otra prueba para determinar si es inmune a la enfermedad.

Consideraciones de alto riesgo

Las mujeres con factores de riesgo pueden requerir pruebas de evaluación adicionales (consulte la Tabla 18-3). Algunas personas están más propensas que otras a presentar ciertos problemas de salud. Además, el lugar donde resida, su estilo de vida e historial médico personal y familiar desempeñan un papel en el tipo de atención médica que pueda necesitar. Por ejemplo, si usted o un pariente de primer grado ha tenido cáncer del seno, debe someterse a una mamografía, aun si no tiene 40 años.

Las vacunas

Las vacunas ayudan a prevenir infecciones. Cuando un germen invade su cuerpo, el sistema inmunológico—una de las defensas naturales del cuerpo que protege contra las infecciones—produce anticuerpos para combatir la infección. Sin embargo, es mejor vacunarse contra estas enfermedades que combatir la infección o tratarla. Las vacunas ofrecen dicha protección. Muchas vacunas se administran a los niños, pero los adultos se benefician de algunas de ellas también. Algunas vacunas duran toda la vida, y

Tabla 18–2. Pruebas y vacunas para las mujeres de 19 a 39 años

Prueba/Vacuna	Qué y por qué	Cuándo	Última realizada	Próxima que necesita
Prueba de Papanicolaou	Se toma una muestra de células del cuello uterino durante un examen pélvico para detectar cambios que pueden causar cáncer	Todos los años mientras esté sexualmente activa, o comenzando a más tardar a los 21 años (el médico y la paciente pueden decidir realizarla cada 2 a 3 años después de tres resultados negativos seguidos)		
Tétanos-difteria (refuerzo)	Una vacuna para inmunizar contra las enfermedades de tétanos y difteria	Una vez cada 10 años		

Tabla 18–3. Pruebas y vacunas para mujeres con alto riesgo

Debe realizarse esta prueba	Si usted
Prueba de bacteriuria	Tiene diabetes mellitus
Recuento sanguíneo (anemia)	Es de ascendencia caribeña, latinoamericana, asiática, mediterránea o africana; tiene un historial de flujo menstrual intenso
Evaluación de densidad ósea	Está en el período posmenopáusico y tiene menos de 65 años con un historial personal de fracturas en la adultez o historial de fracturas en un pariente de primer grado. O bien, es de raza caucásica o tiene demencia o mala salud o fuma cigarrillos o pesa menos de 127 libras o tiene niveles bajos de estrógeno o su absorción de calcio ha sido deficiente durante su vida o tiene alcoholismo o vista defectuosa a pesar de tener la corrección adecuada o sufre caídas recurrentes o no es físicamente activa. Todas las mujeres con ciertas enfermedades o padecimientos médicos y las que usan ciertos medicamentos que aumentan el riesgo de la mujer de padecer de osteoporosis.
Evaluación de cáncer colorrectal	Tiene a un pariente de primer grado menor de 60 años con cáncer colorrectal o pólipos adenomatosos o dos o más parientes de primer grado de cualquier edad con estos padecimientos; tiene un historial de poliposis familiar adenomatosa o cáncer de colon hereditario sin poliposis; tiene un historial de cáncer colorrectal, pólipos adenoma-tosos o de la enfermedad del intestino inflamado, colitis crónica ulcerosa o enfermedad de Crohn.
Prueba de glucosa en ayunas	Tiene sobrepeso; historial familiar de diabetes; no es físicamente activa; pertenece a un grupo étnico de alto riesgo (afroamericano, hispano, indígena estadounidense, asiático o de una isla del Pacífico); ha dado a luz un bebé de más de 9 libras o ha tenido diabetes gestacional; tiene presión arterial alta; su nivel de lipoproteína de alta densidad es por lo menos 35 mg/dL; su nivel de trigli-céridos no sobrepasa los 250 mg/dL; tiene un historial de intolerancia a la glucosa o alteración de la glucosa en ayunas.
Suplementación con fluoruro	Reside en un área con cantidades reducidas de fluoruro en el agua (menos de 0.7 ppm).
Pruebas o asesoramiento genético	Está planificando un embarazo a los 35 años o posterior-mente; alguien de su familia (incluso usted) tiene un trastorno genético o defecto congénito; su pareja tiene un historial de trastornos genéticos o defectos congé-nitos; ha estado expuesta a agentes que se ha determi-nado que perjudican al feto; es de ascendencia africana, acadiana, caucásica del este, judía (asquenazí) de Europea Oriental, mediterránea o del sudeste de Asia.
Prueba del virus de hepatitis C (VHC)	Se ha inyectado drogas ilegales, recibió tratamiento (concentrado del factor de aglutinación) para un trastorno sanguíneo antes de 1987, recibe tratamiento crónico de hemodiálisis, recibió sangre de un donante quien posteriormente tuvo un resultado positivo en la

(continúa)

Tabla 18–3. Pruebas e inmunizaciones para mujeres de alto riesgo

Debe realizarse esta prueba	Si usted
Prueba del virus de hepatitis C (VHC) (*continuación*)	prueba de la infección del VHC, tiene niveles anormales y persistentes de alanina aminotransferasa, recibió una transfusión de sangre o trasplante de órgano antes de julio de 1992, está expuesta a la sangre infectada con el VHC en el trabajo
Prueba del virus de inmuno-deficiencia humana (VIH)	Esta bajo tratamiento debido a otra enfermedad venérea, se inyecta drogas, tiene un historial de prostitución, ha tenido o tiene una pareja sexual con un resultado positivo de la prueba del VIH o es bisexual o se inyecta drogas, ha vivido por mucho tiempo o nació en un área con un número alto de casos de infección del VIH, tuvo una transfusión de sangre entre el 1978 y 1985, tiene cáncer invasor del cuello uterino, está embarazada (las mujeres deben considerar realizarse esta prueba si planifican quedar embarazadas)
Evaluación del panel de lípidos	Tiene un historial familiar de hiperlipidemia, tiene una pariente mujer de primer grado menor de 60 años con una enfermedad de las arterias coronarias o un pariente hombre de primer grado menor de 50 años con una enfermedad de las arterias coronarias, tiene diabetes, fuma
Mamografía	Ha tenido cáncer del seno, tiene un pariente de primer grado (madre, hermana o hija) u varios otros parientes con un historial de cáncer del seno premenopáusico o cáncer del seno u ovárico
Prueba de valoración de rubéola	Está en edad de procrear y no tiene prueba de inmunidad
Pruebas de enfermedades venéreas	Ha tenido más de una pareja sexual o una pareja que ha tenido más de una pareja sexual, ha tenido contacto sexual con alguien con una enfermedad venérea, tiene un historial de episodios repetidos de enfermedades venéreas, ha acudido a una clínica para las enfermedades venéreas (se les podrían realizar pruebas de clamidia y gonorrea a los adolescentes sexualmente activos y a las mujeres con alto riesgo como parte de la atención rutinaria)
Examen cutáneo (de la piel)	Trabaja o juega bajo el sol con frecuencia, tiene un historial familiar o personal de cáncer cutáneo, tiene lesiones precancerosas
Prueba de la hormona tirotropina	Tiene un historial familiar definido de enfermedad de la tiroides, tiene una enfermedad autoinmunitaria
Prueba cutánea de la tuberculosis	Tiene una infección del VIH, tiene contacto cercano con personas en las que se ha comprobado o se cree que tienen tuberculosis, tiene factores de riesgo médicos en los que se ha comprobado que aumentan el riesgo de contraer la infección si se infecta, nació en un país con una incidencia alta de tuberculosis, abusa de alcohol, se inyecta drogas, vive en una institución de atención a largo plazo (como un hogar de reposo, prisión o cárcel o institución de salud mental), es un profesional de la salud que trabaja en una institución de atención de alto riesgo, recibe atención médica deficiente o tiene bajos recursos económicos

otras hay que renovarlas de vez en cuando. Algunas se administran a todas las personas, mientras que otras se administran a ciertas personas solamente.

La Tabla 18-2 ofrece un bosquejo de las vacunas básicas para las mujeres entre los 19 y 39 años. Si tiene algún factor de riesgo específico, es posible que necesite

Tabla 18–4. Vacunas para mujeres con alto riesgo

Debe recibir esta vacuna	Si usted
Vacuna contra la varicela	Está susceptible a la varicela, trabaja en el campo de atención médica, tiene contacto en el hogar con personas inmunodeprimidas, es maestro o trabajador en un centro para el cuidado de niños, vive o trabaja en una institución de atención a largo plazo (como universidad, centro militar, o prisión), viaja fuera de Estados Unidos, vive con niños, es mujer en edad de procrear pero no está embarazada
Vacuna contra la gripe	Desea reducir la probabilidad de contraer la gripe, vive en una institución de atención a largo plazo, tiene trastornos cardiopulmonares crónicos, tiene una enfermedad metabólica (como diabetes o problemas renales), trabaja en el campo de la atención médica o en un centro para el cuidado de niños, está embarazada durante la temporada de la gripe (las mujeres embarazadas con problemas médicos deben considerar vacunarse antes de la temporada de la gripe), vive o trabaja con personas que tienen un alto riesgo de tener problemas médicos si se infectan
Vacuna contra el virus de Hepatitis A (VHA)	Viaja o trabaja en países donde la población tiene una incidencia elevada de infección del VHA; usa drogas ilegales; trabaja con primates que no son seres humanos infectados con el VHA o con el VHA en un laboratorio de investigación; tiene una enfermedad crónica hepática (hígado); tiene un trastorno sanguíneo
Vacuna contra el virus de Hepatitis B (VHB)	Se inyecta drogas por vía intravenosa, recibe concentrados de factor de aglutinación, trabaja en el campo de la atención médica o con la seguridad pública y está expuesta a sangre o productos sanguíneos en el trabajo, recibe capacitación en una institución de profesiones médicas; es paciente de una unidad de diálisis, tiene contacto en el hogar o sexual con un portador del VHB, ha tenido relaciones sexuales con más de una persona en los últimos 6 meses, viaja por períodos mayores de 6 meses a países con una incidencia alta de la infección del VHB, vive o trabaja en una institución para personas con discapacidades del desarrollo o en una prisión o cárcel, ha estado infectada recientemente con una enfermedad venérea, es paciente de una clínica de enfermedades venéreas
Vacuna contra el sarampión-paperas-rubéola	Nació en 1957 o posteriormente y no tiene prueba de tener inmunidad o haberse vacunado, se vacunó entre el 1963 y 1967, trabaja en el campo de la atención médica, está comenzando estudios universitarios, viaja al extranjero, ha dado a luz recientemente y su resultado de rubéola es negativo
Vacuna antineumocócica	Tiene una enfermedad crónica, está expuesta a brotes de pulmonía, está inmunodeprimida

otras vacunas (consulte la Tabla 18-4).

Por lo general no se recomienda administrar las vacunas contra el sarampión, las paperas, la rubéola y varicela durante el embarazo, pero no hay pruebas de que estas vacunas perjudican al feto. Por lo tanto, si está planeando otro embarazo, debe recibir las vacunas contra estas enfermedades por lo menos 1 mes antes de quedar embarazada.

Obtener atención médica rutinaria es una de las medidas más sencillas e importantes que puede tomar para mejorar la probabilidad de mantenerse saludable. Colabore con su médico continuamente para asegurarse de que tenga todas las pruebas y vacunas específicas propias de su edad y según los factores de riesgo que posea. Practique la atención preventiva para mantenerse saludable durante los años futuros.

La atención previa a la concepción

Si está planeando tener otro bebé, programe hacerse una evaluación médica antes del embarazo. Durante esta consulta, su médico le preguntará sobre su dieta y estilo de vida. También le hará preguntas sobre su salud y la de su familia. Por ejemplo:

➤ *Su historial médico.* Algunos padecimientos médicos—como la diabetes, presión arterial alta, obesidad, enfermedades cardíacas y trastornos convulsivos—pueden causar problemas durante el embarazo (consulte el Capítulo 14). Es importante asegurarse de que estos padecimientos estén bajo control antes de intentar quedar

embarazada. Tenga en cuenta que el tratamiento para su padecimiento médico que haya programado entre los embarazos con su médico de atención primaria o especialista puede que necesite cambiar durante el embarazo.

➤ *Los medicamentos que toma.* Dígale al médico si usa medicamentos, hierbas o suplementos. Es posible que deba suspender el uso de los mismos o cambiar a otros medicamentos antes de tratar de quedar embarazada nuevamente.

➤ *Los embarazos anteriores.* El médico le preguntará sobre sus embarazos previos y si tuvo problemas durante dichos embarazos. Si tuvo algún problema durante un embarazo previo, eso no quiere decir que volverá a suceder o que no debe tratar de quedar embarazada. La mayoría de las mujeres que sufren abortos

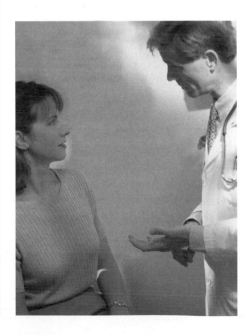

espontáneos o eligieron terminar un embarazo previo pueden tener embarazos normales y bebés saludables posteriormente. Sin embargo, es importante ser honesta con su médico. Cuando la atención antes de la concepción es adecuada, a menudo se previenen problemas futuros.

➤ *Su historial familiar.* Su historial familiar o los resultados de sus pruebas pueden mostrar que corre riesgo de tener un bebé con un defecto congénito. En tal caso, es prudente obtener asesoramiento genético antes de tratar de quedar embarazada. Los consejeros especialistas en genética

están capacitados para determinar los riesgos de que se produzca un defecto congénito. Pueden ayudarla a comprender la probabilidad que tiene de tener un bebé con dicho problema. (Para obtener más información sobre los defectos congénitos, consulte el Capítulo 13).

➤ *Las vacunas.* Ciertas infecciones durante el embarazo pueden causar defectos congénitos o enfermedades graves en el feto. Algunas de estas infecciones pueden prevenirse con la debida vacuna. Su médico determinará las enfermedades para las cuales usted no está inmune y para las que necesita

¿Están al día sus vacunas?

Aunque es seguro recibir algunas vacunas mientras está embarazada, es mejor recibir todas las vacunas necesarias antes de quedar embarazada. Las mujeres deben recibir las siguientes vacunas:

Un mes antes de quedar embarazada

____   Sarampión-paperas-rubéola (si no es inmune)

____   Vacuna contra la varicela*

Seguras durante el embarazo

____   Refuerzo de tétanos-difteria (cada 10 años)

____   Vacuna contra la Hepatitis A*

____   Vacuna contra la Hepatitis B*

____   Vacuna contra la Influenza

____   Vacuna antineumocócica*

Consulte el Capítulo 17 para obtener más información sobre las infecciones durante el embarazo.

* Estas vacunas se administran según la necesidad basándose en los factores de riesgo.

vacunarse. (Para obtener información sobre las vacunas, consulte "La atención de salud rutinaria" en este capítulo, así como "Las vacunas" en el Capítulo 17).

Responda con honestidad a estas preguntas. Sus respuestas le ayudarán al médico a decidir si necesita atención especial durante el embarazo. Éste también es el momento adecuado para hacer preguntas. Si tiene alguna pregunta sobre un tema o complicación que haya ocurrido durante un embarazo previo, hable con su médico.

La procreación más tarde en la vida

Las mamás mayores a menudo se preocupan de que la edad podría afectar la fertilidad y salud de sus bebés. No hay una edad específica que sea insegura para que una mujer quede embarazada. En las mujeres que tienen por lo menos 35 años, la probabilidad de tener un embarazo normal y un bebé saludable todavía es alta—especialmente si la atención previa al embarazo o prenatal ha sido adecuada. Aun así, las madres en edad madura a menudo tienen que lidiar con ciertas situaciones durante el embarazo, que no son aplicables a las mujeres jóvenes. Entre ellas:

➤ Infertilidad. La fertilidad de la mujer disminuye gradualmente a partir de los primeros años de la tercera década de vida. Después de esa fecha, es posible que tarde más en quedar

embarazada. Este problema está relacionado principalmente con la ovulación. Si tiene por lo menos 35 años y trata de quedar embarazada durante un período de más de 6 a 10 meses sin lograrlo, considere hablar con su médico.

➤ Aborto espontáneo. El riesgo de tener un aborto espontáneo aumenta a medida que aumenta la edad de la mujer.

➤ Defectos congénitos. El riesgo de algunos defectos congénitos aumenta con la edad. En algunos casos, a las mujeres que tengan por lo menos 35 años se les ofrecen ciertas pruebas para detectar trastornos genéticos y otros problemas médicos antes y durante el embarazo. Si hay algún problema, a menudo puede detectarse con suficiente tiempo para permitirle decidir si desea quedar embarazada o continuar con el embarazo. (Para obtener más información sobre los defectos congénitos y las pruebas para detectarlos, consulte el Capítulo 13).

Actualmente, cada vez más parejas comienzan a tener sus familias más tarde en la vida. Los adelantos de la medicina, junto con la atención adecuada durante el embarazo, pueden ayudarles a evaluar su situación y obtener la mejor atención posible. Muchas mujeres mayores no tienen ninguna señal mayor de presentar problemas que las mujeres más jóvenes. La edad no debe ser un obstáculo para tener un embarazo seguro y saludable.

La importancia de un ambiente saludable para proteger a los niños de hoy y de mañana

Algunas sustancias que se encuentran en las casas o trabajos pueden hacer difícil que una mujer conciba y perjudican al feto. Estos agentes también pueden ser peligrosos para los niños. La radiación y las sustancias tóxicas y químicas son sólo algunos de estos agentes dañinos. Hable con su médico y el pediatra sobre el nivel de exposición que usted y sus niños han tenido a ellos.

Pregúntele a su empleador si usted podría estar expuesta a sustancias tóxicas en el trabajo, por ejemplo, al plomo, mercurio, productos químicos como pesticidas o solventes, o a radiación. Luego, hable con su médico, la oficina de salud de los empleados, la oficina de personal o el representante de síndicos sobre su nivel de exposición. Si entra en contacto regularmente con una sustancia que podría ser perjudicial, tome medidas para evitarla.

Si no lo ha hecho todavía, considere tomar ciertas medidas para crear un ambiente saludable y seguro en el hogar. Algunas de estas medidas son:

➤ Reemplace periódicamente las baterías de los detectores de humo

➤ Mantenga limpias y saludables a las mascotas

➤ Prohíba fumar en su hogar

➤ Lávese las manos con frecuencia y anime a los niños a que hagan lo mismo

➤ Mantenga los productos cosméticos, detergentes de limpieza y medicamentos bien rotulados y alejados del alcance de los niños

➤ Cubra las tomas de corriente con protectores a prueba de bebés

Trate también de crear un hogar feliz. Criar a un hijo puede ser estresante. Tendrá menos tiempo para usted y tal vez necesite hacer cambios en su estilo de vida. Las exigencias de ser madre pueden hacer difícil alcanzar las metas que ha establecido para sí misma. Por ejemplo, quizás necesite modificar la cantidad de tiempo que pasa en el trabajo o en la escuela. Tendrá menos tiempo para otras actividades. Si decide quedar embarazada otra vez, uno de los retos mayores será cómo lidiar con el trabajo o la escuela, su familia y su embarazo mientras cuida de un niño pequeño. Tal vez tenga menos tiempo para descansar si tiene niños en la casa para cuidar. Piense en la posibilidad de pedir ayuda. Es posible que necesite hacer más ajustes a su estilo de vida para protegerse usted y proteger a su familia contra las tensiones innecesarias. Por ejemplo, puede compartir los quehaceres del hogar con los demás miembros de la familia; incluso un niño pequeño puede hacer tareas sencillas como recoger los juguetes, ayudar a sacar la ropa de la secadora o limpiar agua derramada. Apague la televisión y pase más tiempo de calidad con su familia, caminando hacia la biblioteca o a un parque, o haciendo un proyecto de arte. Puede incluso ofrecerse a atender los niños de alguna amistad una vez a la semana y, a cambio de ello, él o ella podría cuidar de los suyos la próxima vez. De esta forma, tendrá más tiempo para descansar.

Un futuro saludable

En sus manos está la capacidad para tomar decisiones saludables en su vida. Haga cambios ahora: manténgase en buen estado físico, aliméntese bien, evite todo lo que pueda ser perjudicial y acuda a su médico periódicamente. Atienda a sus propias necesidades y obtenga el apoyo de las personas que la rodean para que esto pueda ayudarla a disfrutar de su nuevo bebé y su familia.

Diario del embarazo

Mi equipo de atención médica

Nombres de los médicos: _____

_____

Dirección de los médicos: _____

_____

Teléfono/servicio de llamadas:

Día: _____ Noche: _____

Fax: _____ Correo electrónico _____

Nombres de los pediatras: _____

_____

Direcciones de los pediatras: _____

_____

Teléfono/servicio de llamadas:

Día: _____ Noche: _____

Fax: _____ Correo electrónico _____

Hospital: _____

Dirección del hospital: _____

_____

Fax: _____ Correo electrónico_____

Personal de enfermería: _____ Recepcionista: _____

Mi educación sobre el parto

Educadora: _____

Dirección de las clases: _____

_____

Teléfono: _____

Correo electrónico: _____

Fecha de la primera clase:_____ Fecha de la última clase: _____

Primeros signos

Oí por primera vez el corazón de mi bebé: _____

Sentí por primera vez a mi bebé moverse: _____

Medicamentos

Medicamentos administrados	Dosis	Fecha de inicio	Fecha de terminación

Estadísticas vitales

Fecha del primer día de mi último período menstrual: _____

Fecha en que creo que ovulé:_____

Fecha en que tuve un resultado positivo de una prueba de embarazo en la casa:_____

Tipo de prueba que usé: _____

Mi peso antes del embarazo: _____libras

Fecha de mi primer examen prenatal: _____

Mis síntomas:_____

_____

_____

Preguntas para mi médico: _____

_____

_____

_____

Mi grupo sanguíneo: _____

Factor Rh: _____

Comentarios sobre la rubéola: _____

Pruebas especiales

Fecha	Procedimientos	Hallazgos

Visitas prenatales

Visita	Fecha	Semanas	Peso	Presión arterial	Longitud del útero (cm)	Preguntas/ comentarios
1a						
2a						
3a						
4a						
5a						
6a						
7a						
8a						
9a						
10a						
11a						
12a						
13a						

Trabajo de parto y parto

Fecha probable del parto: _____ Mi trabajo de parto comenzó: _____

La fecha en que nació mi bebé: _____ La hora del parto: _____

Médico que asistió en el parto: _____

El peso de mi bebé: _____ Longitud de mi bebé: _____

Hospital donde nació mi bebé: _____

Expediente médico

Madre: _____   Bebé: _____
                  (núm.)   (núm.)

Visitas posteriores al parto

Madre:

Fecha: _____   Peso: _____   Presión arterial: _____

Planificación familiar: _____

Comentarios: _____

_____

_____

_____

_____

_____

Bebé:

Fecha: _____   Peso: _____   Longitud: _____

Atención especial: _____

Alimentación del bebé: _____

Comentarios: _____

_____

_____

_____

_____

_____

Curvas del crecimiento de mi bebé

Creadas por el Centro Nacional de Estadísticas de Salud en colaboración con el Centro Nacional para la Prevención de Enfermedades Crónicas y la Promoción de la Salud (2000).

Percentil de talla según la edad—Varones

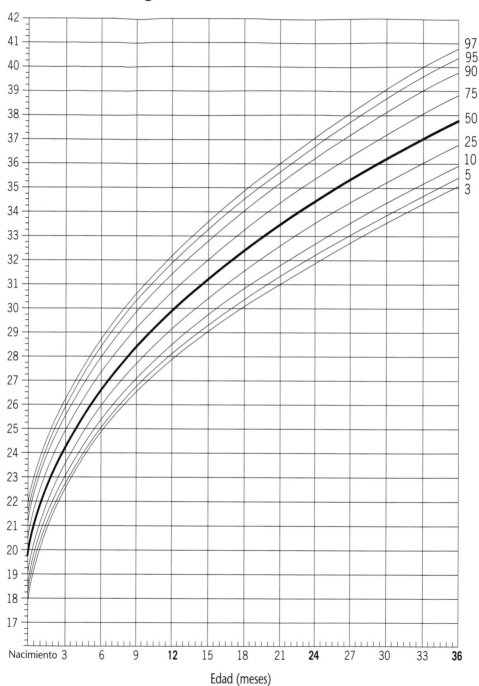

Percentil de talla según la edad—Niñas

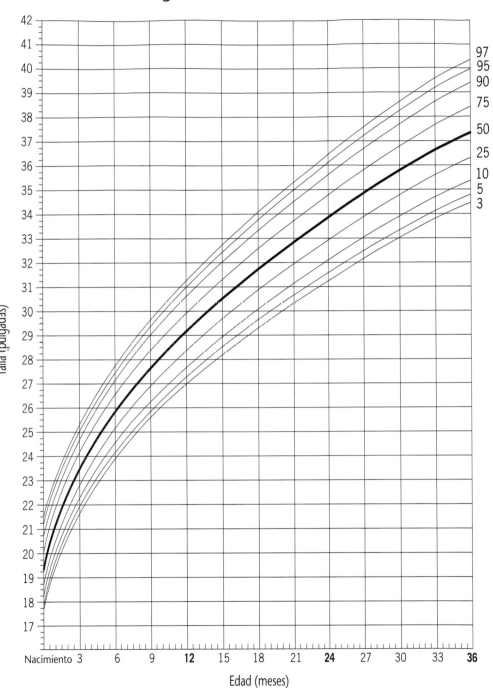

Percentil de peso según la edad—Varones

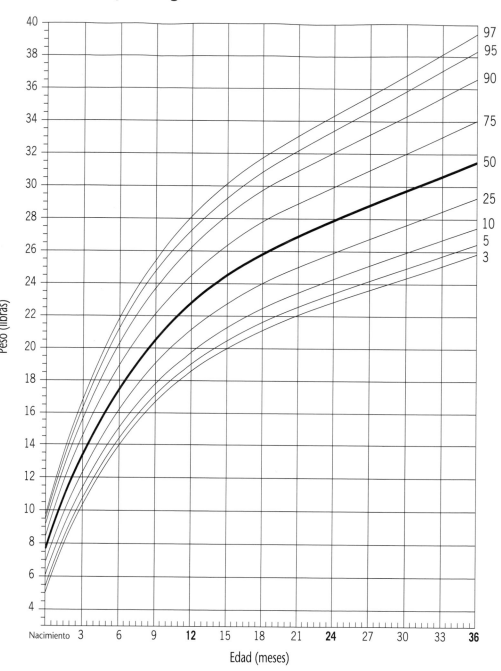

Percentil de peso según la edad—Niñas

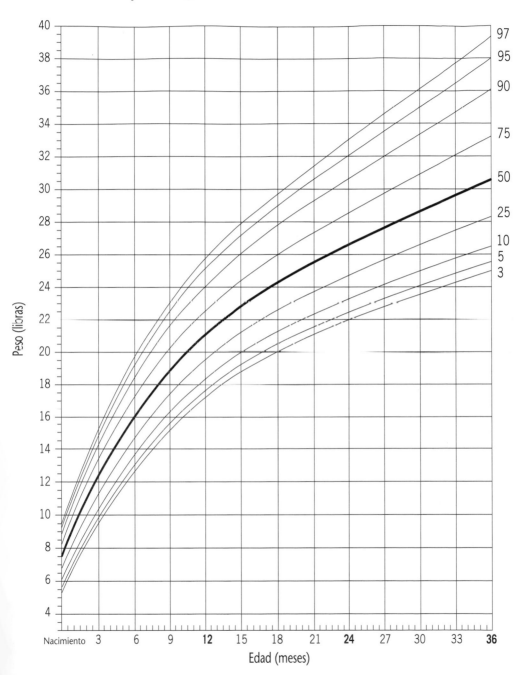

Recursos informativos

El embarazo y el parto

The American College of Obstetricians and Gynecologists (ACOG)
409 12th Street, SW
Washington, DC 20024-2188
202-863-2518
Correo electrónico: resources@acog.org
www.acog.org
Ofrece información y materiales sobre el embarazo, el parto, la lactancia, la fertilidad y la salud de la mujer.

American Institute of Ultrasound in Medicine (AIUM)
14750 Sweitzer Lane, Suite 100
Laurel, MD 20707-5906
800-638-5352 ó 301-498-4100
Fax: 301-498-4450
Correo electrónico: admin@aium.org
www.aium.org
Ofrece información sobre los exámenes de ecografía.

American Society for Reproductive Medicine (ASRM)
1209 Montgomery Highway
Birmingham, AL 35216-2809
205-978-5000
Fax: 205-978-5005
Correo electrónico: asrm@asrm.org
www.asrm.org
Ofrece información sobre la fertilidad, los embarazos múltiples y la tecnología de reproducción asistida.

Maternal and Child Health Library National Center for Education in Maternal and Child Health
2115 Wisconsin Avenue, NW, Suite 601
Washington, DC 20007-2292
202-784-9770
Fax 202-784-9777
Correo electrónico:
mchlibrary@ncemch.org
www.ncemch.org
Realiza estudios de investigación y ofrece recursos informativos sobre la salud maternoinfantil.

National Healthy Mothers, Healthy Babies Coalition
121 North Washington Street, Suite 300
Alexandria, VA 22314-3022
703-836-6110
Fax: 703-836-3470
Correo electrónico: info@hmhb.org
www.hmhb.org
Ofrece recursos y educación sobre cómo tener un embarazo saludable y la atención prenatal.

National Institute of Child Health and Human Development (NICHD)
Building 31, 2A32, MSC 2425
31 Center Drive
Bethesda, MD 20892-0001
800-370-2943 ó 301-496-5133
Fax: 301-496-7101
Correo electrónico:
NICHDClearinghouse@mail.nih.gov
www.nichd.nih.gov
Ofrece información y educación sobre el embarazo, la infertilidad, el parto prematuro, los defectos congénitos, los anticonceptivos y las enfermedades venéreas.

National Women's Health Information Center
Office on Women's Health
Department of Health and Human Services
200 Independence Avenue, SW, Room 730B
Washington, DC 20201-0004
800-994- 9662
Fax: 888-220-5446 ó 202-205-2631
www.4woman.gov
Ofrece información y recursos en inglés y español sobre el embarazo, los anticonceptivos y las enfermedades que afectan a la mujer.

El hábito de fumar y el abuso de sustancias

National Clearinghouse for Alcohol and Drug Information
U.S. Center for Substance Abuse Prevention
Parklawn Building
Rockwall Two, Ninth Floor
5600 Fishers Lane
Rockville, MD 20857-0001
800-729-6686 ó 800-662-4357
Fax: 301-443-5447
www.ncadi.samhsa.gov
Ofrece materiales sobre la prevención e intervención en casos de abuso de alcohol y drogas y un directorio de servicios para el tratamiento y la prevención del abuso de alcohol y drogas por toda la nación.

National Organization on Fetal Alcohol Syndrome
216 G Street, NE
Washington, DC 20002-4328
800-666-6327 ó 202-785-4585
Fax: 202-466-6456
Correo electrónico: info@nofas.org
www.nofas.org
Ofrece educación e información sobre el síndrome de alcoholismo fetal y un directorio de los programas de tratamiento para el abuso de alcohol y drogas por toda la nación.

National Partnership to Help Pregnant Smokers Quit
University of North Carolina, Chapel Hill
Cecil G. Sheps Center for Health Services Research
725 Airport Road, CB 7590
Chapel Hill, NC 27599-7590
919-843-7663
Fax: 919-966-5764
Correo electrónico:
info@helppregnantsmokersquit.org
www.helppregnantsmokersquit.org
Ofrece hojas de datos, y consejos y técnicas para dejar de fumar.

La exposición ambiental a toxinas

Motherisk
c/o Hospital for Sick Children
555 University Avenue
Toronto, Ontario, Canada M5G 1X8
416-813-6780
Fax: 416-813-7562
Correo electrónico: momrisk@sickkids.ca
www.motherisk.org
Responde a preguntas relacionadas con los posibles riesgos reproductores por la exposición a drogas, sustancias químicas, radiación e infecciones durante el embarazo y la lactancia; responde a preguntas provenientes del Canadá y los Estados Unidos.

National Institute for Occupational Safety and Health (NIOSH)
4676 Columbia Parkway
Cincinnati, OH 45226
800-356-4674 ó 513-533-8326
Fax: 513-533-8588
Correo electrónico: eidtechinfo@cdc.gov
www.cdc.gov/niosh/homepage.html
Identifica los riesgos en el trabajo y sugiere formas para limitar los peligros; inspecciona, a solicitud, las instalaciones de trabajo para detectar riesgos.

Occupational Safety and Health Administration (OSHA)
Office of Information and Consumer Affairs
200 Constitution Avenue, NW
Room N-3647
Washington, DC 20210-0001
800-321-6742 ó 202-523-1452 (voz)
877-889-5627 (TTY)
www.osha.gov
Ofrece información sobre las normas federales de exposición durante el embarazo a sustancias y toxinas en las instalaciones de trabajo y las hace cumplir.

Teratology Society
1767 Business Center Drive, Suite 302
Reston, VA 20190-0001
703-438-3104
Fax: 703-438-3113
Correo electrónico: tshq@teratology.org
www.teratology.org
Apoya los estudios de investigación y ofrece información sobre las sustancias relacionadas con los defectos congénitos.

El embarazo de alto riesgo

Coalition for Positive Outcomes in Pregnancy (CPOP)
507 Capitol Court, NE, Suite 200
Washington, DC 20002-4937
202-544-7499
Fax: 202-546-7105
Correo electrónico:
info@positivepregnancy.org
www.positivepregnancy.org
Ofrece información y responde a las preguntas sobre el riesgo de tener un parto prematuro.

Confinement Line
c/o Childbirth Education Association
PO Box 1609
Springfield, VA 22151-0609
703-941-7183
Ofrece apoyo por teléfono y un boletín informativo para las mujeres que tienen que guardar cama durante el embarazo.

Sidelines National Support Network
PO Box 1808
Laguna Beach, CA 92652-1808
888-447-4754 ó 949-497-2265
Fax: 949-497-5598
Correo electrónico: sidelines@sidelines.org
www.sidelines.org
Ofrece apoyo emocional y recursos para las mujeres con embarazos de alto riesgo.

La nutrición

American Dietetic Association
120 South Riverside Plaza, Suite 2000
Chicago, IL 60606-6995
800-877-1600 ó 312-899-0040
Fax: 312-899-4739
Correo electrónico: hotline@eatright.org
www.eatright.org
Ofrece documentos e información sobre la nutrición durante el embarazo y la lactancia, y referencias a profesionales especialistas en nutrición.

Special Supplemental Nutrition Program for Women, Infants, and Children (Programa WIC)
Supplemental Food Programs Division
U.S. Department of Agriculture
3101 Park Center Drive, Room 520
Alexandria, VA 22302-1500
703-305-2746
Fax: 703-305-2196
Correo electrónico: wichq-web@fns.usda.gov
www.fns.usda.gov/wic
Ofrece alimentos suplementarios, educación sobre la nutrición y referencias de atención médica para las mujeres de bajos recursos embarazadas, que amamantan y durante el posparto, y para los bebés y niños hasta los 5 años de edad.

Educación y ayuda para el alumbramiento

American Academy of Husband-Coached Childbirth (The Bradley Method)
PO Box 5224
Sherman Oaks, CA 91413-5224
800-422-4784 ó 818-788-6662
www.bradleybirth.com
Ofrece información sobre el parto natural y referencias a educadoras de parto.

American College of Nurse–Midwives
818 Connecticut Avenue, Suite 900
Washington, DC 20006-2703
888-643-9433 ó 202-728-9860
Fax: 202-728-9897
www.midwife.org
Ofrece un servicio de localización de enfermeras parteras o comadronas e información sobre la preparación de emergencia para el parto.

Association of Labor Assistants & Childbirth Educators (ALACE)
PO Box 390436
Cambridge, MA 02139-0005
888-222-5223 ó 617-441-2500
Fax: 617-441-3167
Correo electrónico: info@alace.org
www.alace.org
Ofrece referencias a educadoras y doulas de parto.

Cesarean Sections: Education and Concern (CSEC)
22 Forest Road
Framingham, MA 01701-4230
508-877-8266 (mensaje grabado)
Ofrece ayuda e información sobre el parto por cesárea, la prevención de una cesárea y el parto vaginal después de una cesárea.

Doulas of North America (DONA)
PO Box 626
Jasper, IN 47547-0626
888-788-3662
Fax: 812-634-1491
Correo electrónico: doula@dona.org
www.dona.org
Ofrece referencias a doulas para el alumbramiento y doulas para después del parto.

International Cesarean Awareness Network (ICAN)
1304 Kingsdale Avenue
Redondo Beach, CA 90278-3926
800-686-4226 ó 310-542-6400;
Fax: 310-542-5368
Correo electrónico: info@ican-online.org
www.ican-online.org
Ofrece información sobre el parto por cesárea y la recuperación después de dicho parto.

International Childbirth Education Association (ICEA)
PO Box 20048
Minneapolis, MN 55420-0048
800-624-4934 ó 952-854-8660
Fax: 952-854-8772
Correo electrónico: info@icea.org
www.icea.org
Ofrece listas de educadoras y doulas de parto tituladas.

Lamaze International
2025 M Street, NW, Suite 800
Washington, DC 20036-3309
800-368-4404 ó 202-367-1128
Fax: 202-267-2128
Correo electrónico: info@lamaze.org
www.lamaze.org
Ofrece información sobre el embarazo y el parto, y referencias a educadoras del método Lamaze de alumbramiento.

La lactancia

American Academy of Pediatrics (AAP)
141 Northwest Point Boulevard
Elk Grove Village, IL 60007-1098
847-434-4000
Fax: 847-434-8000
Correo electrónico: lactation@aap.org
Ofrece materiales escritos sobre la
lactancia.

International Lactation Consultant Association (ILCA)
1500 Sunday Drive, Suite 102
Raleigh, NC 27607-5151
919-861-5577
Fax: 919-787-4916
Correo electrónico: info@ilca.org
www.ilca.org
Ofrece un directorio de consultoras
en lactancia.

La Leche League International (LLLI)
1400 North Meacham Road
Schaumburg, IL 60173-4808
800-525-3243 ó 847-519-7730
Fax: 847-519-0035
Correo electrónico: LLLI@LLLI.org
Ofrece información y apoyo para la
lactancia y referencias a grupos de
apoyo locales.

National Women's Health Information Center Breastfeeding Helpline
800-994-9662
Ofrece apoyo por teléfono de especialistas
que proporcionan información sobre la
lactancia y materiales escritos en inglés,
español y chino.

La pérdida de un ser querido y la aflicción

CLIMB: Center for Loss in Multiple Birth, Inc.
PO Box 91377
Anchorage AK 99509-1377
907-222-5321
Correo electrónico:
climb@pobox.alaska.net
www.climb-support.org
Ofrece apoyo a las familias que han
perdido gemelos u otros embarazos
múltiples de más de dos bebés durante
el embarazo y en la infancia y niñez.

The Compassionate Friends
PO Box 3696
Oak Brook, IL 60522-3696
877-969-0010 ó 630-990-0010
Fax: 630-990-0246
Correo electrónico:
nationaloffice@compassionate
    friends.org
www.compassionatefriends.org
Ofrece apoyo a las familias que están
afligidas por la muerte de un hijo de
cualquier edad.

First Candle/ SIDS Alliance
1314 Bedford Avenue, Suite 210
Baltimore, MD 21208-6605
Teléfono: 800-221-7437 ó 410-653-8226
Fax: 410-653-8709
Correo electrónico: info@firstcandle.org
www.sidsalliance.org
Apoya los estudios de investigación y la
educación sobre el síndrome de muerte
súbita del lactante; los servicios de
asesoramiento están disponibles en
todo momento.

International Stillbirth Alliance
1427 Potter Road
Park Ridge, IL 60068
Correo electrónico:
info@stillbirthalliance.org
www.stillbirthalliance.org
Apoya los estudios de investigación,
educación y medidas de toma de
conciencia sobre los nacimientos de
niños muertos.

SHARE: Pregnancy and Infant Loss Support, Inc.
St. Joseph's Health Center
300 First Capitol Drive
St. Charles, MO 63301-2893
800-821-6819 ó 636-947-6164
Fax: 636-947-7486
Correo electrónico.
share@nationalshareoffice.com
www.nationalshareoffice.com
Ofrece apoyo a las familias que han
perdido un bebé debido a un aborto
espontáneo, nacimiento de un niño
muerto o muerte de un recién nacido.

Los embarazos múltiples

Mothers of Supertwins (MOST)
PO Box 951
Brentwood, NY 11717-0627
877-434-6678 ó 631-859-1110
Fax: 631-859-3580
Correo electrónico: info@mostonline.org
www.mostonline.org
Ofrece educación, recursos y apoyo
durante el embarazo, la infancia y la niñez
para las familias con trillizos o embarazos
múltiples de más de dos bebés.

National Organization of Mothers of Twins Clubs
PO Box 438
Thompsons Station, TN 37179-0438
877-540-2200 ó 615-595-0936
Correo electrónico: info@nomotc.org
www.nomotc.org
Ofrece apoyo y asesoramiento práctico
para las mujeres embarazadas con o que
crían a múltiples bebés.

Triplet Connection
PO Box 99571
Stockton, CA 95209-0571
209-474-0885
Fax: 209-474-9243
Correo electrónico:
tc@tripletconnection.org
www.tripletconnection.org
Ofrece información y asesoramiento
práctico para las familias que se preparan
para la crianza de múltiples bebés.

Los defectos congénitos

March of Dimes
1275 Mamaroneck Avenue
White Plains, NY 10605-5201
914-428-7100
Fax: 914-997-4537
www.marchofdimes.com
Ofrece materiales en inglés y español
sobre padecimientos congénitos, defectos
congénitos, congénitos, pruebas de
evaluación recomendadas para recién
nacidos y materiales de apoyo para los que
lloran la pérdida de un embarazo.

National Center on Birth Defects and Developmental Disabilities
4770 Buford Highway, NE
Atlanta, GA 30341-3717
770-488-7150
Fax: 770-488-7156
Correo electrónico: bddi@cdc.gov
www.cdc.gov/ncbddd
Ofrece información sobre los defectos congénitos, discapacidades del desarrollo y trastornos sanguíneos hereditarios.

Situaciones específicas

Motherisk Hotline
c/o Hospital for Sick Children
555 University Avenue
Toronto, Ontario, Canada M5G 1X8
800-436-8477
Ofrece una línea de ayuda para las preguntas relacionadas con las náuseas y vómitos durante el embarazo.

National Domestic Violence Hotline
800-799-7233 (voz) ó 800-787-3224 (TTY)
www.ndvh.org
Ofrece materiales sobre el maltrato y la violencia en el hogar, así como referencias a refugios y otros recursos comunitarios.

International Travelers Hotline
(Dirigido por los Centros para el Control y Prevención de las Enfermedades)
888-232-3228
www.cdc.gov
Ofrece consejos sobre la seguridad al viajar a distintos países, así como información actualizada sobre diversos requisitos de vacunas de muchos países.

DES Action
610 16th Street, Suite 301
Oakland, CA 94612-1284
800-337-9288 ó 510-465-4011
Fax: 510-465-4815
Correo electrónico:
desaction@earthlink.net
www.desaction.org
Ofrece materiales en inglés y español y apoyo para las personas expuestas a dietilestilbestrol (DES) en el útero.

Depression After Delivery, Inc.
91 East Somerset Street
Raritan, NJ 08869-2129
800-944-4773
Ofrece apoyo, información y referencias para las mujeres y familias que se enfrentan a problemas de salud mental asociados con la natalidad durante los períodos del parto y posterior al mismo.

Group B Strep Association
PO Box 16515
Chapel Hill, NC 27516-6515
919-932-5344
Fax: 919-932-3657
www.groupbstrep.org
Ofrece información en inglés y español así como referencias para promover las pruebas y el tratamiento del estreptococo del grupo B.

Glosario

Aborto espontáneo: La pérdida del embarazo durante las primeras semanas.

Amniocentesis: Un procedimiento en el que se extrae y examina una pequeña cantidad de líquido amniótico y células del saco que rodea al feto.

Analgésicos sistémicos: Medicamentos que ofrecen alivio del dolor al cuerpo entero sin causar la pérdida del conocimiento.

Analgésicos: Un tipo de medicamento que alivia el dolor sin causar la pérdida de la función muscular.

Anemia: Niveles anormalmente bajos de sangre o glóbulos rojos en el torrente sanguíneo. La mayoría de los casos se producen por una deficiencia o falta de hierro.

Anencefalia: Un tipo de defecto del tubo neural que ocurre cuando la cabeza y el cerebro del feto no se desarrollan normalmente.

Anestesia general: El uso de medicamentos que producen un estado semejante al sueño para evitar el dolor durante una cirugía.

Anestesia local: El uso de medicamentos que evitan el dolor en una parte del cuerpo.

Anestésicos: Un tipo de medicamento que alivia el dolor mediante la pérdida de la sensación.

Anestesiólogo: Un médico con capacitación especial para administrar anestesia.

Anorexia: Un trastorno de la alimentación en el cual una imagen distorsionada del cuerpo causa que una persona lleve una dieta excesivamente estricta.

Antibiótico: Un medicamento que trata las infecciones.

Anticonceptivos orales: Píldoras para el control de la natalidad que contienen hormonas que evitan la ovulación y por lo tanto el embarazo.

Anticonvulsivo: Un medicamento que controla o previene las convulsiones (como en la epilepsia).

Anticuerpos: Proteínas en el cuerpo que se producen como reacción a sustancias extrañas, un antígeno.

Antígeno: Una sustancia, como un organismo que causa una infección o una proteína en la superficie de los glóbulos rojos, que puede inducir una respuesta inmunitaria y causar la producción de anticuerpos.

Aréolas: La piel más oscura que rodea el pezón.

Auscultación: Un método para escuchar los órganos internos, como el latido cardíaco fetal durante el trabajo de parto.

Autopsia: Un examen que se realiza en una persona fallecida con el objetivo de encontrar la causa de la muerte.

Bilirrubina: Un pigmento amarillo rojizo que se encuentra especialmente en la bilis y sangre y puede causar ictericia.

Blastocisto: La agrupación de células que se crea cuando se unen un espermatozoide y un óvulo y comienzan a dividirse. El blastocisto se traslada al útero y se aloja en el revestimiento del útero.

Bloqueo epidural: Anestesia que adormece la parte inferior del cuerpo.

Bloqueo raquídeo: Un tipo de anestesia que adormece la mitad inferior del cuerpo.

Borramiento: Adelgazamiento del cuello uterino durante las primeras etapas del trabajo de parto.

Bulimia: Un trastorno de la alimentación en el que la persona come excesivamente y luego induce el vómito o abusa de laxantes.

Calorías: Unidades de calor que se usan para expresar el combustible o el valor de energía del alimento.

Calostro: El líquido que secretan los senos durante el comienzo de la producción de leche.

Catéter: Una sonda que se emplea para drenar líquido u orina del cuerpo.

Cerclaje: Un procedimiento para coser y cerrar el cuello uterino.

Chancro: Llaga que aparece en el lugar de una infección.

Cistitis: Una infección de la vejiga.

Citomegalovirus (CMV): Un virus de la familia del virus de herpes que puede transmitirse al bebé durante el embarazo, parto o al amamantar y puede causar problemas en el hígado, auditivos, oculares y de funcionamiento mental.

Clamidia: Una enfermedad venérea que puede causar enfermedad inflamatoria pélvica, infertilidad y problemas durante el embarazo.

Cloasma: Áreas oscurecidas en la piel del rostro durante el embarazo.

Colesterol: Una sustancia natural y uno de los componentes básicos de las células y hormonas que ayuda a transportar la grasa por los vasos sanguíneos para usarse o almacenarse en otras partes del cuerpo.

Colonizado/a: Tener bacterias en el cuerpo que pueden causar infecciones sin presentar síntomas de una enfermedad.

Contracciones de Braxton Hicks: Dolores de trabajo de parto falso.

Control del feto: Un procedimiento mediante el cual se usan instrumentos para registrar los latidos cardíacos del feto y las contracciones de la madre durante el trabajo de parto.

Cordón umbilical: Una estructura semejante a un cordón que contiene los vasos sanguíneos que conectan al feto con la placenta.

Corioamnioitis: Inflamación o infección en la membrana que rodea al feto.

Coronamiento: La presentación de la cabeza del bebé en la abertura de la vagina durante el trabajo de parto.

Corticoesteroides: Hormonas que se administran a los pulmones fetales maduros para la artritis u otros padecimientos médicos.

Cromosomas: Estructuras ubicadas dentro de cada célula del cuerpo que contienen los genes que determinan la composición física de la persona.

Cuello uterino: El extremo inferior y más estrecho del útero que sobresale hacia la vagina.

Defectos del tubo neural: Defectos congénitos que se producen debido al desarrollo incompleto del cerebro, la médula espinal o los recubrimientos de estos órganos.

Depresión posparto: Sentimientos intensos de tristeza, ansiedad o desesperación después del parto que se interponen en la capacidad de la madre para desempañarse y no desaparecen después de 2 semanas.

Desprendimiento placentario: Un estado clínico en el cual la placenta ha comenzado a separarse de la pared interna del útero antes de que nazca el bebé.

Diabetes gestacional: La diabetes que surge durante el embarazo.

Diabetes: Un padecimiento en el cual los niveles de azúcar están demasiado altos.

Dispositivo intrauterino (DIU): Un pequeño dispositivo que se introduce y permanece dentro del útero para evitar que se produzca un embarazo.

Desproporción cefalopélvica: Un estado clínico en que el bebé es demasiado grande para pasar sin riesgo por la pelvis de la madre durante el parto.

Doppler: Un tipo de ecografía que refleja el movimiento—como los latidos cardíacos fetales—en forma de señales audibles.

Ecografía: Un examen en el que se usan ondas sonoras para examinar las estructuras internas; durante el embarazo, puede usarse para examinar al feto.

Edema: Hinchazón que se produce debido a la retención de líquidos.

Ejercicios de Kegel: Ejercicios del músculo pélvico que ayudan a controlar el funcionamiento de la vejiga y los intestinos.

Electrodo: Un cable pequeño que se adhiere al cuero cabelludo del feto para controlar el ritmo cardíaco.

Embarazo ectópico: Un embarazo en el que el óvulo fertilizado comienza a desarrollarse en un lugar fuera del útero, por lo general en las trompas de Falopio.

Embarazo múltiple: Un embarazo en el que hay dos o más fetos.

Embrión: El óvulo fertilizado en desarrollo durante las primeras semanas del embarazo.

Enfermedades venéreas: Enfermedades que se transmiten mediante el contacto sexual.

Episiotomía: Una incisión quirúrgica que se hace en el perineo (la región entre la vagina y el ano) con el fin de ampliar la abertura de la vagina para el parto.

Especialista en lactancia: Un médico, enfermera u otro profesional de la salud especialmente capacitado para ayudar con la lactancia.

Espéculo: Un instrumento que se usa para separar las paredes de la vagina.

Espermatozoide: La célula masculina que se produce en los testículos y puede fertilizar el óvulo femenino.

Espina bífida: Un defecto del tubo neural que se produce debido al cierre incompleto de la columna del feto.

Espinas ciáticas: Partes óseas que sobresalen en cada lado de la pelvis.

Estación: La relación de la cabeza del bebé a un punto de referencia óseo en la pelvis.

Estimulación vibroacústica: El uso de sonidos y vibraciones para despertar al feto durante una evaluación por monitor en reposo.

Estrógenos: Una hormona femenina que se produce en los ovarios.

Evaluación por monitor con contracciones: Un examen en el que se inducen contracciones leves en el útero de la madre y se registra el ritmo cardíaco del feto en respuesta a dichas contracciones mediante un monitor fetal electrónico.

Evaluación por monitor en reposo: Una prueba en la que se registra el ritmo cardíaco fetal mediante el uso de un monitor electrónico fetal.

Evaluación de la translucidez nucal: Una prueba ecográfica especial del feto que se usa para detectar el riesgo de presentar síndrome de Down y otros defectos congénitos.

Examen pélvico: Un examen manual de los órganos reproductores de la mujer.

Extracción al vacío: El uso de un instrumento especial conectado a la cabeza del bebé para ayudar a guiarlo por el canal de parto durante el parto.

Factor Rh: Una clase de proteína en algunos tipos de sangre que causa reacciones del sistema inmunológico.

Fertilización: La unión entre el óvulo y el espermatozoide.

Feto: Un bebé que se desarrolla en el útero de la mujer.

Fetoproteína alfa (AFP): Una proteína que produce el feto en desarrollo; está presente en el líquido amniótico y en cantidades más pequeñas, en la sangre materna.

Fetoscopio: Un estetoscopio diseñado para escuchar los latidos cardíacos fetales.

Fibromas: Tumores benignos que se forman en el músculo del útero.

Fibronectina: Un tipo de proteína que produce el feto y que puede medirse mediante las secreciones del cuello uterino.

Fibrosis quística: Una enfermedad crónica en los bebés, niños y adultos jóvenes que causa problemas con la digestión y respiración.

Folitropina (FSH): Una hormona que produce la glándula pituitaria y que ayuda a que el óvulo se madure.

Fondo uterino: La parte superior del útero.

Fórceps: Instrumento especial que se coloca alrededor de la cabeza del bebé para ayudar a guiarlo por el canal de parto durante el parto.

Gemelos fraternos: Gemelos que se desarrollan a partir de dos óvulos fertilizados que no son genéticamente idénticos.

Gemelos idénticos: Gemelos que se desarrollan a partir de un solo óvulo fertilizado que por lo general son genéticamente idénticos.

Genes: Los componentes básicos del ADN que codifican rasgos específicos, como el color del cabello y los ojos.

Glande: La cabeza del pene.

Glándula pituitaria: Una glándula ubicada cerca del cerebro que controla el crecimiento y otros cambios corporales.

Glucosa: Un azúcar que está presente en la sangre y representa la fuente principal de combustible del cuerpo.

Gonadoliberina (GnRH): Terapia médica que se usa para bloquear los efectos de ciertas hormonas.

Gonadotropina coriónica humana (hCG): Una hormona que se produce durante el embarazo; su detección es la base de la mayoría de las pruebas de embarazo.

Gonorrea: Una enfermedad venérea que puede causar enfermedad inflamatoria pélvica, infertilidad y artritis.

Hendidura del paladar: Un defecto congénito en el que hay una hendidura o espacio en el paladar de la boca.

Herpes genital: Una enfermedad venérea causada por un virus que produce llagas dolorosas y muy contagiosas alrededor de los órganos sexuales.

Hiperemesis gravídica: Náuseas y vómitos intensos durante el embarazo que pueden causar pérdida de peso y de líquidos corporales.

Hipertensión gestacional: Presión arterial alta que ocurre durante la segunda mitad del embarazo y desaparece tan pronto nace el bebé.

Ictericia: La acumulación de bilirrubina que causa un aspecto amarillento.

Implantes del seno: Sacos llenos de solución salina o gel de silicona que se colocan en el área del seno.

Incontinencia: Incapacidad para controlar las funciones corporales, como la micción (el orinar).

Indicación: La secreción, casi siempre con mucosidad y un poco de sangre, que ocurre a medida que se acerca el trabajo de parto. También alude al tapón de mucosidad que se desprende cuando el cuello uterino comienza a borrarse o dilatarse.

Inducción del trabajo de parto: Uso de métodos médicos o quirúrgicos para estimular las contracciones del útero.

Inmunoglobulina de hepatitis B: Una sustancia que se administra para proteger temporalmente contra la infección del virus de hepatitis B.

Inmunoglobulina Rh (RhIg): Una sustancia que se administra para evitar que los anticuerpos de una persona Rh negativa reaccionen contra los glóbulos rojos de una persona Rh positiva.

Intolerancia a la lactosa: Ser incapaz de digerir productos lácteos.

Lanugo: Capa de vello fina que a veces crece en la espalda y los hombros del bebé durante el parto y desaparece al cabo de 1 ó 2 semanas.

Línea negra: Una línea que desciende del ombligo hasta el vello púbico y que se oscurece durante el embarazo.

Líquido amniótico: El agua en el saco que rodea al feto dentro del útero de la madre.

Liviandad: Cuando la cabeza del bebé desciende por el útero y ejerce presión sobre este órgano unas semanas antes del parto.

Loquios: Secreciones vaginales que ocurren después del parto.

Lutropina (LH): Una hormona que produce la glándula pituitaria que ayuda a madurar y liberar un óvulo.

Macrosomía: Un estado clínico en el cual el bebé crece muy grande.

Maduración: El ablandamiento del cuello uterino que ocurre antes del comienzo del trabajo de parto.

Meconio: Una sustancia verdosa que se acumula en los intestinos del feto en desarrollo.

Melancolía posparto: Sentimientos de tristeza, miedo, ira o ansiedad que ocurren aproximadamente a los 3 días del parto y por lo general desaparecen (terminan) al cabo de 1 ó 2 semanas.

Métodos de barrera: Anticonceptivos que evitan que un espermatozoide entre al sistema reproductor de la mujer.

Monitor electrónico fetal: Un instrumento electrónico que se usa para registrar los latidos cardíacos del feto y las contracciones del útero de la madre.

Muerte fetal: Parto de un bebé que no muestra señales de vida.

Muestreo de vellosidades coriónicas: Un procedimiento mediante el cual se extrae una pequeña muestra de células de la placenta para examinarla.

Osteoporosis: Un padecimiento en el que los huesos se vuelven tan frágiles que se quiebran con más facilidad.

Ovarios: Dos glándulas ubicadas a ambos lados del útero que contienen los óvulos que se liberan durante la ovulación y producen hormonas.

Ovula (ovular): Liberación de un óvulo de uno de los ovarios.

Óvulo: La célula reproductora femenina que producen y liberan los ovarios.

Oxitocina: Una hormona que se usa para ayudar a estimular las contracciones del útero.

Parto por cesárea: Nacimiento de un bebé a través de una incisión que se hace en el abdomen y útero de la madre.

Perfil biofísico: Una evaluación por ecografía de la respiración fetal, movimientos fetales, tono muscular fetal y la cantidad de líquido amniótico. Puede también incluir el ritmo cardíaco fetal.

Perineo: El área entre la vagina y el recto.

Pezones invertidos: Pezones que están hundidos.

Pica: Deseo intenso de consumir productos que no son alimentos.

Pie zambo: Un tipo de malformación en el que el pie aparece torcido hacia afuera desde el nacimiento.

Pielonefritis: Una infección del riñón.

Placenta previa: Un estado clínico en el que la placenta está ubicada muy abajo del útero y bloquea parcial o completamente la abertura del útero.

Placenta: El tejido que proporciona la nutrición y extrae los productos de desecho del feto.

Polidactilia: Un padecimiento en el que hay un número mayor de lo normal de dedos en las manos o los pies.

Polihidramnios: Un estado clínico en el que hay una cantidad excesiva de líquido amniótico en el saco que rodea al feto.

Portador: Una persona que no muestra indicios de un rasgo o trastorno particular pero posee el gen y puede pasarlo a sus hijos.

Preeclampsia: Un estado clínico del embarazo en el que la presión arterial es alta y hay proteína en la orina.

Prematuro(s): Un bebé que nace antes de la semana 37 de embarazo.

Prepucio: Una capa de piel que cubre el extremo del pene.

Presentación de nalgas: Una situación en la que las nalgas o los pies del feto nacen primero.

Presentación de vértice: Una posición normal del feto en la que la cabeza está orientada hacia abajo, lista para salir por la vagina primero.

Presión arterial diastólica: La fuerza que ejerce la sangre sobre las arterias del corazón cuando éste se relaja; la lectura inferior de presión arterial.

Presión arterial sistólica: La fuerza que ejerce la sangre sobre las arterias del corazón cuando éste se contrae; la lectura superior de presión arterial.

Primeros movimientos fetales: La primera vez que la madre siente los movimientos del bebé.

Progesterona: Una hormona femenina que producen los ovarios y que prepara el revestimiento del útero para el embarazo.

Progestina: Una forma sintética de progesterona que es semejante a la hormona que produce naturalmente el cuerpo.

Prostaglandinas: Sustancias químicas que produce el cuerpo y que causan muchos efectos, como las contracciones del músculo del útero que por lo general producen dolor.

Prueba de tamizaje en el suero materno: Un grupo de pruebas de sangre que detectan sustancias asociadas con ciertos defectos congénitos.

Prueba de Papanicolaou: Una prueba en la que se extraen células del cuello uterino y la vagina para examinarlas bajo un microscopio.

Pruebas de tamizaje: Las pruebas que detectan los posibles indicios de una enfermedad en las personas que no presentan síntomas.

Puntaje Apgar: Una medida de la reacción del bebé al parto y a vivir por su cuenta que se toma al cabo de 1 minuto y 5 minutos del parto.

Recuento de patadas: Registros que se mantienen durante las últimas semanas del embarazo del número de veces que se mueve el feto durante un período determinado.

Reflejo de bajada de leche: Un proceso corporal que se produce cuando el bebé comienza a mamar y que le indica a los ganglios de los senos que deben contraerse y producir leche por los pezones.

Ruptura de membranas: La ruptura del saco amniótico que rodea al feto.

Ruptura prematura de membranas: Un estado clínico en el que las membranas que contienen el líquido amniótico se rompen antes del trabajo de parto.

Saco amniótico: Saco lleno de líquido en el útero de la madre en donde se desarrolla el feto.

Sífilis: Una enfermedad venérea que la causa un organismo denominado Treponema pallidum; puede causar problemas médicos graves o incluso la muerte en sus etapas más avanzadas.

Síndrome de alcoholismo fetal: Un conjunto de problemas físicos, mentales y del comportamiento del bebé que se cree que están causados por el abuso de alcohol de la madre durante el embarazo.

Síndrome de dificultad respiratoria: Un estado clínico en el que algunos bebés tienen dificultad para respirar debido a que los pulmones no se han desarrollado.

Síndrome de Down: Un trastorno genético en donde ocurre retraso mental, rasgos anormales del rostro y problemas médicos, como defectos cardíacos.

Síndrome de inmunodeficiencia adquirida (SIDA): Un grupo de signos y síntomas, por lo general de infecciones graves, que ocurren en una persona cuyo sistema inmunológico se ha visto afectado por la infección del virus de inmunodeficiencia humana (VIH).

Síndrome de muerte súbita del lactante (SMSL): La muerte inesperada de un bebé provocada por una causa desconocida.

Síndrome del cromosoma X frágil: Una enfermedad genética que se hereda a través del cromosoma X y que representa la causa hereditaria más común de retraso mental.

Síndrome del túnel carpiano: Un padecimiento que se produce por la comprensión de un nervio en el lugar por donde pasa de la muñeca a la mano y está caracterizado especialmente por debilidad, dolor y perturbaciones en la sensación de la mano.

Sistema inmunológico: El sistema de defensa natural del cuerpo contra sustancias extrañas y organismos invasores, como las bacterias que causan enfermedades.

Surfactante: Una sustancia que cubre los sacos de aire de los pulmones y que ayuda a la expansión de este órgano.

Teratógenos: Agentes que pueden causar defectos congénitos en una mujer expuesta a ellos durante el embarazo.

Tocolíticos: Medicamentos que se usan para aplazar el trabajo de parto prematuro.

Toxoplasmosis: Una infección causada por Toxoplasma gondii, un organismo que puede hallarse en las carnes crudas y carnes que no están debidamente cocidas, la tierra del jardín y las heces de los gatos, que puede ser perjudicial al feto.

Transductor: Un instrumento que emite ondas sonoras y traduce el eco a señales eléctricas.

Trastorno congénito: Un padecimiento que está presente en el bebé cuando nace.

Tricomoniasis: Un tipo de infección vaginal causada por un organismo unicelular que por lo general se transmite durante las relaciones sexuales.

Trimestres: Los períodos de 3 meses en los cuales se divide el embarazo.

Trompa de Falopio: Un conducto por el cual se traslada el óvulo del ovario al útero.

Útero: Un órgano muscular localizado en la pelvis femenina que contiene y nutre al feto en desarrollo durante el embarazo.

Vacunas: Inoculación con un virus para producir inmunidad.

Vagina: Una estructura semejante a un tubo y rodeada por músculos que sale del útero hacia el exterior del cuerpo.

Vaginosis bacteriana: Un tipo de infección vaginal causada por la proliferación excesiva de diversos organismos que por lo general se encuentran en la vagina.

Várices: Venas anormalmente hinchadas o dilatadas.

Vasectomía: Un método de esterilización masculina en el que se extrae u obstruye una porción de los conductos deferentes.

Vernix: La capa grasosa y blancuzca que cubre al recién nacido.

Verrugas genitales: Una enfermedad venérea asociada con los cambios y cáncer del cuello uterino.

Versión externa: Una técnica, realizada en las últimas semanas del embarazo, en la que el médico intenta cambiar manualmente la posición del bebé de presentación de nalgas a una posición con la cabeza orientada hacia abajo.

Virus de hepatitis B: Un virus que ataca y lesiona el hígado, causando su inflamación.

Virus de inmunodeficiencia humana (VIH): Un virus que ataca ciertas células del sistema inmunológico y causa el síndrome de inmunodeficiencia adquirida (SIDA).

Virus del papiloma humano (VPH): El nombre común para un grupo de virus relacionados, algunos de los cuales causan verrugas genitales y están asociados con cambios y cáncer del cuello uterino.

Índice de materias

Nota: Los números de páginas seguidos por las letras *f* y *t* indican figuras y tablas, respectivamente.